醫道鏡詮

香港中藥文化史略

醫道鏡詮

中華書局

目錄

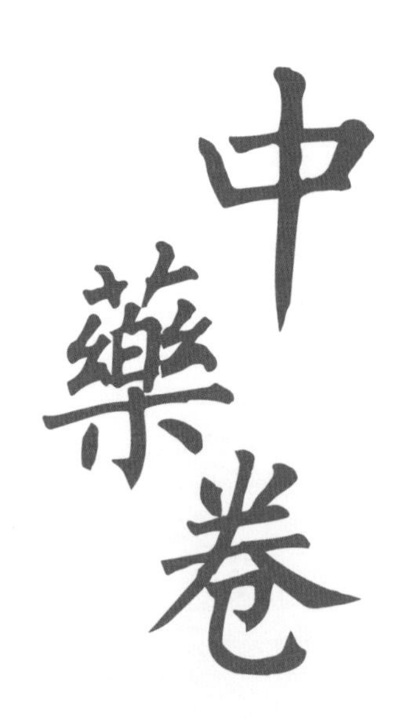

第三章 香港參茸、燕窩貿易

第四章 香港中成藥業發展

目錄

全書簡錄

第一冊 道醫卷

第二冊 中醫卷

第三冊 中藥卷

編委會

（按筆畫排序恕略稱謂）

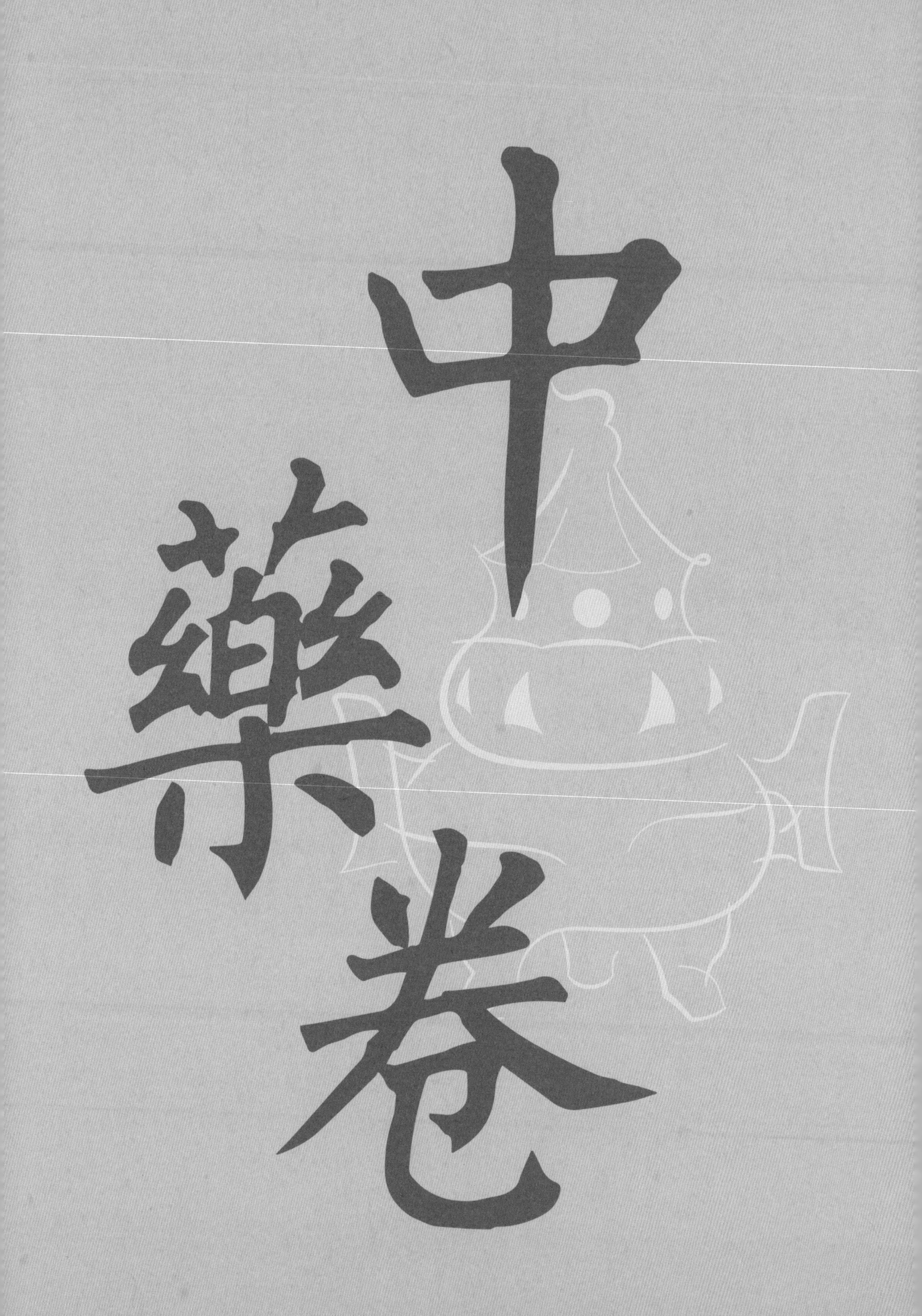
中藥卷

第一章
中藥材的理論概念

中藥材是中醫理論下所應用的藥物，伴隨着中醫發展。自遠古開始，醫師根據多年經驗，採用自然界各類物種，按照病人情況，配合氣候、地理、水土、體質及配伍選取合適的藥材，諸如植物、動物或礦物入藥，讓病人服用後在體內產生調和作用以痊癒。醫師研究物種入藥，需要考慮其來源、採製、性能、功效及臨床應用，把研究結果統整為醫理和實用理論。中藥學理論眾多，基礎理論有四氣、五味、毒性、升降浮沉、歸經、禁忌及配伍等類別。

◎（一）四氣五味

藥的四氣，又稱四性，指寒、熱、溫、涼四種藥性，溫熱屬陽，涼寒屬陰，當中相同性質的亦有不同的程度，寒涼藥物的作用有涼血、瀉火、滋陰及清熱等，常見寒涼藥材包括板藍根、慈姑、膨大海、石膏及魚腥草等；溫熱藥物則有驅寒、助陽及補火的作用，常見藥材包括川烏、胡椒、礬石、附子及肉桂等。

至於五味，指酸、甘、鹹、苦及辛，不同「味」的藥材有不同的功效，概見下表：

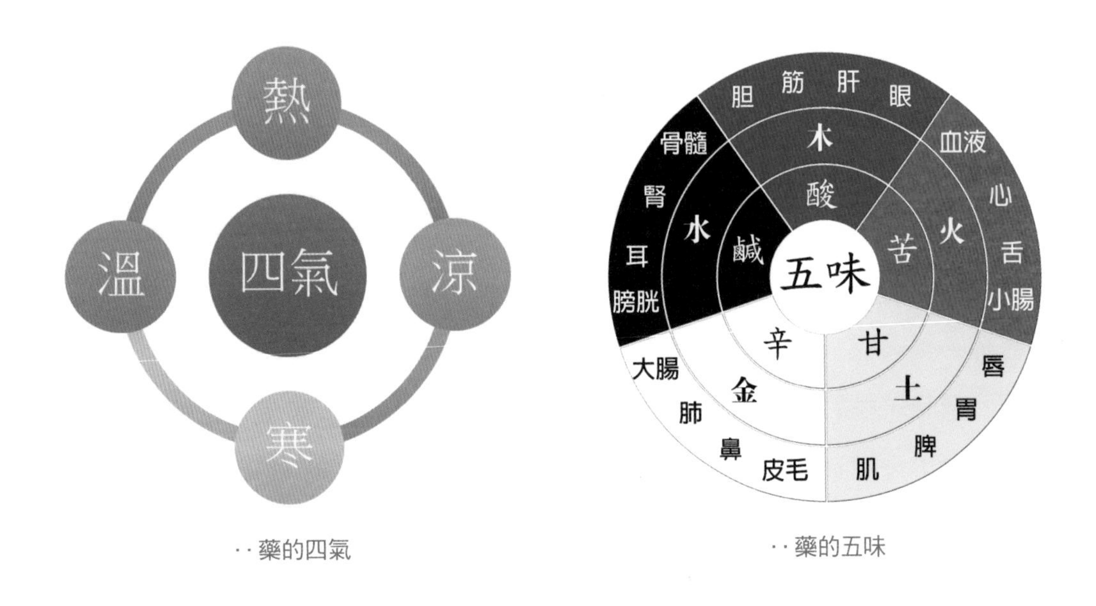

‥藥的四氣

‥藥的五味

中藥材的「五味」

	功效	藥材
酸	止汗、止咳、止瀉、固精	白芍（苦酸）、赤小豆（甘酸）、馬齒莧、山楂、橄欖（酸甘澀）等
甘	滋補、止痛、補虛、調和藥性	阿膠、巴戟天（甘辛）、甘草、枸杞子、海馬（甘鹹）等
鹹	軟化堅硬、消散結塊、瀉下通便	壁虎、海帶、玄參、鹿筋、土附子等
苦	清熱、瀉火、通便、祛濕	白朮（苦甘）、板藍根、扁豆衣（苦甘）、黃蓮、莪術（苦辛）等
辛	行氣、活血、發散解表	巴豆、白豆蔻、牛蒡（苦辛）、牛至、細辛等

除五種味道之外，本亦有「淡」及「澀」兩種味道，但一般人大多將淡附於甘，澀附於酸，所以一般都以五味概括。從藥材例子可見，一種藥材可有多於一味，藥味最早以口嚐而得，且藥同時有氣亦有味，隨着用藥的發展，慢慢以藥效來論定藥味。

◎（二）毒性

從大自然提取的中藥，除有「性味」針對不同症狀而有藥效外，某些藥物還有毒性。這些藥物的藥性十分強烈，其成分中亦有毒性元素，煎煮及服食時需嚴格按照劑量及服法。《本草綱目》中將藥物的毒性分為大毒、有毒、小毒及微毒，假如誤服容易導致中毒，包括腹瀉、嘔吐、噁心、燒灼腹痛、大便出血、呼吸困難、心律不正、昏迷等，嚴重會導致死亡。

◎（三）升降浮沉

此外，中藥亦有「升降浮沉」的理論，它是指藥物作用的不同趨向，藉以進一步理解藥性的理論。因為人體的病變從部位來說，有上、下、表、裏的分別，用藥時要針對不同部位，所謂趨向升浮，是指藥物的作用向上向外，相反沉降指藥物向內向裏。顧名思義，升是指有提升性質的藥物，主要針對病勢下陷的病症；降是指有鎮壓作用的藥物，治療上逆或邪火上升的病症；浮指上浮發散，治療病位在表、在上的病症；沉則是下行泄利，治療病位在下、在裏的病症。藥物升降浮沉的性質，跟藥的質地、性味多有關係。

此外，也有所謂「君臣佐使」，這是方劑學的術語，是方劑配伍組成的基本原則，借用君主、臣僚、僚佐、使者四種人分別起着不同的作用，解釋中藥處方的各味藥的不同作用。此詞最早見於《內經》《素問·至真要大論》:「主藥之謂君，佐君之謂臣，應臣之謂使。」《神農本草經》也說：「上藥一百二十種為君，主養命；中藥一百二十種為臣，主養性；下藥一百二十五種為佐使，主治病；用藥須合君臣佐使。」元代李杲在《脾胃論》中再次申明：「君藥分量最多，臣藥次之，使藥又次之。不可令臣過於君，君臣有序，相與宣攝，則可以禦邪除病矣。」清代吳儀洛進一步解釋：「主病者，對症之要藥也，故謂之君。君者味數少而分量重，賴之以為主也。佐君以為臣，味數稍多，分量稍輕，所以匡君之不迨也。應臣者謂之使，數可出入，而分量更輕，所以備通行嚮導之使也。此則君臣佐使之義也。」此乃「君氏佐使」之義，下表對「君臣佐使」有清晰的說明。

「君臣佐使」釋義

君藥	起主要治療作用，方劑中不可缺少的藥物。
臣藥	· 輔助君藥，加強治療作用。 · 針對治療併發症。
佐藥	· 一是佐助藥，加強君、臣藥的治療作用。 · 二是佐制藥，消除或減輕君、臣藥的烈性和毒性。 · 三是反佐藥，與君藥性味相反，在治療中起到相乘作用。
使藥	· 引藥，將藥力引到身體內發病處。 · 調和藥，調和方劑中所有藥物的治療作用。

一般而言，性質溫熱、味辛、甘的藥物多有升的性質，而質地較輕的藥物如花、葉等則多屬升浮，礦物類、介殼及種子等就屬於沉降，當然，這不能一概而論，單味藥材如牛蒡子的質地較重，卻有升浮發散的作用，芫花也能瀉下，卻沒有上升的性質，而且，藥物會經過炮製和配伍，結果導致藥性不同，若然沉降藥物與升浮藥物配伍，其升降浮沉的性質會互相抑制。

◎（四）歸經

中醫強調調和五臟六腑，藥物的作用亦針對不同的臟腑而產生作用，這叫做歸經。歸是指藥物作用的歸屬，經是臟腑經絡的統稱。在臟腑經絡理論下，不同藥物用於不同的部位，例如同有清熱作用的藥物，就可以分作清肝熱（龍膽草、決明子等）、肺熱（魚腥草、羅漢果等）、大腸熱（黃蓮、黃芩等）等；補益藥又可分為補腎（枸杞、淫羊藿等）、補腦（何首烏、核桃等）、補血（熟地黃、阿膠等）。中藥的歸經學說，是經過藥物作用於人體後所產生的效果而慢慢歸納出來的理論。

◎（五）配伍與禁忌

由於藥材之間各有性味、毒性等不同的藥性，藥材的配伍就舉足輕重。很多時候病症並不能由一味藥材的單方所治（道醫中的藥籤例外），而需要兩種或以上的藥材才能成方，所以在藥材各有藥性及歸經的前提下，處方就十分講究配伍。簡單理解的話，配伍的作用就是為了要處理在不同體質而複雜的病情，藥材配伍可互相提升藥性，或者抑制某種藥物的毒性和副作用。[1]

關於用藥的禁忌，中醫亦多有着墨。某些藥材不能混合使用，即配伍「七情」中的相反及相惡。同時，禁忌當中還有「十八反」和

1 《神農本草經・序例》中指出，各種藥物的配伍關係中，可以歸納為「七情」，意指單行、相須、相使、相畏、相惡、相反及相殺。除「單行」外，其餘六情都關乎到配伍。

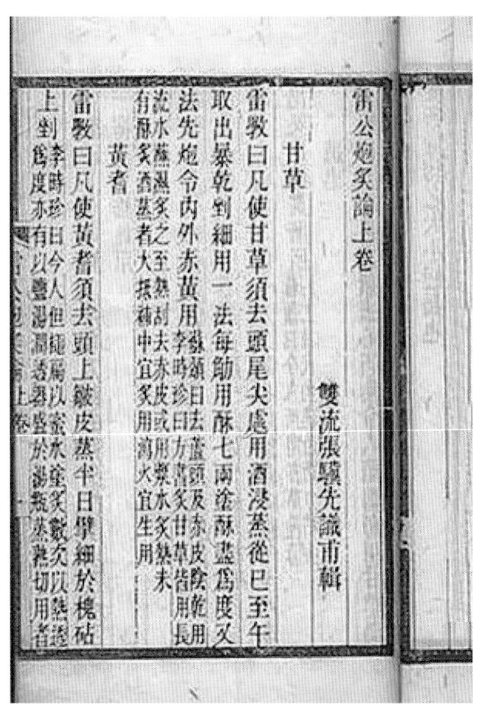
雷公炮炙論上卷

雙流張驥先識甫輯

甘草

雷斅曰凡使甘草須去頭尾尖處用酒浸蒸從巳至午取出暴乾剉細用一法每斤用酥七兩塗酥盡為度又法先炮令內外赤黃用蘇頌曰去蘆頭及赤皮陰乾用李時珍曰方書炙甘草皆用長流水蘸濕炙之至熟刮去赤皮或用漿水炙熟未有酥炙酒蒸者大抵補中宜炙用瀉火宜生用

黃耆

雷斅曰凡使黃耆須去頭上皺皮蒸半日擘細於槐砧上剉李時珍曰今人但捶扁以蜜水塗炙數次以熟爲度亦有以鹽湯潤透器盛於湯瓶蒸熟切用者

‥《雷公炮炙論》

「十九畏」之說。[2]「十八反」指兩種藥物混合使用會產生副作用或毒性，例如甘草反甘遂、大戟、海藻及芫花；「十九畏」則是指兩味藥配伍同用，卻會使藥性及藥效減退，如巴豆畏牽牛及丁香畏鬱金等。

此種藥材的配伍與禁忌，其實也出現在日常的飲食當中，例如有皮膚疾病的人不適宜吃芒果這種「發物」；正在服用溫補藥如人參的人，不適合食白蘿蔔這種耗氣的食材。

◎（六）炮製

炮製是指藥材加工，中醫按照治療、調製、貯藏及藥性，將藥材加工為成可煎煮的飲片。

中藥炮製的主要作用：

2 「十九畏」的「畏」，跟七情中的「相畏」意義並不一樣，七情中的「相畏」指一種藥物的副作用可以被另一種藥物所抑制，例如生薑可以抑制半夏「戟人咽喉」的副作用，此謂生薑半夏「相畏」，並不是十九畏中一種藥物使另一種藥物藥性減退的意思。

· 降低藥物的毒性和刺激性；

· 調整藥性，包括改變性味、作用趨勢、歸經、緩和藥性及增加藥效；

· 改善藥物的貯藏性，保護藥物內含的有效成分；

· 促進藥物有效成分的可溶性。

炮製方法會因應藥材的質地及藥性而異，主要有五種，包括一般修製、水製、火製、水火共製及其他製法。一般修製指以人手肉眼的工序，諸如揀、篩、去毛、搗及磨等，多屬去除雜質，或將藥材的體積變小。水製包括淘、泡、漂、洗及去心等，主要是為藥材洗去泥沙，漂去有毒成分，以及泡軟藥材。火製則是烘、焙、炒、煆、煨及炙等，多是將藥材加熱烘乾，並根據不同藥性調節不同溫度，達致不同的效果，炙指以不同液體作輔料共同炒製，務求發揮最大的藥效。水火共製是指蒸煮，除了用水，亦會用酒或醋等配合高溫炮製，亦以燀或淬去皮或改善藥材質地。此外，其他製法如製霜、發酵及發芽等，則歸納為第五種炮製方法。

中藥炮製有分為生藥及熟藥。一般修製稱為生藥，經過水製、火製及水火共製的稱為熟藥。一些藥材舖會以所售的藥材，劃分為生藥業或熟藥業。

《雷公炮炙論》是中國最早的中藥炮製學著作，為劉宋[3]學者雷斅所撰，共三卷，原載藥物 300 種，是中藥鑑定學之重要文獻。原書已佚，但有佚文存於其他醫藥書籍中，其中大量內容被收入《證類本草》[4]，清末學者張驥所輯的《雷公炮炙論》為此書最早輯佚本。

---

3 公元 420 年，宋武帝劉裕取代東晉政權而建立。國號宋，定都建康（今江蘇省南京市），因國君姓劉，為與後來趙匡胤建立的宋朝相區別，故又稱為劉宋或南朝宋。

4 《證類本草》，全稱《經史證類備急本草》，宋代的一部重要醫書，共 32 卷，60 萬字，列載 1,558 種藥物，此書開創方藥對照的新形式，收集了不少方劑，對古代的臨床用藥很有幫助。

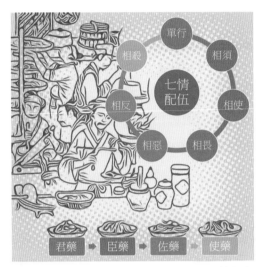

‥七情配伍

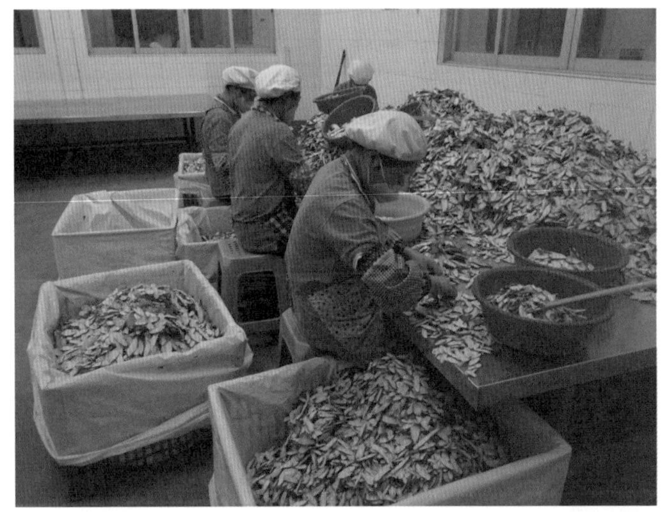
‥揀篩藥材

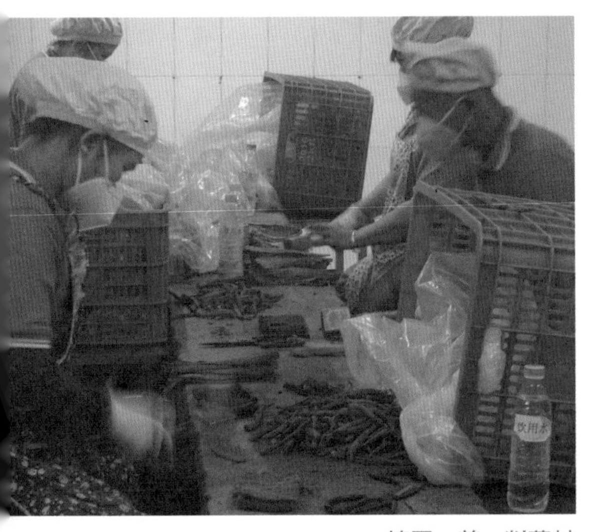
‥擠壓、剪、削藥材

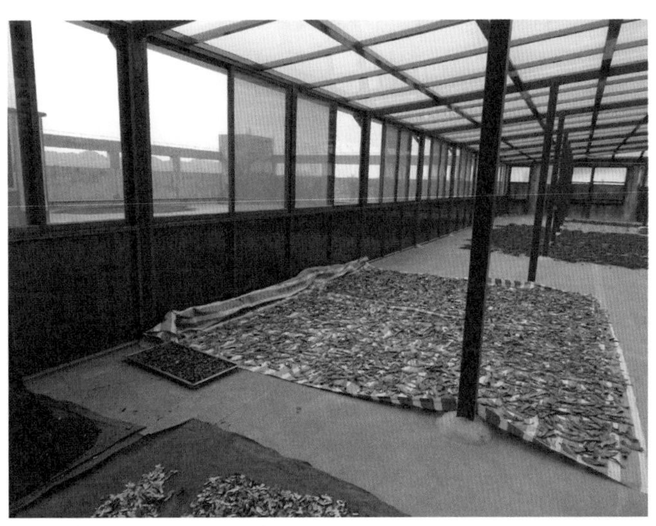
‥烘曬藥材

◎（七）中藥材煎煮方法

中醫施藥，最重要是令病人藥到病除，因此煎煮藥材的方法也十分講究。一般而言，應用中藥材時，會先用冷水浸泡一段時間，使藥材充分吸收水分，然後放於砂鍋或瓦罐等藥煲，加水後用大火煮沸，再轉小火慢慢煎煮，這樣才能發揮最大藥效。中藥不適宜用金屬製的器皿，以免藥材在受熱過程中釋放的物質跟金屬產生化學反應。在煎煮過程中，醫師也會依據藥性，指示不同藥材有不同的煎法，例如「後下」指某種藥材在整煲藥煎開約十五分鐘後才下；「包煎」指需用紗袋包着才煎的藥材；「另煎」指需分開單獨煎煮的藥材。這些做法均能發揮最大的藥效，讓病患盡快康復。

◎（八）中藥材產地

中醫按照不同的地理環境及氣候都有不同的治療概念。中藥亦然，即使是同一種藥材，也會因原產地不同而產生不同的藥效，此稱為「地道藥材」。各個地區都會產出不同藥材，按香港進出口商藥材來源一般分類，可以劃分三大藥材產區：

· 北藥材：北方地區，安徽、河北、山東及山西等省所產的北藥，例如：黃芪、黨參、黃芩及甘遂等；以及四川、重慶地區的川藥，例如：麝香、冬蟲夏草、川芎、石斛及天麻等；
· 西土藥：廣東及廣西地區的廣藥，例如：廣藿香、巴戟天、陳皮、雞血藤及三七等；以及雲南、貴州地區的雲貴藥，例如：茯苓、杜仲、雲木香、巴豆及雄黃等；
· 南藥（環球進口草本藥）：乳香、沒藥、砂仁、豆蔻、玉寇、

··傳統中藥砂煲

丁香、血竭、大海子、沒石子、宜茶、阿魏、胡連、安息番、沉香、降香、蘇合香、檀香、蓽茇、膨大海、番瀉葉、雞冠花、等。

· 中華民族藥：如藏藥、苗藥與回藥等，但在香港較少人購買。[5]

藥材多屬野生植物，有過千種類，香港亦少有人工種植。開埠前，香港人用藥以本地草藥及廣東鄰近地區輸入為主。1930 年代後，香港的轉口貿易成熟，交通及貿易發達，中藥材進出口頻繁，更開拓貿易路線至東南亞及美洲等地，香港成為中藥材的主要集散地。本地山草藥甚多，然而藥材產量甚少，現時主要是供學習和導賞用途。

◎（九）道地藥材

道地藥材，又稱為地道藥材，指在一特定自然條件和生態環境的區域內出產的藥材，與其他地區同種藥材相比，品質和療效更好，且品質穩定。道地藥材一詞，最早出現於元代湯顯祖《牡丹亭·調藥》篇「好道地藥材」一語。「道」原指漢唐時的行政區劃，「地」是「道」以下的具體產地。這種提法一直延續到今天，成為不可分割的名詞術語。唐藥王孫思邈在《千金翼方·藥出州土篇》中就專門記載了十道各州的地產藥材。地道藥材的藥名前，多冠以地名，以示其產區，例如霍山石斛。

5 參考書後附錄遊走香港中醫中藥博物館、草藥園。

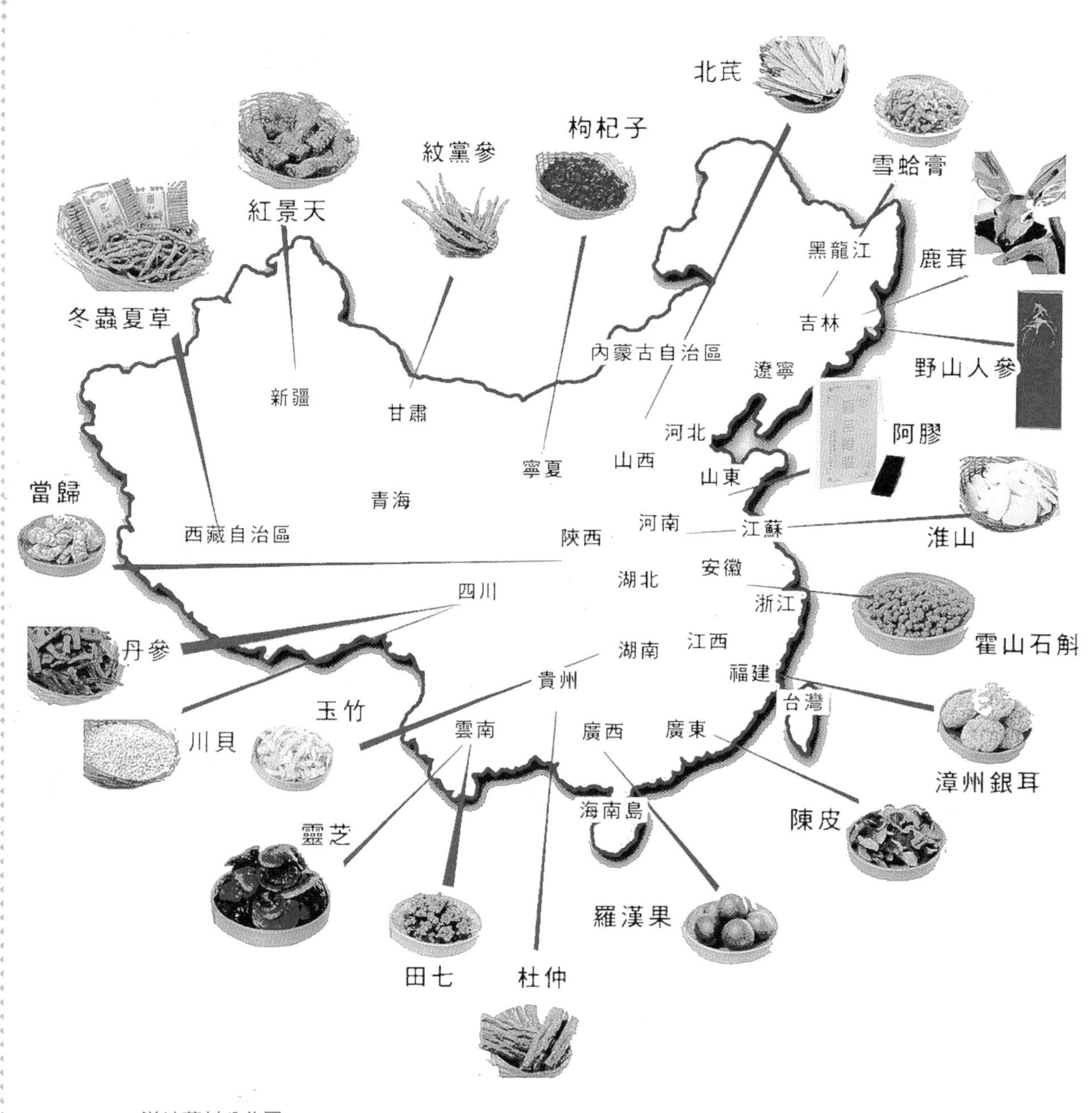
北芪
枸杞子
紋黨參
紅景天
冬蟲夏草
雪蛤膏
黑龍江
鹿茸
吉林
野山人參
內蒙古自治區
遼寧
新疆
甘肅
河北
阿膠
寧夏
山西
山東
當歸
青海
西藏自治區
河南
江蘇
淮山
陝西
安徽
湖北
四川
浙江
霍山石斛
丹參
湖南
江西
福建
貴州
台灣
玉竹
川貝
雲南
廣西
廣東
漳州銀耳
海南島
陳皮
靈芝
羅漢果
田七
杜仲

‥道地藥材分佈圖

下表可見內地各個地區出產藥材種類：

內地主要來港各個地區出產藥材種類

江蘇	菊、太子參、蘆葦、荊芥、栝樓、百合、菘藍、半夏、丹參、夏枯球、牛蒡、紫花地丁、南沙參、鹿銜草。
河北	知母、黃芩、防風、菘藍、柴胡、遠志、菊、北蒼術、白芷、桔梗、槁本、紫菀、金蓮花、酸棗仁。
山西	黃芪、黨參、遠志、杏、小茴香、連翹、麻黃、秦艽、防風、豬苓、知母、蒼術、甘遂、酸棗仁。
遼寧	人參、細辛、五味子、槁本、黃芩、黨參、升麻、柴胡、蒼術、遠志、酸棗仁、桔梗、地榆、知母、黃精、玉竹、白附子。
吉林	人參、五味子、桔梗、黨參、黃芩、地榆、紫花地丁、知母、黃精、玉竹、白薇、穿山龍。
浙江	浙貝母、延胡索、芍藥、白術、玄參、麥冬、菊、白芷、厚朴、百合、山茱萸、夏枯草、烏藥、益母草。
安徽	芍藥、牡丹、菊、太子參、南沙參、女貞、白前、獨活、側柏、木瓜、前胡、土茯苓、半夏、杜仲、金錢草、黃精、山楂、金銀花、白蘞、白薇、萆解、地榆、防己、蒿本、葛根、茜草、青木香、三稜、商陸、射幹、天麻、烏藥、香附、玉竹、紫菀、華澄茄、金櫻子、蔓荊、山茱萸、桑椹、葶藶子、紫蘇子、合歡皮、淡竹葉、枸骨葉、蓮須、夏枯草（球）、野菊花、半邊蓮、大薊、翻白草、鹿銜草、華細辛、淫羊藿、魚腥草、龜甲、紅娘子、蜈蚣、石斛。
福建	穿心蓮、澤瀉、烏梅、太子參、酸橙、龍眼、栝樓、金毛狗脊、虎杖、貫眾、金櫻子、厚朴、巴戟天、石斛、銀耳。
江西	酸橙、梔子、荊芥、香薷、薄荷、鉤藤、防己、蔓荊子、青葙、車前、澤瀉、夏天無、蓬蘽。
山東	忍冬、北沙參、栝樓、酸棗、遠志、黃芩、山楂、茵陳、香附、牡丹、徐長卿、靈芝、天南星、翻白草。

（續上表）

河南	地黃、牛膝、菊、薯蕷、山茱萸、辛夷、忍冬、望春花、柴胡、白芷、白附子、牛蒡子、桔梗、款冬花、連翹、半夏、豬苓、獨角蓮、栝樓、天南星、酸棗。
湖北	茯苓、黃連、獨活、厚樸、續斷、射幹、杜仲、白術、蒼術、半夏、湖北貝母、冬花。
湖南	厚朴、木瓜、黃精、玉竹、牡丹、烏藥、前胡、芍藥、望春花、白及（白芨）、吳茱萸、蓮、夏枯草、百合。
廣東	陽春砂、益智、巴戟天、草豆蔻、肉桂、訶子、化州柚、仙茅、何首烏、佛手、橘、烏藥、廣防己、紅豆蔻、廣藿香、穿心蓮。
廣西	羅漢果、廣金錢草、雞骨草、石斛、吳茱萸、大戟、肉桂、千年健、莪術、天冬、郁金、土茯苓、何首烏、八角茴香、栝樓、茯苓、葛。
海南	檳榔、陽春砂、益智、肉豆蔻、丁香、巴戟天、廣藿香、蘆薈、高良薑、胡椒、金線蓮。
四川	川芎、烏頭、川貝母、川木香、麥冬、白芷、川牛膝、澤瀉、半夏、魚腥草、川木通、芍藥、紅花、大黃、使君子、川楝、黃皮樹、羌活、黃連、天麻、杜仲、桔梗、花椒、佛手、枇杷葉、金錢草、黨參、龍膽、辛夷、烏梅、銀耳、川明參、柴胡、川續斷、冬蟲夏草、幹薑、金銀花、丹參、補骨脂、郁金、薑黃、莪術、天門冬、白芍、川黃柏、厚樸。
貴州	天麻、杜仲、天冬、黃精、茯苓、半夏、吳茱萸、川牛膝、何首烏、白及、淫羊藿、黃檗、厚朴、白術、麥冬、百合、鉤藤、續斷、菊花、山藥、黃柏、桔梗、龍膽、前胡、通草、射幹、烏梅、木瓜、三七、石斛、薑黃、桃仁、百部、仙茅、黃芩、草烏、玉竹、赤芍、秦艽、防風、澤瀉、獨活、茯苓、白芍、白芷、黃連、玄參、大黃、梔子、葛根、雷丸、天花粉、夏枯草、魚腥草、石菖蒲、蒼耳子、金銀花、南沙參、木蝴蝶、天南星、雲木香、薏苡、火麻仁、黨參、五倍子。
雲南	三七、雲木香、黃連、天麻、當歸、貝母、千年健、豬苓、兒茶、草果、石斛、訶子、肉桂、防風、蘇木、龍膽、木蝴蝶、陽春砂、半夏。
西藏	羌活、胡黃連、大黃、莨菪、川木香、貝母、秦艽、麻黃。

（續上表）

陝西	天麻、杜仲、山茱萸、烏頭、丹參、地黃、黃芩、麻黃、柴胡、防已、連翹、遠志、絞股藍、薯蕷、秦艽。
甘肅	冬蟲夏草、當歸、大黃、甘草、羌活、秦艽、黨參、黃芪、鎖陽、麻黃、遠志、豬苓、知母、九節菖蒲、枸杞、黃芩、半夏、龍骨、柴胡。
青海	大黃、貝母、甘草、羌活、豬苓、鎖陽、秦艽、肉蓯蓉。
寧夏	寧夏枸杞、甘草、麻黃、銀柴胡、鎖陽、秦艽、黨參、柴胡、白鮮、大黃、升麻、遠志。
新疆	甘草、伊貝母、紅花、肉蓯蓉、牛蒡、紫草、款冬花、枸杞、秦艽、麻黃、赤芍、阿魏、雪蓮、鎖陽。
黑龍江	人參、龍膽、防風、蒼術、赤芍、黃檗、牛蒡、刺五加、槲寄生、黃芪、知母、五味子。
內蒙古	甘草、麻黃、赤芍、黃芩、銀柴胡、防風、鎖陽、苦參、肉蓯蓉、地榆、升麻、木賊、郁李。

第二章
香港中藥業發展概況：從藥材到藥商

不同時期，香港對中藥材也有不同的需要，除了藥品價值，中藥材也是重要的商品。1842 年至 1997 年，香港作為英國殖民地，一直是重要的轉口港，藥材在貿易、商業定位和價值均不容忽視。藥材的來源主要有兩種，包括中醫本身需要在區內採摘、從外地經過入口商進貨，亦有部分本地藥品經出口商往外銷。

◎ 一、香港開埠早期的中藥業發展（1840-1890）

（一）南北行貿易

香港自 1840 年代開埠，南北行的出現使中藥能夠出口各地。南北行約於 1850 年代發展，是經營內地與東南亞轉口入口貿易的商行，分為南線與北線，南線指東南亞的土產和食品，北線指內地的出口貨品，包括參茸、藥材、海味、食品及調味品等。1843 年，潮州人高元盛創立元發行，後來因業務問題交由澄海人高滿華接手，經營米業及一般運輸。1851 年，澄海人陳煥榮創立乾泰隆行，同樣經營米業生意。1852 年，政府展開上環皇后大道以北的填海工程，開發文咸街，往後向東西兩邊伸延，分別命名為文咸東街及文咸西街，皆是南北行的集中地，文咸西街更有「南北行街」的稱號。[1] 除了文咸街，初期的南北行商店更集中在永樂街、高陞街等地，後期有皇后大道西（大馬路）、德輔道西（電車路），統稱南北行街。

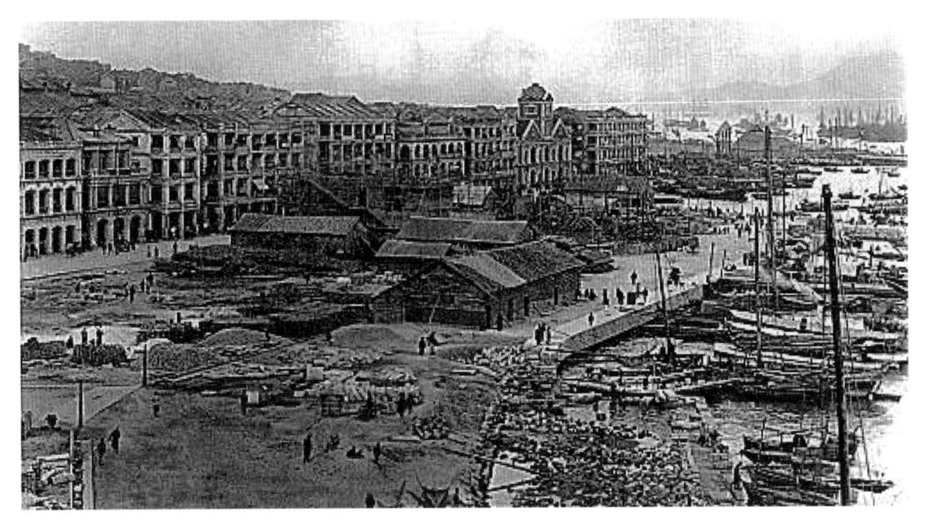

‥文咸街填海計劃

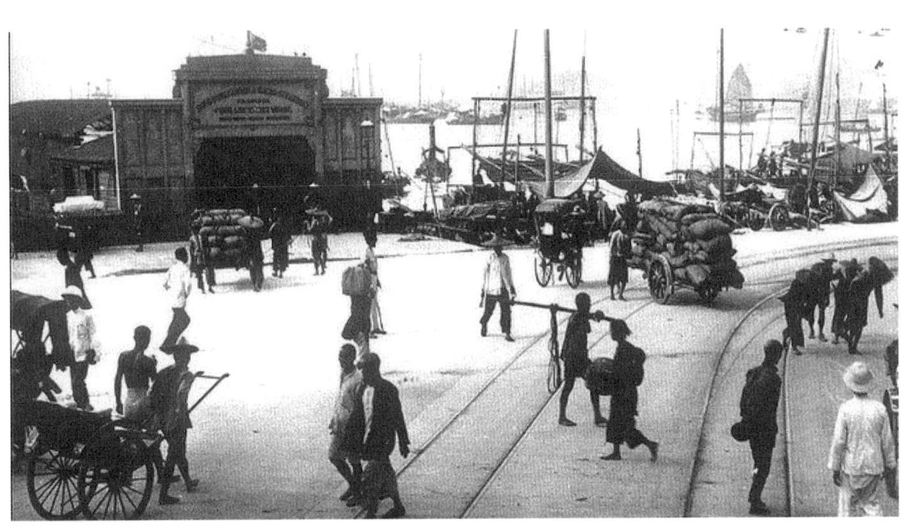

‥永樂街碼頭三角碼頭，昔日南北藥材主要上落碼頭。

1　有「香港歌神」之稱的許冠傑，他在 1981 年出品的專輯《摩登保鏢》，收錄了《恭喜！恭喜！》，歌詞謂：「多吉多利 / 年頭好景好到尾 / 添屋添地 / 文咸東街歸曬你。」足見當時文咸東街生意暢旺情況，文咸街的黃金價值。

「文咸填海計劃」是香港第一個正式的填海工程，於上環及中環西部沿岸開闢土地，計劃名稱以當時就任的第三任香港總督文咸命名。當時皇后大道中以北是淺灘。1851 年 12 月 28 日，皇后大道中北面的房屋發生大火，四百多間房屋被毀，很多人對瓦礫的處理甚感苦惱，文咸便想到把瓦礫推到海裏，成為香港第一個正式的填海工程。第一期始於 1852 年，範圍包括文咸東街、乍畏街（蘇杭街）及摩理臣街一帶，南北行商肆於此時開始經營。

現存有關早期本地中藥材店的經營記錄並不多，只能靠尚存的店舖後人以僅存的資料作口述方式記錄，陳芬記是碩果僅存的百年中藥材老店。1863 年，廣東清遠人陳芬移居香港，於上環牛欄籠（上環華里）開辦陳芬記。最初的業務為中藥材批發及零售，店有兩項宗旨：只賣地道好藥及不做旁門生意。所謂地道好藥，當然不限於本地藥材，而是在產地、物種、年期、採收、炮製及貯等處理過程依足清晰指引而成的藥材；至於旁門生意，並沒有貶損之意，陳芬記專售參茸藥材，不賣中成藥，亦不設中醫師駐店施診。[2] 這是香港第一家出口參茸藥材至美加各埠的商號，二戰前後的二、三十年間，店舖包攬了從南北行貿易、拆家、加工、零售一條龍業務。

經營中藥材生意與經紀方式相似，藥材商號多在店舖附近開設貨倉，上環高陞街為南北行及藥材行的主要集中地，附近的甘雨街、賢居里、和風街及李陞街就是貨倉的集中地。當藥材運抵香港後，由苦力從船下貨後運抵中藥行，中藥行會自行尋找顧客，賣出後買家及賣

2 〈孤軍　陳芬記老藥行〉，《蘋果日報》，2012 年 11 月 30 日。

好[illegible]膏處告白

啟 本堂開創在香港歷已四十餘[illegible]所煉之拔毒生肌珠珀藥膏
醫治[illegible]年近日損[illegible]爛腳及一切諸[illegible]癰疽[illegible]癧等[illegible]百[illegible]百驗誠
外科之[illegible]丹也諸凡方[illegible]家傳藥求地[illegible]親自製煉并[illegible]揚傳出外
今[illegible]此[illegible]通行[illegible]久[illegible]馳名所辦往[illegible]架波及金山等埠俱由本
堂發好[illegible]奇[illegible]細委托別號近有無恥之徒充效本堂藥膏[illegible]圖影
射今用發日[illegible]偷蒙賜[illegible]移 玉或函至文武廟右山彭杏
[illegible]堂[illegible]號[illegible]免為若輩所欺以[illegible]本堂之名幸幸
每兩價[illegible]弍錢[illegible]分 每盅價銀壹毫至三毫[illegible]
如欲辦[illegible]外[illegible]者[illegible]至本堂面議 另有屢驗婦科毓麟丸[illegible]
[illegible]緒二十一年五月十八日 彭杏春堂子熙氏謹啟

‥彭杏春堂廣告（《華字日報》，1895 年 6 月 15 日）

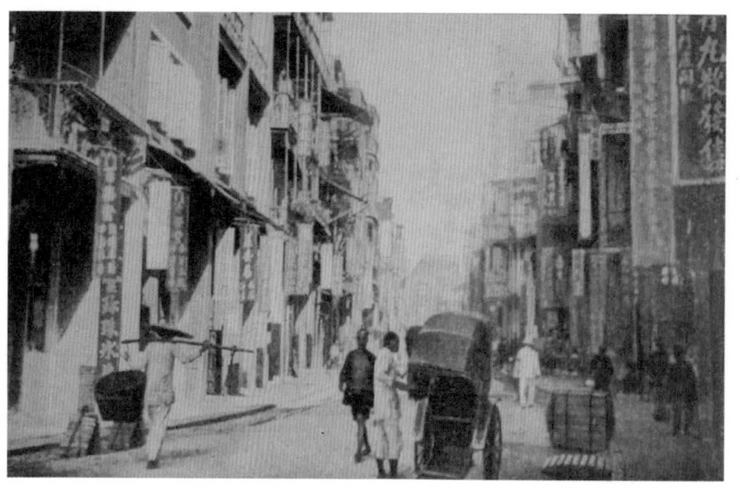

‥文咸西街

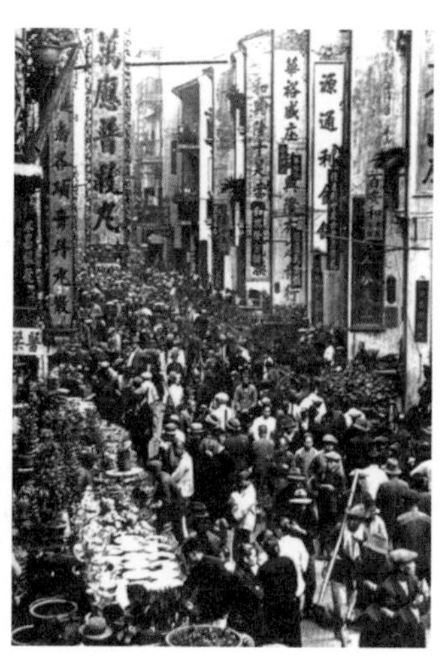

‥1930 年代，文咸東街店鋪地攤

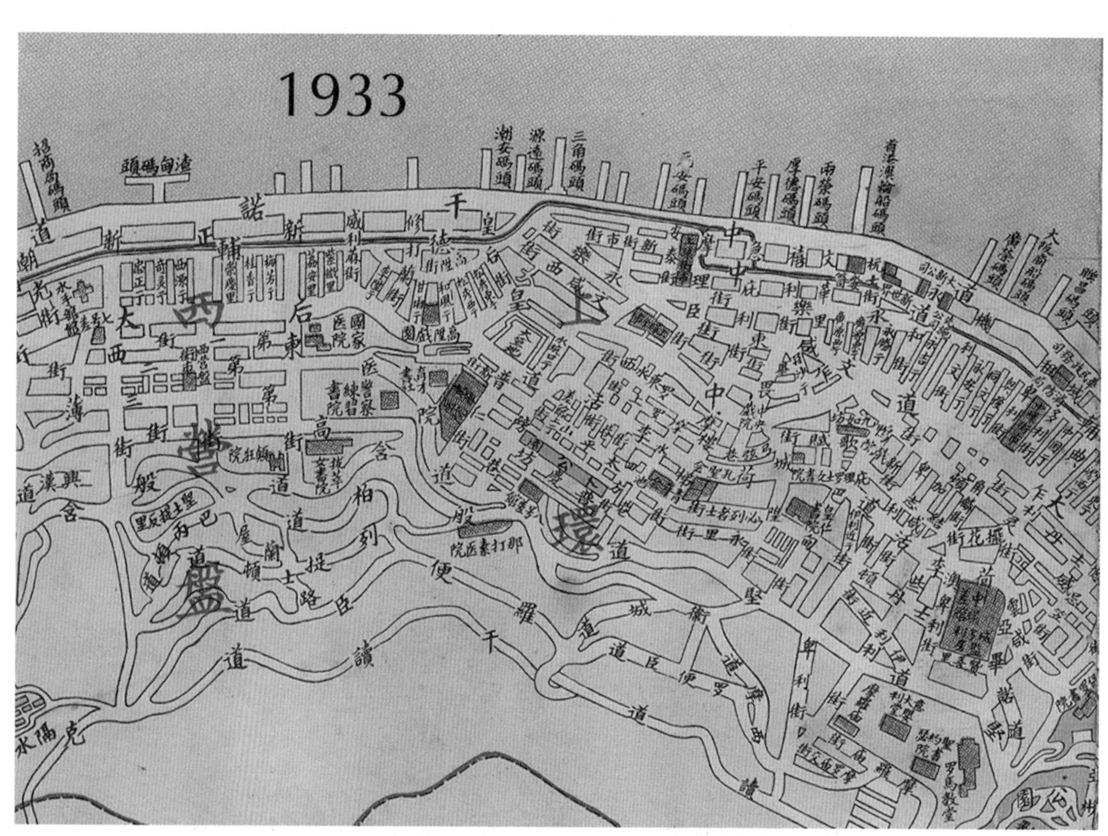

‥1933 年，由西街至砵典乍街地圖

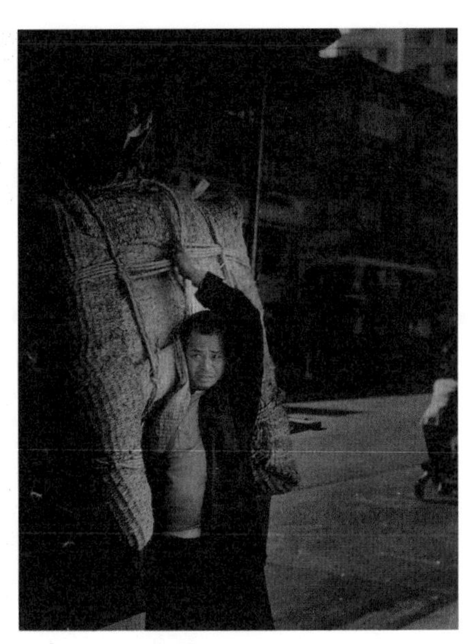

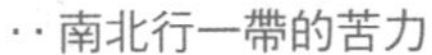

‥南北行一帶的苦力

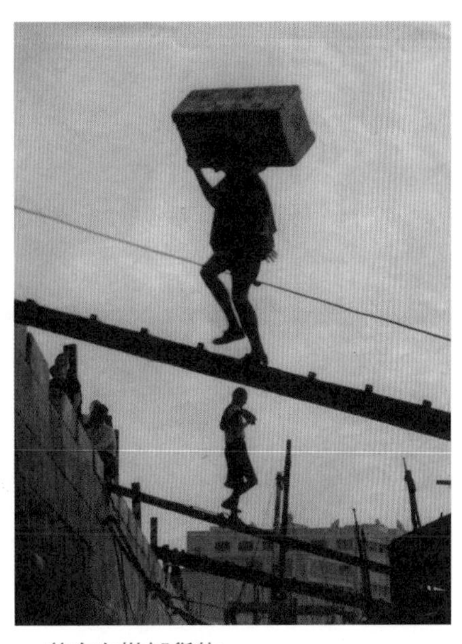

‥苦力在裝卸貨物

家均需給藥材行佣金。[3] 當時的經營方式，吸引了一些不設店號的經紀在區內尋找生意。[4]

隨着本地轉口貿易市場日益成熟，貿易路線不久便拓展至東南亞及歐美等地。由洋行或本地辦莊負責各種貨物的出入口貿易。洋行設有買辦，由於當時藥材店老闆絕大部分均不懂英語，故由買辦協助洋行於中國及香港的雙邊貿易。他們的工作與買手相似，根據洋行採購的貨物清單，負責為兩邊洽談價格，交易成功後，他們從洋行及藥材店兩邊賺取佣金，大部分亦因而致富。另一方面，辦莊是本地通曉外語的商人開設的貿易公司，因為昔日交通成本高，故他們與外國貿易公司合作，代理外國公司辦貨及出口，以出口地命名莊口。專門做南洋生意的莊口稱為「南洋莊」、「叻莊」，業務遠至北美洲的店鋪就稱為「金山莊」。根據香港政府的年報所載，1876 年金山莊與南北行

3 謝永光：《香港中醫藥史話》（香港：三聯書店（香港）有限公司，1998 年），頁 58-59。

4 同上注。

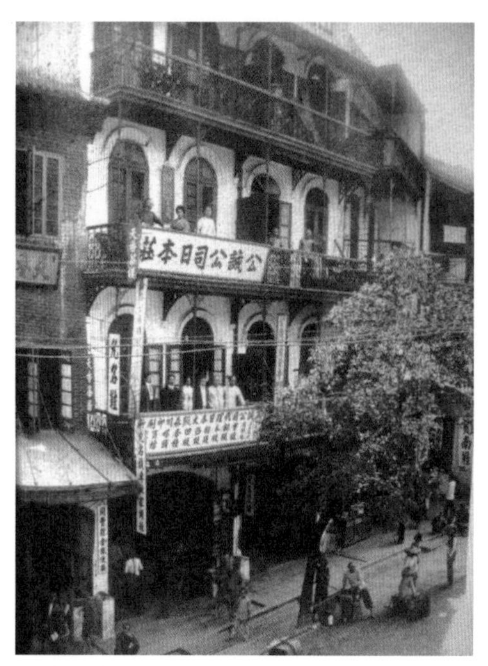

‥文咸東街日本莊

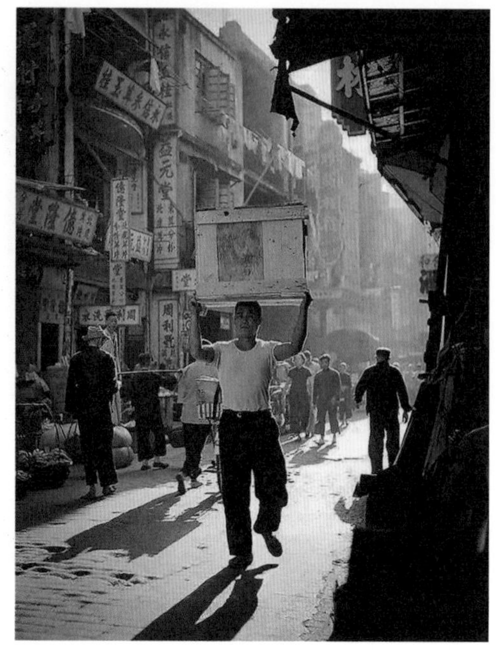

‥高陞街，當年中藥材批發所在地

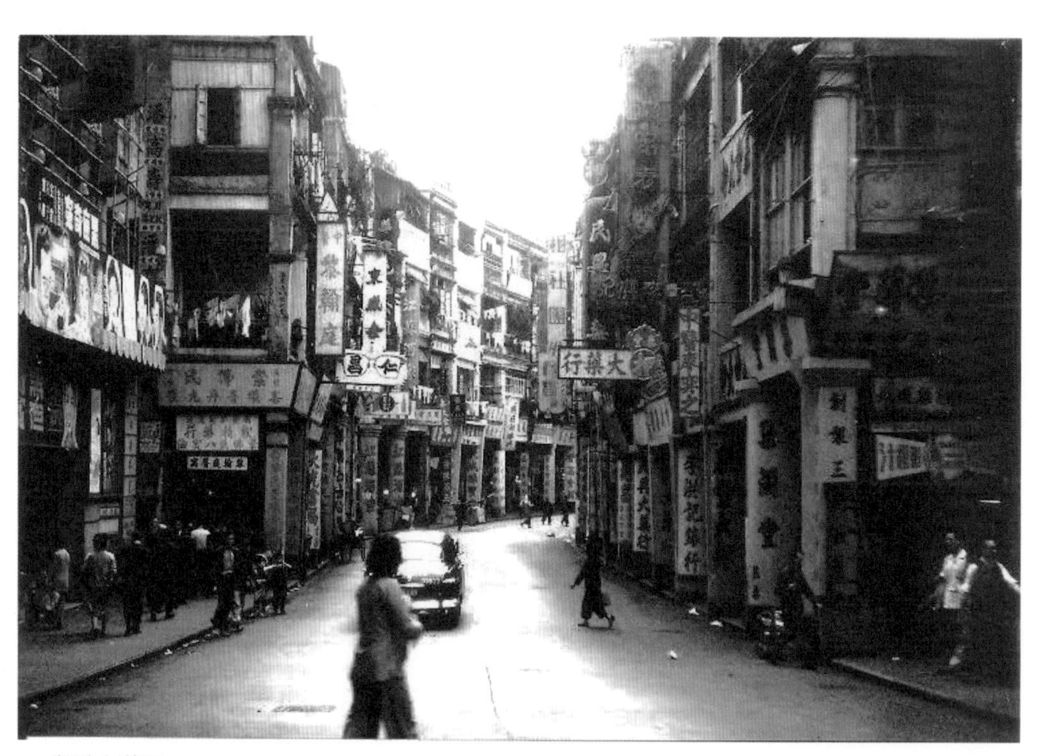

‥皇后大道西

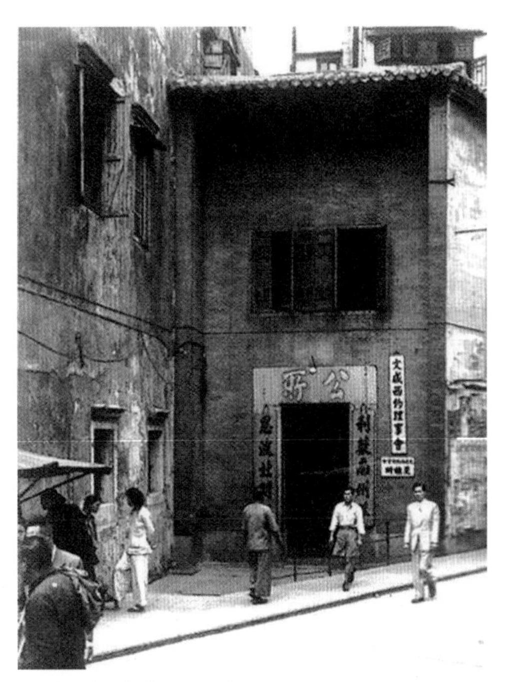

‥最早期南北行公所

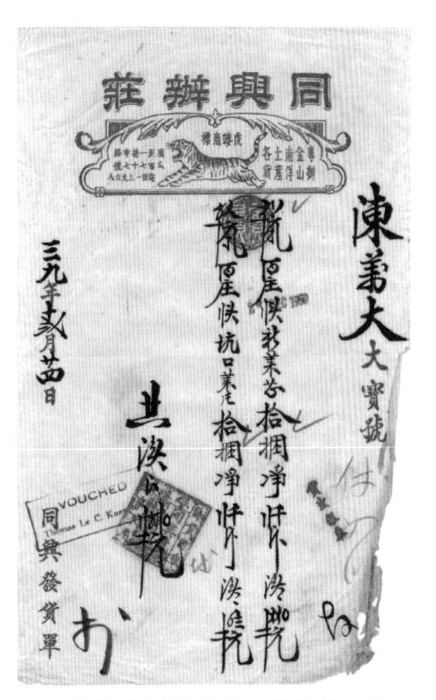

‥同興辦莊的發貨單，根據美香園口述，辦莊集中地源於廣州杉木欄。

的總數有 215 間，1881 年增至 395 間。[5] 藥材店方面，1870 年代末，單是高陞街已最少有 60 間經營藥材批發及零售的商店。[6] 這反映了當時上環一帶的貿易銷售，以及中藥材商舖發展正在急速發展。

此外，由於內地方言眾多，使同一種藥材出現兩個名稱，影響南北行部分藥材貿易及出售。以潮汕方言為例，清末大量潮汕人移居東南亞，他們與內地和香港有頻繁的藥材貿易，可是他們搜購藥材時，藥材店員不一定懂得潮汕方言，以致不敢輕易出售。高陞街有部分藥材店，因為店員懂得藥名的潮汕方言，故能專做東南亞及潮汕人生意，並將藥材出售到泰國。這些廣潮藥名對比，包括廣府話為山葡萄，潮州話為山浮桃、蒲公英為土公英、紫胡為竹紫胡、貓毛草為搭壁竹、牛膝為牛七等，均為地區醫師的常用藥。

5　梁炳華：《中西區風物志》（香港：中西區區議會，2011 年），頁 325。
6　陳芬記口述訪問。

南北行除了進出口貿易、匯兑及船務等基本業務外，也提供一種委託買賣代客兑貨的業務，在交易過程中南北行收取百分之二的佣金，俗稱「九八抽佣」，因此南北行又稱作「九八行」。[7] 此外，1868 年，南北行內的龍頭商行如元發行、乾泰隆行、廣茂泰行、兆豐行等，為保障同行利益，加強商行之間的往來，合議成立南北行公所。公所的角色與工會相似，包括聯絡同業、流通行內資訊的作用、排難解紛、促進內地與海外的貿易。最重要是確保南北行收入及交易公正，並為行業訂立行規。1920 年，公所明文制定〈南北行條例〉，茲錄如下：

一、本行係多行之大聯合，除各該行自守專章外，於南北行章程率宜互相遵守。

二、本行議每號付基本金港銀伍佰元，自行立單揭用，將該單交本行公箱收存月息壹分算，按月繳息，以充公所常費，至滿載榮歸之日，將基本金發回，另收一次過開辦費銀式拾元。

三、賬務為商場之命脈，如有撻欠或支長行內銀債未清者，應即報知公所內，由公所傳行標貼之，既經標貼之字號及其股東與經手人自標貼之日起，暫停交易俟該號將欠項清找後再傳行通告，方得交易。欠項未清期內無論其有無轉易字號或受僱別家，本行內各號不得與其有買賣交易來往之行為。

四、銀期乃商場轉移之關鍵，首宜銀貨兩現，信用與否，出貨後盡可隨時追收。除各行自守向章習慣交收外，茲訂什貨銀期在磅貨後十四天內清找貨款，如逾三星期清找不扣現之星期外，不找數者即將該字號

7 梁炳華：《中西區風物志》，頁 325。

及經手人用公啟式通告行內各家，俾知趨避以利同群。

五、本行內各號既接受暫停交易之標貼字條而不遵章切實履行發覺有據者，視為有意害群、甘居公敵，我行應將該背約字號基金全數充公，一半撥入善舉，一半歸證人充賞。如無證人則全數撥入善舉，仍須該背約字號續付基本金而保證此後再不違背公例。

六、本行內遇有任何外侮，固應共同抵禦，一致動作。假係各該行獨遭事件，在相持未決時期，本行內各號應固守原業不得乘危掠併而與該對方以利益之機會。如有違犯是為自壞固體，本行得據受害者之請求而公籌援助對付之方法。

七、本行內如有兩號以上同被一家撻欠銀債者應聯同對付，苦樂均沾以符合群之旨。

八、本行所發之標貼及公啟應各粘貼於行面當眾地方與眾周知。

九、代客賣貨該貨先經卸存某號出辦求沽者，如貨主將其轉移別號或別埠須將貨按照時值照各該行沽出本例並棧租艇力等各照補足，方得出貨。

十、磅出貨物買賣工伴在場眼同看磅互相箹碼，以免錯漏，貨既磅畢，其貨即歸買主自行檢點以明責任。

十一、代客付寄貨物以持有朋儎人憑據便為將貨交妥無異。如有少欠失漏及一切意外概與付貨者無涉，不得藉端賴賬。

十二、本行各家沽貨者看貨定價，成盆之後，好醜盡去，買客應將該貨依限出清，逾期不出須補回倉租。如貨間有變壞概歸買客責任不得假生枝節減會退盆等情。

十三、本行銀紙水來往均每千元加壹拾弍元伍毫算（一二五扣）。[8]

8　「紙水」始自一九二八年以前，其時香港流通的貨幣為銀元「大洋」，至一九二九年始有鈔票流通，當時若要以大洋兑換紙鈔，需要補回差價（補水），稱為「紙水」，參見〈南北行歷史簡介〉，《南北行公所成立一百五十周年紀念特刊》，2018年。

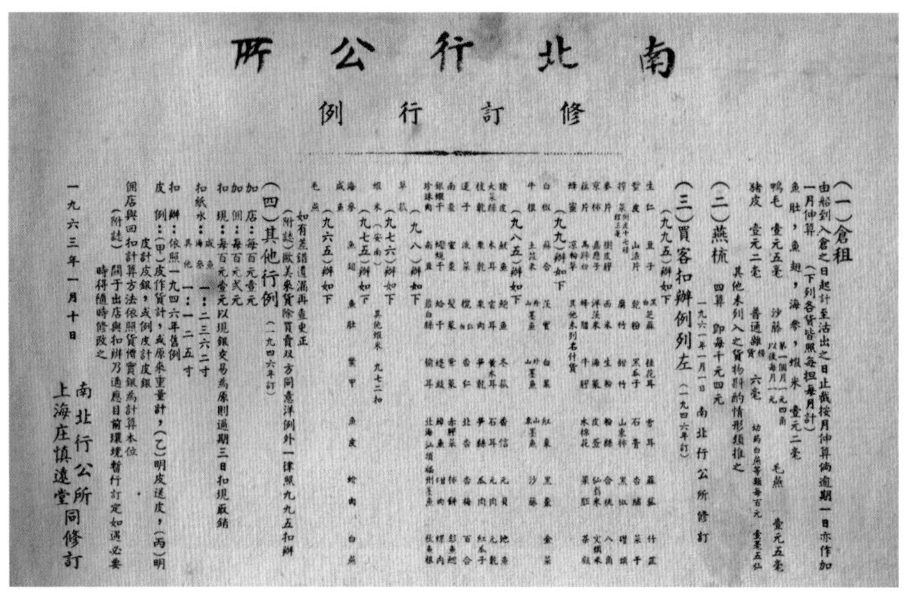
南北行公所

修訂行例

(一)倉租
由船到入倉之日起計至沽出之日止截按月伸算倘逾期一日亦作加一月伸算(下列各貨皆照每担每月計)
魚肚，魚翅，海參，蝦米 壹元二毫
鴨毛 壹元五毫 沙籐 第一個月一元四角 以後每月一元 毛燕 壹元五毫
豬皮 壹元二毫 普通雜貨 六毫 幼藥白蔗等類每百元 壹毫五仙
其他未列入之貨物斟酌情形類推之

(二)燕梳 四算 即每千元四元
一九六一年一月一日 南北行公所修訂

(三)買客扣辦例列左 (一九四六年訂)
(九九五)辦如下
生仁 豆子 黑白芝麻 桂花耳 雪耳 蘿蔔 竹篾
紫皮 山渣片 乾粉 黑瓜子 石膏 杏脯 菜干
搾菜(例皮十七斤扣三斤) 樹皮膠 廣竹 細竹 山東柿 黑椒 咖啡
參片 西米 生粉 粉絲 合桃 八角
京柿 嘉應子 洋薏米 海藻 皮蛋 仙翁米 文頭米
蘇片 馬蹄粉 蜂膽 牛膠 水棉花 果脂 茶瓣
蜂蜜 涼粉草 其他未列名什貨
(九九)辦如下
白椒 蘇合 淡實 白菓 紅棗 黑棗 金菜
牛根 土茯苓 山外墨魚 山外墨魚 東山墨魚 沙籐
(九八五)辦如下
豬皮 魷魚 蛇魚 冬菰 香信 元貝 地魚
大菜絲 木耳 雲耳 黃木耳 石耳 元肉 元乾
桂乾 果乾 果肉 筍乾 筍絲 瓜肉 紅瓜子
蓮子 淡菜 欖仁 杏仁 北杏 杏梅 百合
南棗 蜜棗 髮菜 紫菜 赤菜 柿餅 彭魚翅
銀蝦千 蠔豉千 蛤干 蟶鼓 蠔豉 螺肉 蠔肉
珍珠肉 南豆 蔗白絲 倫耳 北海江頭福州墨魚 枝桑根
(九八)辦如下
草菰
(九七六)辦如下
蝦米(安南) 其他蝦米 九七二扣
(九七五)辦如下
海參 魚翅 魚肚 鱉甲 魚皮 蛤肉 白燕
咸魚
(九六五)辦如下
毛燕
如有差錯遺漏再查更正
(附註)歐美來貨除買賣雙方同意洋例外一律照九九五扣辦

(四)其他行例 (一九四六年訂)
加店：每百元壹元
加佣：每百元弍元
扣現：每百元壹元以現銀交易為原則過期三日扣現取銷
扣紙水：咸魚海參 一：二三六二寸
其他 一：一二五寸
扣辦：依照一九四六年舊例
皮例：(甲)皮作貨計，或原來重量計，(乙)明皮送皮，(丙)明皮計皮銀，或例皮計皮銀
佣店與四扣計算方法依照貨價實銀為計算本位
(附註)關于出店與扣辦乃適應目前環境暫行訂定如遇必要時得隨時修改之

一九六三年一月十日
南北行公所
上海庄慎遠堂 同修訂

‥南北行公所行例

開埠初期的香港，工會制度尚未成熟，南北行公所作為早期華人商界團體，由行業龍頭共同創立，具有領導地位，代表行業已經有一定的規模與影響力，需要保障業界聲譽及利益，明文立例規管業界，提防投機取巧之徒招搖撞騙。

另一方面，關於匯款服務。處理匯款是進出口貿易一項核心服務，匯款數額有大有小，現金或銀行支票等，由專人越洋親自帶來，經銀行過戶或商號結算。不論任何方式，款項皆要通過複雜的聯繫網絡，牽涉銀號、匯兌所、金山莊、南北行及其他相關行業，故出現以上南北行條項目十三中標明「本行銀紙水來往均每千元加壹拾弍元伍毫算（一二五扣）」，作為處理匯款的費用。

從上圖可見，南北行公所修訂行例，可見第四點其他行例（一九四六年訂）列出：

・加店：每百元壹元

・加佣：每百元弍元

・扣現；每百元壹元以現銀交易庶原則，過期三日扣現取銷。

・扣紙水：（其他）一：一二五寸

・扣辦：依照一九四六年舊例

・皮例：（甲）皮作貨計，或原來重量計，（乙）明皮送皮，（丙）明皮計皮銀，或例皮計皮銀。

・佣店與回扣計算方法依照貨價實銀為計算本位。

・（附誌）關於出店與扣辦乃適應目前環境暫行訂定，如遇必要時得隨時修改之。

此外，行內又有所謂「花碼」。它是昔日常見的一種十進制數值表示方式，花碼對照數字如下圖：

讀花碼時，我們會從左至右，如「〧〥」代表 7 元 5 角。由於數字 1-3 的花碼一拼使用時容易引起誤會，例如誤把「〢〡」（21）看成「〣」（3），因此會將第 2 數字使用中國數字「一」來代替「〡」，而寫成「〢一」，另外於花碼下方會加上數值單位，例如：十元，表達花碼的表示數值，如下圖代表 33、22、和 21。

一	二	三	四	五	六	七	八	九	零
1	2	3	4	5	6	7	8	9	0
〡	〢	〣	〤	〥	〦	〧	〨	〩	〇
一	二	三							

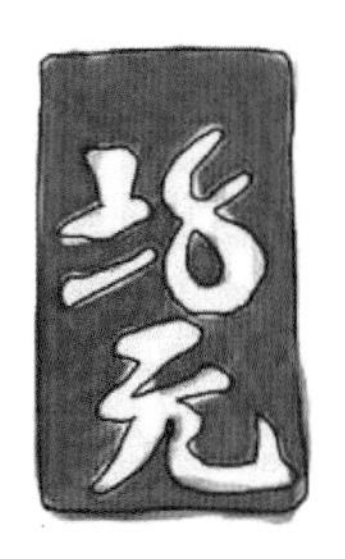

〣三 十元　〢二 十元　〢一 十元

‥花碼

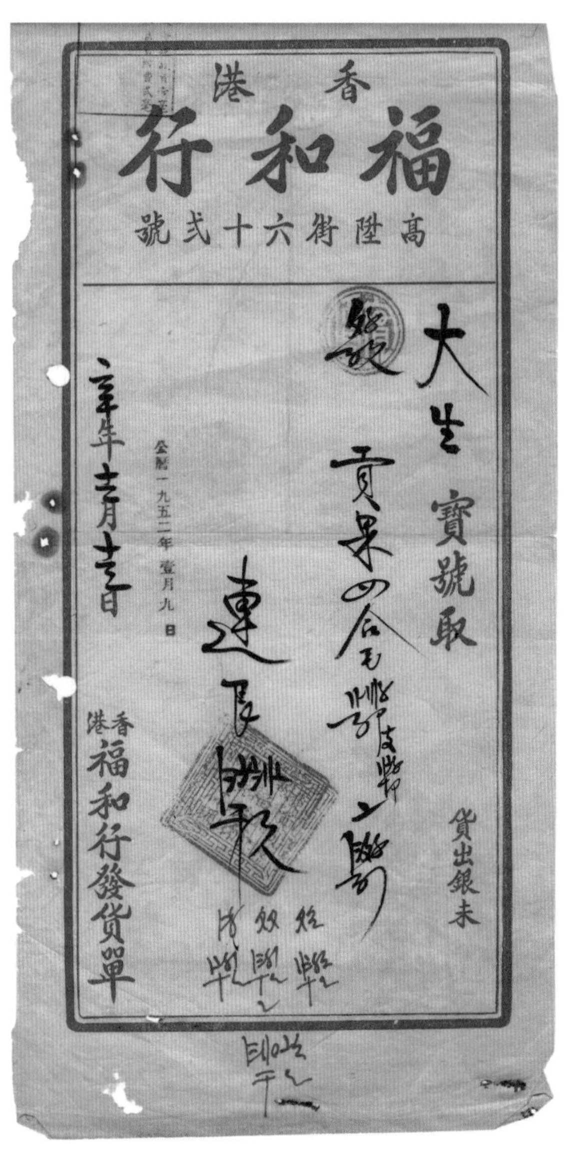

香港
福和行
高陞街六十弍號
大生 寶號取
貨出銀未
公歷一九五二年壹月九日
香港福和行發貨單

‥1952 年，福和行的發貨單，貨款列明連銀（加零四）、一二五扣（紙水）、九九扣（伙計炮金）、九八扣（佣金）。南北行商戶除了進出口貿易、匯兌等基本業務外，也提供了一種委託買賣代客兌匯業務，在交易過程中會收取百分之二的佣金，俗稱「九八抽佣」。這些附加費用制度到廉政公署成立後逐漸取消。（羅紹榮提供）

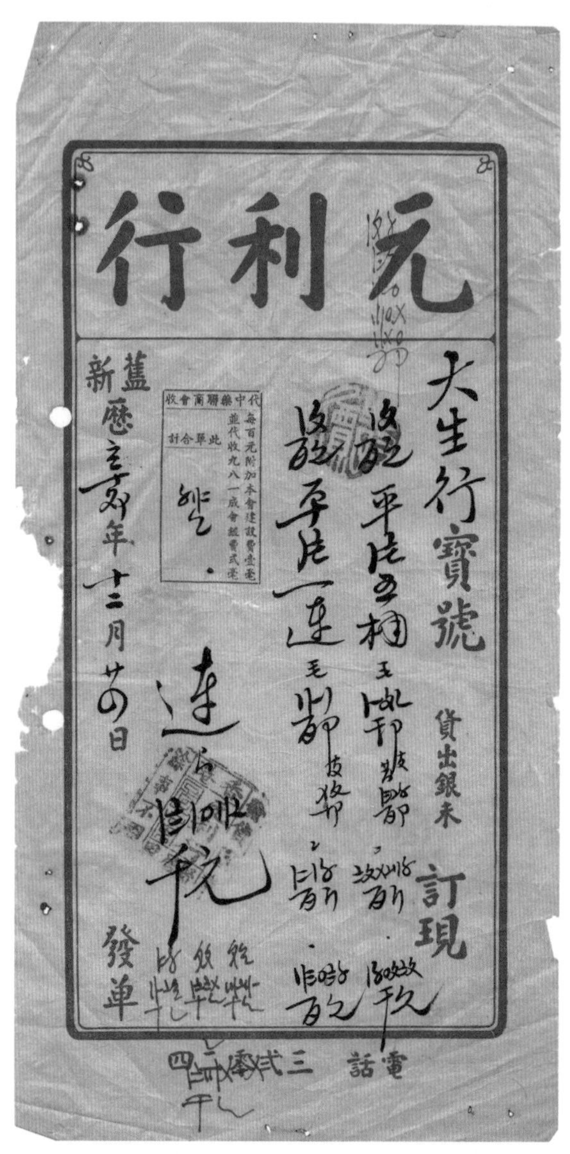

元利行
大生行寶號
舊曆 新 年 月 日
代中藥聯商會收
每百元附加本會建設費壹毫
並代收九八一成會經費弍毫
此單合計
貨出銀未
訂現
發單
電話 三弍

‥元利行的發貨單，另加蓋「代中藥聯商會收」印章，其中寫有「每百元附加本會建設費壹毫，並代收九八一成會經費弍毫。」據蘇權新先生所說，發票中「連銀」意指貨價總數先加上 0.4% 後再扣銀。（羅紹榮提供）

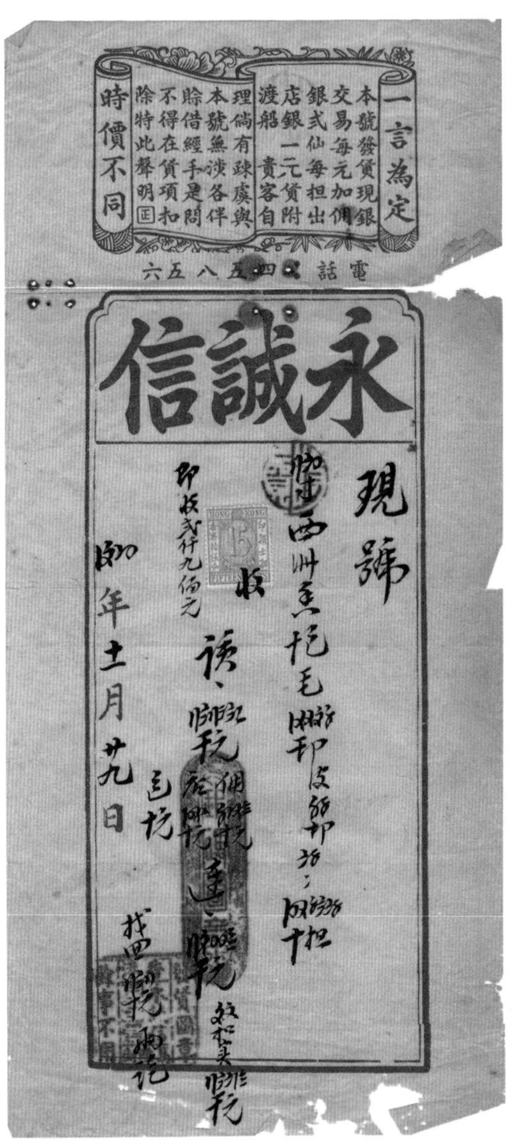

一言為定

本號發貨現銀交易每元加佣銀弍仙每担出店銀一元貨附渡船貴客自理倘有疏虞與本號無涉各伴賒借經手是問不得在貨項扣除特此聲明

時價不同

電話 四五八五六

永誠信

‥永誠信的發貨單，上方印有「一言為定、時價不同」標籤，其中寫有「本號發貨現銀交易，每元加佣銀弍仙，每担出店銀一元貨附渡船。貴客自理倘有疏虞與本號無涉，各伴賒借經手是問，不得在貨項扣除特此聲明為證。」發貨單另貼有港幣拾伍仙「印捐士担」（Stamp Duty 印花稅），根據行內前輩指出，當時達 $20 或以上的單據，便需要繳納劃一拾伍仙「印捐士担」，稅款是港英政府用作集資籌建水塘之用。（羅紹榮提供）

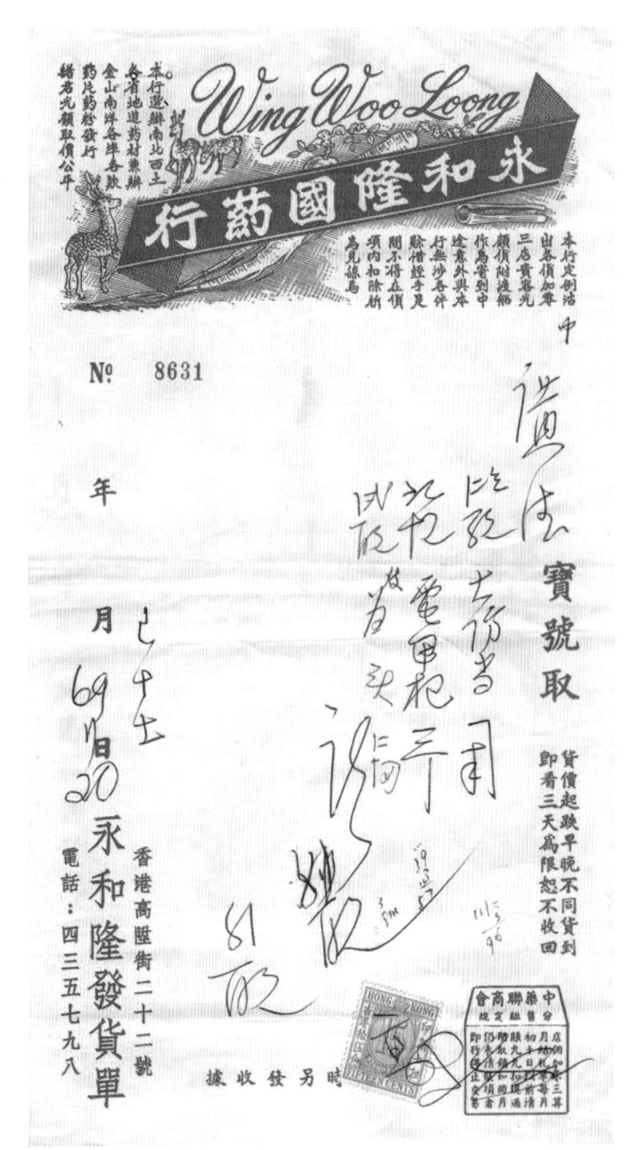

Wing Woo Loong

永和隆國葯行

№ 8631

寶號取

年

月

日

貨價起跌早晚不同貨到即看三天為限恕不收回

永和隆發貨單

香港高陞街二十二號

電話：四三五七九八

收據另發

中藥聯商會分售定規

‥永和隆國藥行的發貨單，右下方印有「中藥聯商會分售定規」印章，其中寫有「店佣加零三算，月結扎單每月初十日以前清賬九九扣現，過期取銷，如兩月仍未清賬項者，即行停止交易。」另單上列明「貨價起跌早晚不同，貨到即看三天為限，恕不收回。」

（二）東華醫院的藥材採購程序與特徵

東華醫院是首間由政府促成建立的華人中醫醫院，其訂立的〈院內藥局規條〉對中藥方面的管理、需求及存貨都有詳細規管。當時醫院可從兩方面獲得中藥材，包括在本地採摘藥材，另直接從內地採購入而不經南北行。醫院設有藥局總管及司藥之職，負責記錄及採購。每當醫師處方，司藥就得記錄所用藥材，當藥材短缺，就向藥局總管匯報準備採購，《徵信錄》中更指明「凡辦入藥材必要上品地道，並要依時實價」，而且「必要因地相宜，不拘省城。香港至本院上省辦藥已蒙　憲恩減免出口稅餉」。[9]

其次，就存貨規管上則列明「局內置藥如陳皮、附子、南星、半夏、膽星等類，間或多置無妨，按此等藥愈舊愈佳，所謂六陳宜舊故也。餘外則隨辦隨消可矣。緣本港常有原裝各藥抵埠，間有因價相宜，便取一件以為久用，誠以原件藥材於中美惡不一，且該藥安貯日久難保無變，是則藥無益於用而又費資焉」。[10] 而且，規例第四條更指出「局內每年共用陳皮數十斤，按與各藥行採辦，價固高昂，而該皮或係茶脂、或係四會不等，按陳皮以茶脂最為地道，愈舊愈佳。自後議於每年冬至前後就在本港收買大紅茶脂、柑皮約一百斤，貯足三年，然後次第取用，此則價既廉平，而貨又真實，似為盡善」。[11] 規例列明的藥材均有理氣、治咳、治風散血、消食及調脾和胃等作用，其中對購入陳皮的數量更有詳細描述，這些藥材存放愈久愈好，可見

9 〈院內藥局規條第九條〉及〈院內藥局規條第五條〉，見《東華醫院 1873 年度徵信錄》。

10 〈院內藥局規條第三條〉，《東華醫院 1873 年度徵信錄》。

11 〈院內藥局規條第四條〉，《東華醫院 1873 年度徵信錄》。

它是本地常用的重要藥材之一。

從東華醫院的經營情況，反映中藥材在早期香港市場是一種不可或缺的商品，部分藥材更需要大量購入以滿足需求。此外，從南北行及醫院的資料，有助讀者了解當時香港的藥材銷售與貿易的密切關係。

◎　二、商行的力量（1900-1930）

二十世紀初，內地與香港的藥材貿易有緊密的聯繫，內地的政策與態度容易影響雙邊貿易，當時內地輸出的藥材，約有七成銷往香港，包括樟腦、肉桂、土伏苓、五倍子、薑、人參、甘草、麝香、大黃、明礬、八角、茴香、茴香子、薄荷、精油、高良薑等，數量由數萬至十萬擔不等。[12] 1870 年代末，部分內地知識分子已經提出廢除中醫。民國以後，政府更推出相關政策限制中醫發展。1912 年 11 月，北洋政府頒佈《醫學教育規程》，沒把中醫藥納入規程，此舉引起中港兩地中醫業界強烈反對。翌年，香港八家中藥材商行致電北洋政府，指出「廢棄中醫，亦即廢棄中藥，使我國藥材利權喪失太大，必須挽回利權而重民命」。[13] 可見，本地商行相當重視內地的中醫藥政策，因為這涉及重要的商業利益。

1925 年至 1926 年，香港及廣州兩地持續了一年多的「省港大罷工」事件，大規模及長時間的罷工行動，使香港的經濟大受影響。當時香港工人在國民黨、共產黨及廣州國民政府的組織及支援下紛紛

12　謝永光：《香港中醫藥史話》，頁 50-51。
13　同上注，頁 28。

離開工作崗位，前往廣州生活。在缺乏勞動力的情況下，中藥業界也就事件調整經營方式。他們習慣以酒樓為公議場所，每月初一、十五為「禡期」（一說是初二及十六），若有要事商討多留待那兩天處理。當遇上緊急事項，則借用南北行公所為臨時議場。議案通過後，由各方遵守及執行。大罷工期間，壟斷南北行貿易的公志堂，向藥材行及生藥行將買貨的最後付款期限（俗稱「銀期」）由六十天縮短至三十天。此外，公志堂又提高買家運貨的搬運費（俗稱「出店」），由每公斤三毫提升至每公斤五毫。[14] 可是，公志堂此舉引起不少商號不滿，一些商號為了對抗，於是在 1926 年聯合籌組，成立香港中藥聯商會。

1920 年代的中藥材業界存在多個以地域或商品分類的派系，並無一個可以統合各方的組織，當出現不良競爭，影響營商環境或單一商行壟斷時，業界容易受其制肘，以致出現不公的情況。當時的派系包括省城標家、汕頭廈門幫、暹羅石叻幫、東京安南幫、海口下府幫；生藥的萬和昌和潮州幫的贊和堂；商品專售的歸片行及茯苓行等。[15] 公志堂在應對大罷工的舉動，促使行內人士如陳宗玉、劉麗堂、關秋南、陳仁山、許漢東、蘇子衡、何星甫、譚惠群、陳玉波、黃德仁、李文啟及潘洛川等倡議籌組香港中藥聯商會，設立會所，制定章則及自行辦運來貨。他們成立的目的是維護商行利益，維持行內「九八扣[16]」的做法，最重要是「將根深蒂固的公志堂瓦解」，打破壟斷局面，由是成為香港最早期的行業社團之一。[17] 中藥聯和以義堂的

14 同上注，頁 48。
15 同上注，頁 329-331。
16 所謂「九八扣」（抽佣），除了利潤之外，買賣貨物 100 元，例扣店佣 2 元。
17《香港中醫藥史話》，頁 331。

成員大多集中在高陞街營業，並以售賣藥材為主要業務。

省港大罷工結束後，公志堂的勢力與日俱增，並成為行內的核心。他們認為公志堂這個名字未能代表業界，與本行名義未符名實，於是以「君子愛財，取之有道」，做生意需有道義為宗旨，更名為以義堂，全名為香港南北藥材行以義堂商會[18]，一直營運至今。[19]

◎ 三、運用土藥材（1930-1945）

1930 年代，省港大罷工結束，香港中藥材商行得以恢復貿易，更呈穩步上揚的趨勢。然而當時日本大肆侵華，中國各省市相繼淪陷，內地藥廠紛紛來港開設分號，直至 1938 年廣州淪陷後，大批難民逃難香港。1941 年香港淪陷，中西藥來往斷絕，貿易幾乎全面封鎖，運輸相當困難，中藥只能有限度進口香港，業介面臨沉重打擊。

日佔期間，日軍組織「香港中藥組合」，與香港參茸藥材寶壽堂商會[20]、香港南北藥材行以義堂商會及香港中藥聯商會[21]為主要成員，由 13 名董事組成董事會管理，加入的商號及藥廠共有三百餘家。組合按各行業細分為五組：南北行四名、參茸行四名、生草藥行四名、熟藥行一名及成藥行一名。他們記錄了貨物進出口情況，當時

18 1927 年，香港南北藥材行以義堂商會成立，維護商行共同利益，彰顯「以義取利」為宗旨。至今超過九十年歷史。以義堂會員大部分均為資深的中藥材進出口批發商、中成藥和藥酒進出口經銷商、中藥材飲片及中成藥製造商。

19 以義堂口述訪問。

20 1912 年，香港參茸藥材寶壽堂商會始由伍耀廷先生創辦，宗旨為鞏固商行間聯繫、促進各地中藥貿易、謀求社會福利及發揚中藥弘效。

21 1928 年，香港中藥聯商會成立，聯合各幫出入口辦莊、歸片分售、生藥行等組成，積極推動香港中藥業發展，促進同業團結，爭取及維護業界合理權益。

囤積的藥材主要為冬蟲草或川貝母等，冬蟲草每個月可銷二至三擔（一擔為一百斤[22]），川貝母的月銷量約三至四擔，大黃月銷三十至五十擔，羌活月銷十五至二十擔。[23]

可是戰況持續，進出口運輸頻率不穩，部分藥材難以供應來港。有見及此，中醫師根據醫理藥理，在處方上改以香港出產的藥材作為應急的解決方法，稱為土藥處方。這些藥材的藥性及藥效，與缺貨的一般用藥相似，詳見下表：

日佔時期使用土藥的情況

疾病	一般用藥	因缺藥而改用的土藥
瘧疾	柴胡	倒扣草、常山葉、生薑
細菌性痢疾	黃連	鴉膽子、辣蓼、馬齒莧
營養性水腫	以健脾、溫中及滲濕藥材為主	山蒼根、假蒟葉、五指毛桃、薑花頭
其他	杜仲	牛大力、千斤拔
	黃芪	五指毛桃
	羚羊角	狗肝葉

22 舊秤與公制換算，100Kg（公斤）等於舊秤 165.34 斤為標準，100 斤（一擔）=60.5Kg。

23 見《香港中醫藥史話》。

◎ 四、戰後初期的中藥業（1945-1950）

（一）1947 年反徵新稅事件

1945 年，英國恢復對香港的管治，一切百廢待舉，政府為了重建向各行業徵收新稅項，中藥業也是徵稅對象之一。新徵的稅款是直接稅，即所得稅，包括薪俸稅、利得稅、地產稅及溢利稅。經過日佔時期，商人需在短時間內重整旗鼓已甚為艱難，還要交付沉重的稅項更是百上加斤，因此引起中醫業以至香港各界不滿。

南北行公所積極反對政府提出的徵收新稅政策，因此成立委員會，爭取本地及其他持分者支持。1947 年 3 月，南北行公所召開執監聯席會議，討論政府徵稅事件。[24] 他們指出由於貨物積存及生意淡泊，難以應付倉租壓力，而且壞賬累積，海外及本地兩種「客賬」了無着落，戰後初期生意雖稍有起色，但市道不景氣，因此他們抗議繳付新增稅項，議決成立專責的小組委員會「請香港政府對徵收新稅收回成命」。[25] 公所的行動，另有藥行請求撤銷成藥的印花稅，均得到英國藥商響應。[26]

此外，南北行公所主席翁晃維擔任民間組成的「港九各界反對直接稅委員會」委員，委員會先收集各界意見，後來提出要「反對到底」，邀請稅務委員及華人代表如羅文錦、利銘澤、譚雅士、簡東浦、周埈年及周錫年等人提供意見，並將各界人士之請願呈交香港

---

24 執監聯席會議，是指該會執事會及監事會聯席，一般而言，監事會只起監察角色，並不參與公會實際事務。

25 《香港工商日報》，1947 年 3 月 14 日。

26 同上注。

英倫藥商響應

請撤銷成藥稅

致函本港輔政司

‥撤銷成藥稅報道（《香港工商日報》，1947 年 3 月 14 日）

政府。[27] 可是港府態度堅決，他們繼而爭取謁見港督楊慕琦，並多次向不同部門請願，[28] 可惜最終爭取不果，最後新稅制於立法局三讀通過，委員會亦於一週後議決解散。[29]

雖然請願最終失敗，但體現了南北行作為中藥業界的一個公會團體，當政府推出一些損害業界的政策時，他們仍然致力維護業界權益。

（二）恢復「北線」貿易

二戰結束後，中國爆發內戰，來往香港的進出口貿易也受影響。戰前，香港與天津港及華北均有貿易往來，戰時貿易停頓，及至戰後才逐漸恢復。可是，中國政府對天津施行嚴格的進出口管治，因此華北貿易只能斷續進行。

27 《香港工商日報》，1947 年 4 月 8 日。
28 《香港工商日報》，1947 年 4 月 25 日。
29 《華僑日報》，1947 年 5 月 8 日。

反稅會昨開會議決

反對直稅到底

反稅呈文電呈英理藩院……組織委員會研究代替直稅之其他徵稅方法……本月十四日召開二次全體大會……邀請華人稅務委員出席指示

【專訊】各界反對政府開徵所得稅，並未因政府之公佈緩徵而減少其堅決。港九各界反對直接稅（即所得稅）委員會，昨（七）日下午二時半，假廠商聯合會舉行第二次常委會議，到十七單位代表，由謝伯昌主持，席間一致表示反對所得稅到底，認有政府現祇「緩徵」，而各界則請求「撤銷」也。會議結果，又組一小組委員會，負責研究辦法，應付新稅問題，換而言之，即研討一徵稅辦法較諸所得稅爲佳者，此小組定本星期五日下午二時半召開會議，其委員名單如下：徐季良、高卓雄、陳友燿、翁世晃、岑載華、林朔球、許讓成、謝伯昌、李文祺、何澤芸，幷定本月十四日下午二時，假華商總會召開第二次全體大會，邀請稅務委員會華人委員羅文錦、利銘澤、譚雅士、簡東浦、及華人代表周俊年、周錫年，對有關問題解釋指示，屆時會議席上爲節省時間起見，由小組委員會各委員代表發言，但大會希望各界踴躍出席。另一決議案則爲將日前呈華人代表轉呈港府之反對新稅呈文，抄錄電呈英理藩院，同時準備第二次呈文港府，表示堅決反對新稅。

昨日會議席上，謝伯昌報告略謂：本月二日下午二時半，曾晉謁華民司，據表示稱：當局對反稅會之意見，接納與否，現尚未有所決定，但祇得採取第三種方式行之，故有委出九人爲稅務會委員，對於新稅事宜，從新研究，俾得結果轉呈當局核察，如認爲合於環境者，即採納施行。今政府之措施，尚未符合本會願望，今後應採取何種方式，使吾人達到目的，希望發揮偉論云云。

繼由惠陽商會許讓成、正興行商會陳友燿、菜行商會高卓雄、蘇浙同鄉會徐季良、當業公會何澤芸等先後發表意見，僉以政府此次另組稅委會從新研究稅率，實爲緩和空氣，尤以營業利益稅一項爲最病商害民，應貫澈始終反對到底，估計如實施新稅後，所得稅一項政府每年收入，至少有四千萬元之鉅，今不敷政費祇爲一千六百萬元，而政府一意孤行，不顧民意，實施新稅，則整個本港商務，當受波動，且戰前本港政費收支平衡，戰後政費不敷，僅爲暫時性，如一旦實施後，一般市民長此下去，負担更重，應反對到底云。會議至五時始畢。

‥反對直稅報道（《香港工商日報》，1947 年 4 月 8 日）

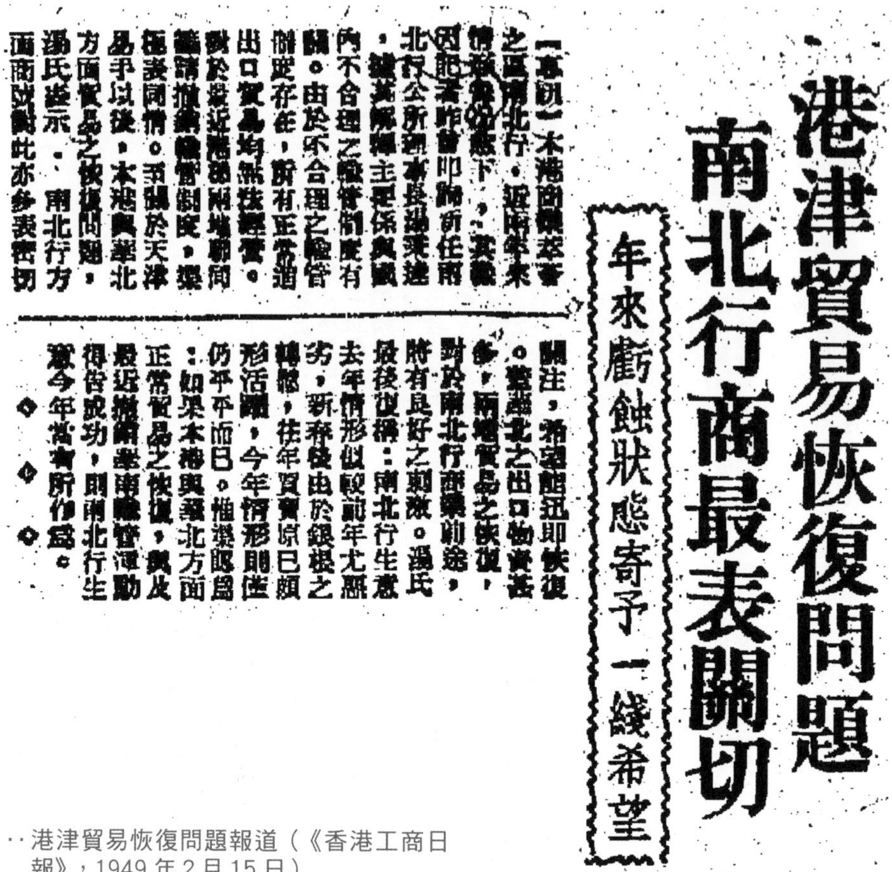

港津貿易恢復問題 南北行商最表關切

年來斷蝕狀態寄予一綫希望

【專訊】本港商場素著之區南北行，近兩年來情形極為低落下，茲以因此記者昨曾叩詢前任南北行公所副主席湯秉達，據湯氏稱主要係與國內不合理之檢管制度有關。由於不合理之檢管制度存在，所有正當通出口貿易均無法經營。對於最近滬穗兩埠聯同籲請撤銷檢管制度，湯極表同情。預料於天津易手以後，本港與華北方面貿易之恢復問題，湯氏並示：南北行方面商號對此亦多表密切關注，希望能迅即恢復。蓋華北之出口物資甚多，兩地貿易之恢復，對於南北行商業前途，將有良好之刺激。湯氏最後復稱：南北行生意去年情形似較前年尤為劣，新春後由於銀根之轉鬆，往年買賣原已頗形活躍，今年情形則僅仍平平而已。惟湯氏認為：如果本港與華北方面正常貿易之恢復，與及最近撤銷華南檢管運動得告成功，則南北行生意今年當有所作為。

‥港津貿易恢復問題報道（《香港工商日報》，1949 年 2 月 15 日）

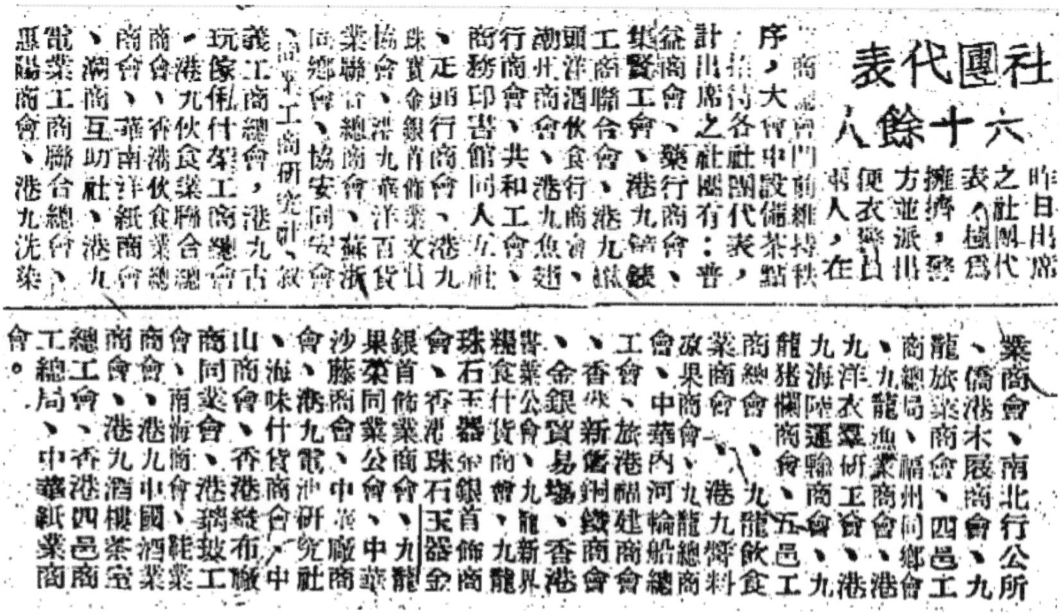

社團代表六十餘人

昨日出席之社團代表，極爲擁擠，警方並派出便衣警員[illegible]人，在

‥反對直稅報道（《香港工商日報》，1947 年 4 月 25 日）

1949 年 1 月，中國人民解放軍在平津戰役中獲勝，控制了北平、天津等華北大片地區，並於 3 月初正式恢復港津貿易。時任南北行公所理事長湯秉達指出，「天津易手」前多有「不合理的輸管制度」，以致沒法經營正常的進出口貿易，但因華北的出口產品甚多，只要港津貿易恢復，南北行才會有更好的營商環境。[30] 因此，在「北線」貿易通行後，香港藥行對華北的出入口貿易生意始能恢復正常。

此外，南北藥材進出口批發行，多位於高陞街（藥材街），此為南、北藥材集散地，如下圖所見，可知一二。

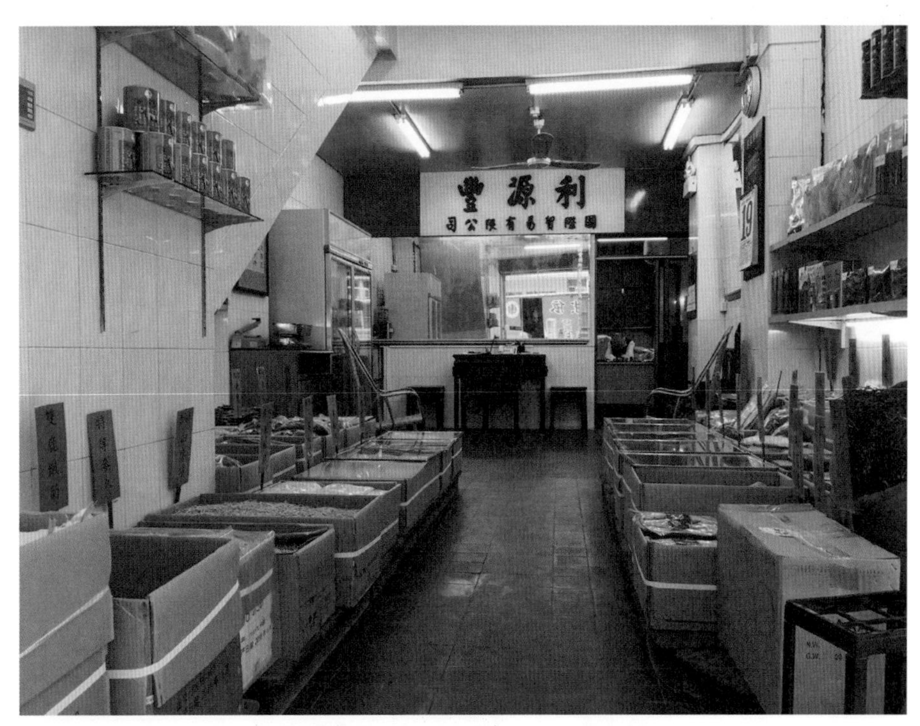

‥利源豐南北藥材行（羅偉強攝）

30《香港工商日報》，1949 年 2 月 15 日。

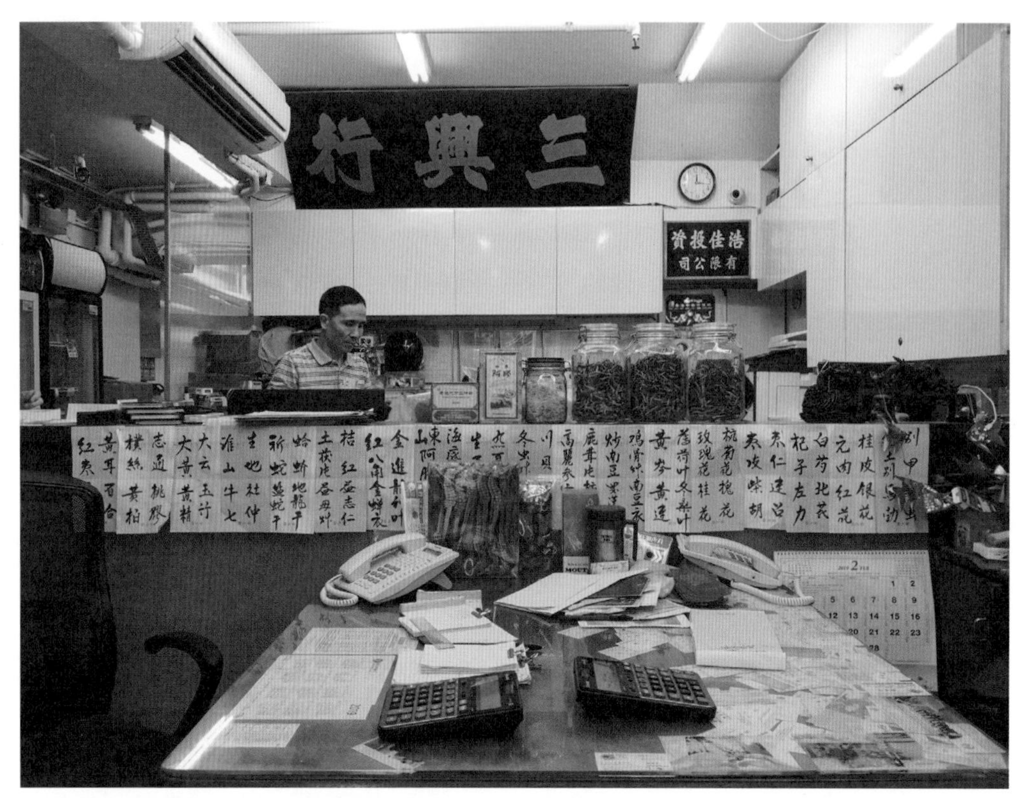

‥三興行櫃台前貼滿販賣藥材名稱

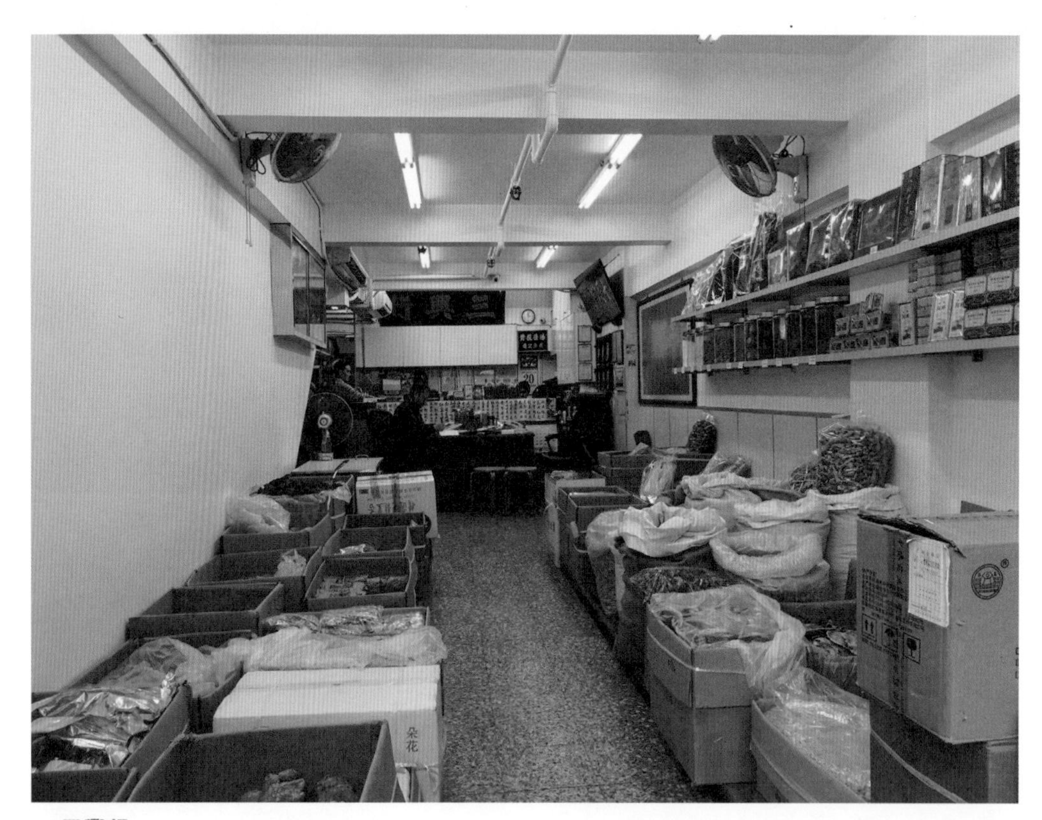

‥三興行

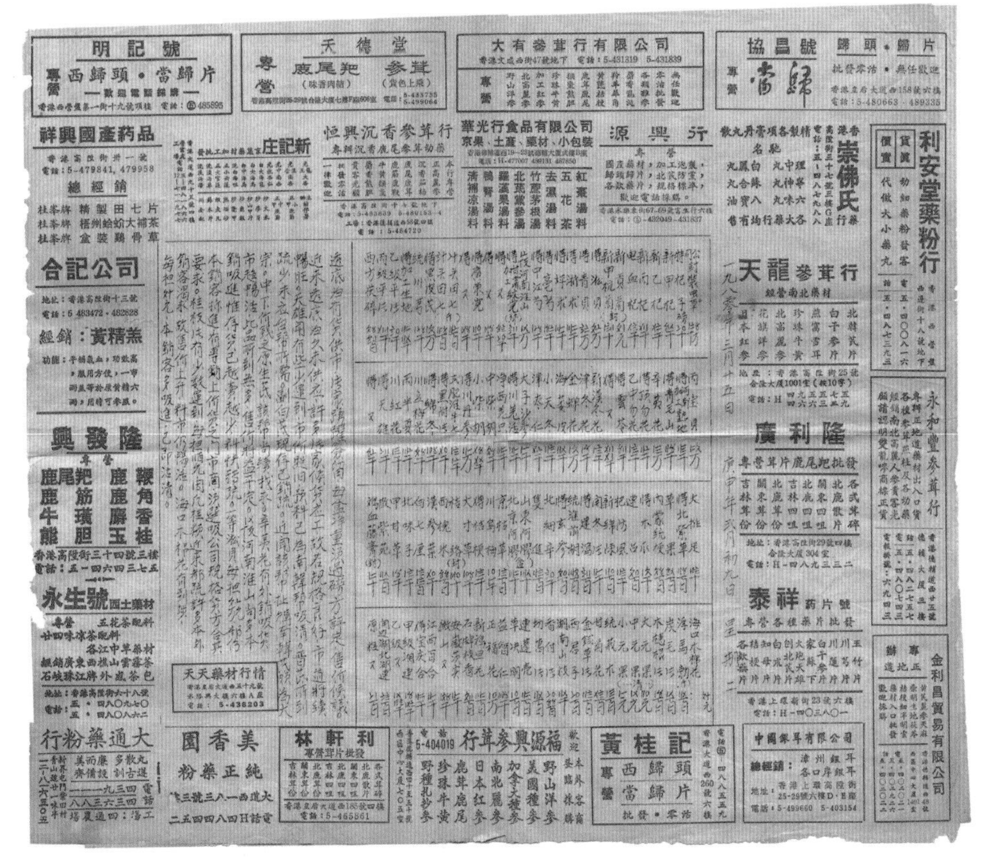
明記號
專營 西歸頭・當歸片
天德堂
專營 鹿尾羓　參茸
大有參茸行有限公司
協昌號　歸頭・歸片
專營 當歸
祥興國產藥品
總經銷
新記庄
恆興沉香參茸行
華光行食品有限公司
源興行
崇佛氏
利安堂藥粉行
合記公司
經銷：黃精羔
天龍參茸行
興發隆
鹿尾羓　鹿鞭
鹿筋　鹿角
牛磺　麝香
熊胆　玉桂
永和豐參茸行
廣利隆
永生號 西土藥材
泰祥藥片號
天天藥材行情
金利昌貿易有限公司
大通藥粉行
美香園
純正藥粉
利軒林
福源興參茸行
黃桂記
專營 西歸頭　當歸片
中國參茸有限公司

‥一九八〇年，《天天藥材行情》，由香港中藥聯商會發行，列出進口藥材的每日來貨價錢，及行內消息和行情預測，是辦莊及行內買賣人士重要參考，它是以廣告費及訂閱費來支付出版費用。

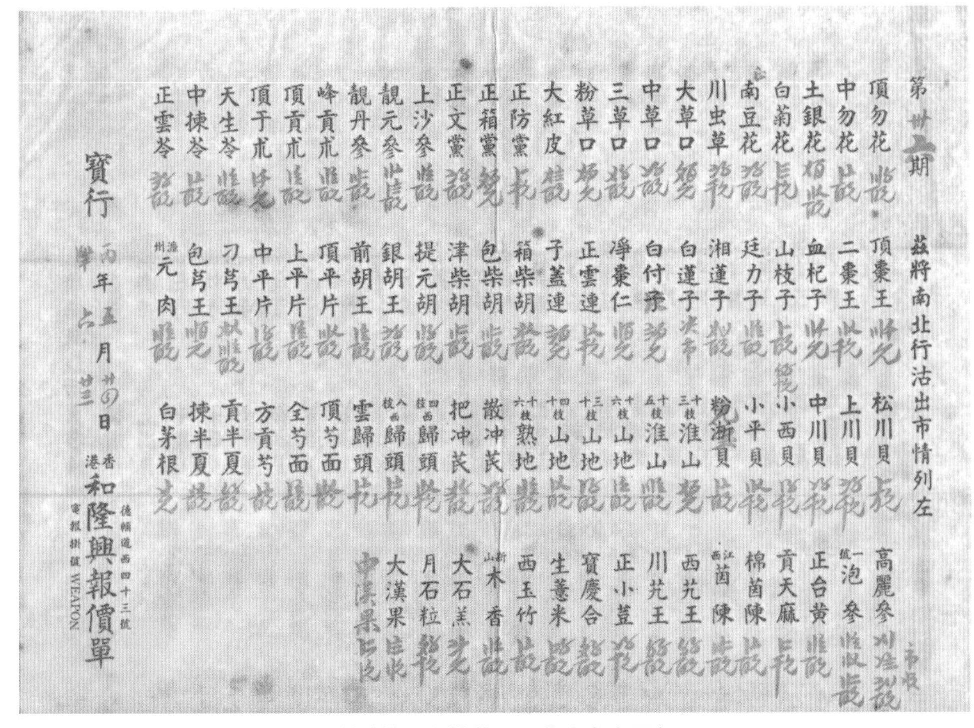
第卅六期

茲將南北行沽出市情列左

頂匆花　中匆花　土銀花　白菊花　南豆花　川虫草　大草口　中草口　三草口　粉草口　大紅皮　正防黨　正箱黨　正文黨　上沙參　靚元參　靚丹參　峰貢朮　頂貢朮　頂于朮　天生苓　中揀苓　正雲苓

頂棗王　二棗王　血杞子　山枝子　廷力子　湘蓮子　白蓮子　白付苓　淨棗仁　正雲連　子蓋連　箱柴胡　包柴胡　津柴胡　提元胡　銀胡王　前胡王　頂平片　上平片　中平片　刀芎王　包芎王　州源元肉

松川貝　上川貝　中川貝　小西貝　小平貝　粉淅貝　三十枝淮山　五十枝淮山　六十枝山地　十三枝山地　十四枝山地　六十枝熟地　散冲芪　把冲芪　四枝西歸頭　八枝西歸頭　雲歸頭　頂芎面　全芎面　方貢芎　貢半夏　揀半夏　白茅根

高麗參　一號泡參　正台黄　貢天麻　棉茵陳　西江茵陳　西羌王　川羌王　正小荳　寶慶合　生薏米　西玉竹　新山木香　大石羔　月石粒　大漢果　中漢果

寶行

丙戌年五月廿三日

香港 和隆興報價單
德輔道西四十三號
電報掛號 WEAPON

‥1946 年 6 月，南北行貨品行情（批發商給莊口和藥商參考用）。

九八行時期，批發行的工作流程，如下表所見：

昔日香港藥材行業貿易流程，如下表所見：

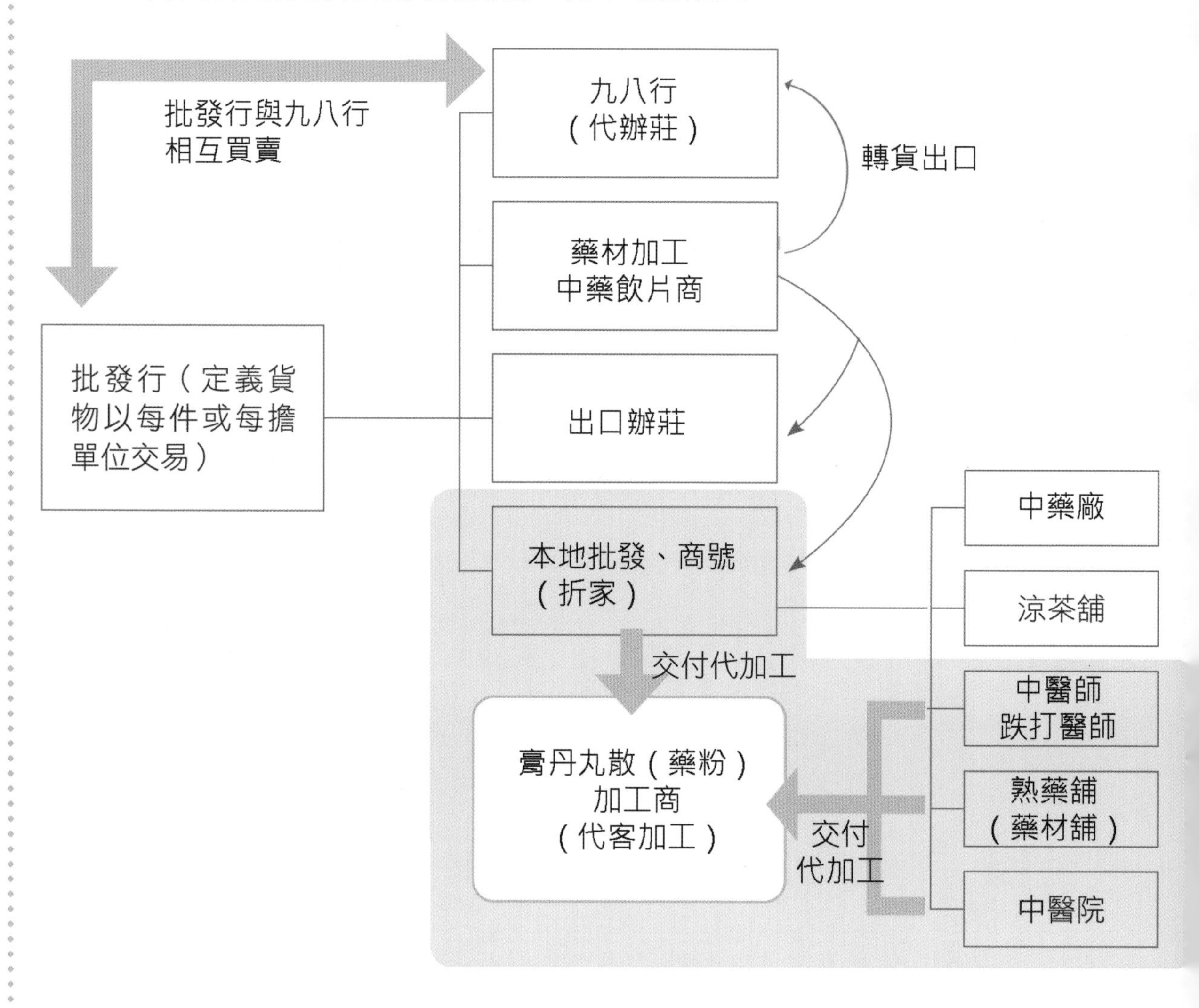

（三）藥片加工的技術遷移

關於藥片加工的技術遷移問題，自廣州的藥材經營商來到香港後，負責藥材加工的師傅也跟隨來港，造就了香港藥材飲片加工迅速發展。全盛時期，高陞街一帶（甘雨街、松秀東街、松秀西街）藥材加工切飲片店舖和當歸商會[31]接近二百家。因此，在解放初期，廣州和北面地區的大部分藥材近乎沒有飲片加工師傅，以北芪黨參為例，香港加工是切長片，內地僅切為條狀，後期很多師傅返回內地發展，藥材加工技術才在內地重現。

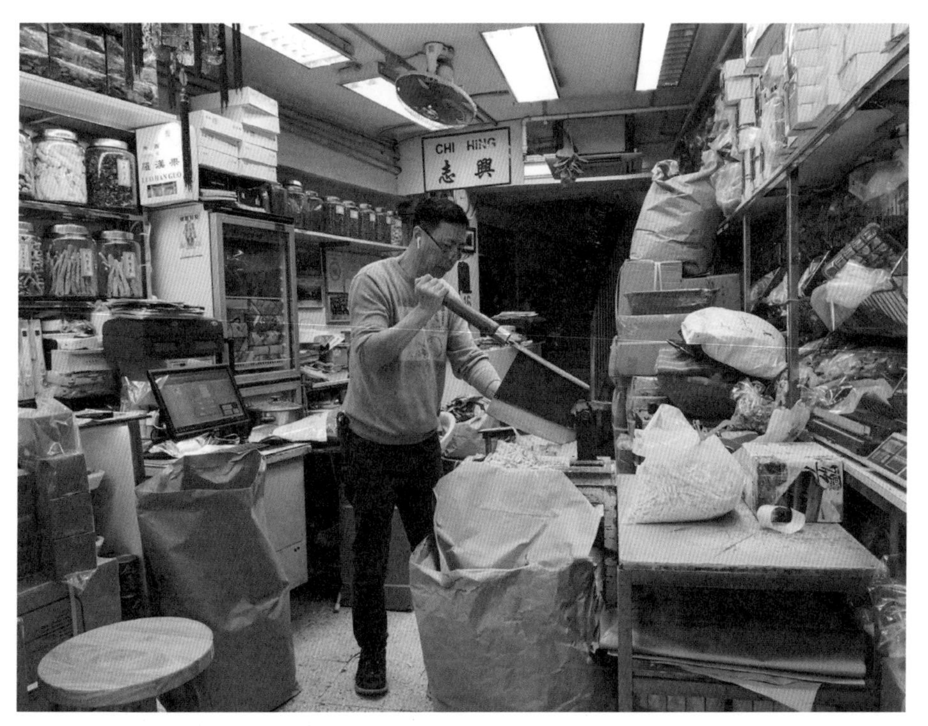

‥藥舖手工切片

31 負責歸片加工。

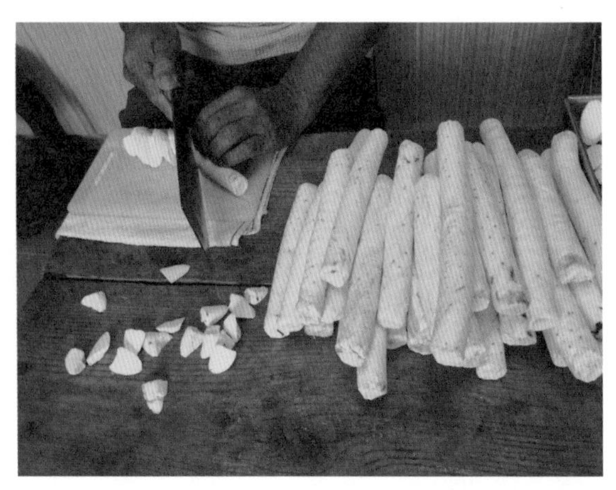

‥中藥材行自家切片

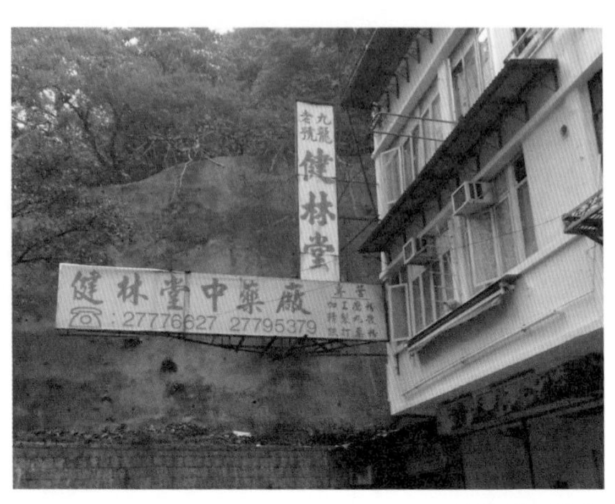

‥健林堂中藥廠

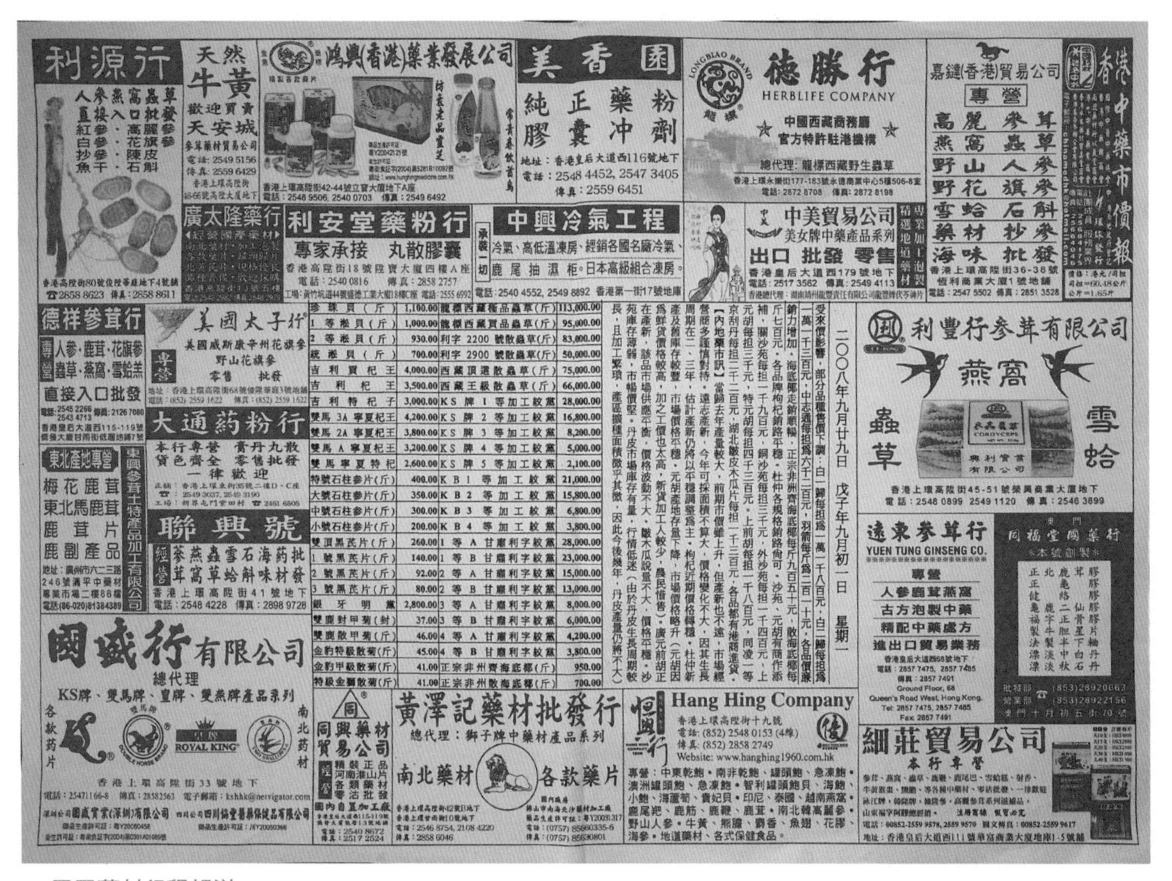

利源行
人參燕窩蟲草
直接入口批發
紅參・高麗參
白參・花旗參
抄參・陳皮
魚干・石斛
香港高陞街80號俊陞華庭地下4號舖
☎2858 8623 傳真：2858 8611

天然牛黃
歡迎買賣
天安城
參茸藥材貿易公司
電話：2549 5156
傳真：2559 6429
香港上環高陞街
48-66號高陞大廈地下

鴻興(香港)藥業發展公司
香港上環高陞街42-44號立寶大廈地下A座
電話：2548 9506, 2540 0703 傳真：2549 6492

美香園
純正藥粉
膠囊冲劑
地址：香港皇后大道西116號地下
電話：2548 4452, 2547 3405
傳真：2559 6451

LONGBIAO BRAND 龍標
德勝行
HERBLIFE COMPANY
中國西藏商務廳
官方特許駐港機構
總代理：龍標西藏野生蟲草
香港上環永樂街177-183號永德商業中心5樓506-8室
電話：2872 8708 傳真：2872 8198

嘉鏈(香港)貿易公司
專營
高麗參茸
燕窩蟲草
野山人參
野花旗參
雪蛤石斛
藥材抄參
海味批發
香港上環高陞街36-38號
恆利商業大廈1號地舖
電話：2547 5502 傳真：2851 3528

香港中藥市價報
價格：港元/司斤
司斤=60.48公斤
公斤=1.65斤

廣太隆藥行
經營國產藥材

利安堂藥粉行
專家承接 丸散膠囊
香港高陞街18號陞寶大廈四樓A座
電話：2540 0816 傳真：2858 2757
工場：黃竹坑道44號盛德工業大廈18樓C座 電話：2555 6992

中興冷氣工程
承裝一切
冷氣、高低溫凍房、經銷各國名廠冷氣、
鹿尾抽濕柜。日本高級組合凍房。
電話：2540 4552, 2549 8892 香港第一街17號地庫

中美貿易公司
美女牌中藥產品系列
出口 批發 零售
專業加工泡製
精選地道藥材
香港皇后大道西179號地下
電話：2517 3562 傳真：2549 4113

德祥參茸行
專營 人參・鹿茸・花旗參
蟲草・燕窩・雪蛤羔
直接入口批發

美國太子行
美國威斯康辛州花旗參
野山花旗參
零售 批發
專營

大通葯粉行
本行專營 膏丹丸散
貨色齊全 零售批發
一律歡迎

東北產地專營
梅花鹿茸
東北馬鹿茸
鹿茸片
鹿副產品
東北參茸土特產品加工有限公司
地址：廣州市六二三路
246號清平中藥材
專業市場二樓88檔
電話(86-020)81384389

聯興號
經營
參燕蟲雪石海葯批
茸窩草蛤斛味材發
香港上環高陞街41號地下
電話：2548 4228 傳真：2898 9728

珍珠貝(斤)	1,100.00	龍標西藏極品蟲草(斤)	113,000.00
1等淞貝(斤)	1,000.00	龍標西藏貢品蟲草(斤)	95,000.00
2等淞貝(斤)	930.00	利字2200號散蟲草(斤)	83,000.00
統淞貝(斤)	700.00	利字2900號散蟲草(斤)	50,000.00
吉利貢杞王	4,000.00	西藏頂選散蟲草(斤)	75,000.00
吉利杞王	3,500.00	西藏王級散蟲草(斤)	66,000.00
吉利特杞子	3,000.00	KS牌1等加工紋黨	28,000.00
雙馬3A寧夏杞王	4,200.00	KS牌2等加工紋黨	16,800.00
雙馬2A寧夏杞王	3,800.00	KS牌3等加工紋黨	8,200.00
雙馬A寧夏杞王	3,200.00	KS牌4等加工紋黨	5,000.00
雙馬寧夏特杞	2,600.00	KS牌5等加工紋黨	2,100.00
特號石柱參片(斤)	400.00	KB1等加工紋黨	21,000.00
大號石柱參片(斤)	350.00	KB2等加工紋黨	15,800.00
中號石柱參片(斤)	300.00	KB3等加工紋黨	6,800.00
小號石柱參片(斤)	200.00	KB4等加工紋黨	3,800.00
雙頂黑芪片(斤)	260.00	1等A甘肅利字紋黨	28,000.00
1號黑芪片(斤)	140.00	1等B甘肅利字紋黨	23,000.00
2號黑芪片(斤)	92.00	2等A甘肅利字紋黨	15,000.00
3號黑芪片(斤)	80.00	2等B甘肅利字紋黨	13,000.00
銀牙明黨	2,800.00	3等A甘肅利字紋黨	8,000.00
雙鹿封甲菊(封)	37.00	3等B甘肅利字紋黨	6,000.00
雙鹿散甲菊(斤)	46.00	4等A甘肅利字紋黨	4,200.00
金豹特級散菊(斤)	45.00	4等B甘肅利字紋黨	3,800.00
金豹甲級散菊(斤)	41.00	正宗非洲齊海底椰(斤)	950.00
特級金獅散菊(斤)	41.00	正宗非洲散海底椰(斤)	700.00

二〇〇八年九月廿九日 戊子年九月初一日 星期一

受來價影響，部分品種售價下調：白一歸每担爲一萬一千八百元，白二歸每担爲一萬一千三百元，中志通每担爲六千二百元，羽箭每斤爲二百一十元，各品價廉銷力增加，海底椰走銷顯暢，正宗非洲齊海底椰每斤九百五十元，散海底椰每斤七百元，各品牌枸杞銷路平穩，杜仲各規格銷路尚可，沙苑、元胡有商作添補，關沙苑每担一千九百五十元，鋼沙苑每担三千元，外沙苑每担一千四百元，上元胡每担三千元，特元胡每担四千三百元，上前胡每担一千八百元，同凌一等京刮丹每担二千二百元，湖北皺皮木瓜片每担一千三百元，各品都有港商進貨。

【內地藥市訊】當歸去年產量較大，前期市價雖上升，但產新也不遠，市場經營商多謹慎對待，遠志產新，今年可採面積不算大，價格變化不大，因其生長周期在二、三年，估計產新仍將平穩調整爲主，枸杞近期價格轉穩，杜仲新產及舊庫存較豐，市場價格平穩，元胡產地存量下降，市場價格略升（元胡因爲鮮貨價格較高，加之工價也太高，新貨加工人較少，農民惜售）。廣元前胡正在產新，該品市場供應平衡，加之木瓜設量不大，價格平穩，沙苑庫存薄弱，市暢價堅。丹皮市場庫存有量，行情低迷（由於丹皮生長周期較長，且加工繁瑣，產區擴種面積微乎其微，因此今後幾年，丹皮產量仍將不大）

利豐行參茸有限公司
燕窩
蟲草
雪蛤
香港上環高陞街45-51號榮興商業大廈地下
電話：2548 0899 2549 1120 傳真：2546 3899

遠東參茸行
YUEN TUNG GINSENG CO.
專營
人參鹿茸燕窩
古方泡製中藥
精配中藥處方
進出口貿易業務
香港皇后大道西68號地下
電話：2857 7475, 2857 7485
傳真：2857 7491
Ground Floor, 68
Queen's Road West, Hong Kong.
Tel: 2857 7475, 2857 7485
Fax: 2857 7491

澳門 同福堂國藥行
本號創製
批發部 ☎ (853)28920063
營業部 (853)28922156
澳門十月初五街70號

國盛行有限公司
總代理
KS牌、雙馬牌、皇牌、雙燕牌產品系列
各款葯片
南北葯材
ROYAL KING
香港上環高陞街33號地下
電話：25471166-8 傳真：28582563 電子郵箱：kshhk@netvigator.com
深圳公司 國盛實業(深圳)有限公司 四川公司 四川協豐醫藥保健品有限公司

同興藥材貿易公司
經營
精裝正品
河南淮山片
各類藥材
零沽批發
國內自置加工廠
電話：2540 8672
傳真：2517 2524

黃澤記藥材批發行
總代理：獅子牌中藥材產品系列
南北藥材 各款藥片
香港上環高陞街42號B地下
香港上環甘肅街10號地下
電話：2546 8754, 2108 4220
傳真：2858 6046
國內廠房
佛山市南海北沙藥材加工廠
電話：(0757) 85660335-6
傳真：(0757) 85630801

Hang Hing Company
恆興行
香港上環高陞街十九號
電話：(852) 2548 0153 (4線)
傳真：(852) 2858 2749
Website: www.hanghing1960.com.hk
專營：中東乾鮑・南非乾鮑、罐頭鮑、急凍鮑・澳洲罐頭鮑、急凍鮑・智利罐頭鮑貝、海鮑、小鮑、海蘆筍、貴妃貝・印尼、泰國、越南燕窩・鹿尾羓、鹿筋、鹿鞭、鹿茸・南北韓高麗參・野山人參・牛黃、熊膽、麝香、魚翅、花膠、海參・地道藥材、各式保健食品。

細莊貿易公司
本行專營

‥天天藥材行程報道

藥粉廠及膏丹丸散代工

中藥藥粉，生藥研磨後的乾燥粉末，傳統稱為散劑，可分為內服和外用兩種，早在《黃帝內經》就有使用散劑治療疾病的記載，距今已有 2000 多年歷史。現代中成藥所用的膏藥、丹藥、丸藥以及科學中藥（中藥顆粒沖劑），形式雖然不一，但均由生藥研磨成散劑，再

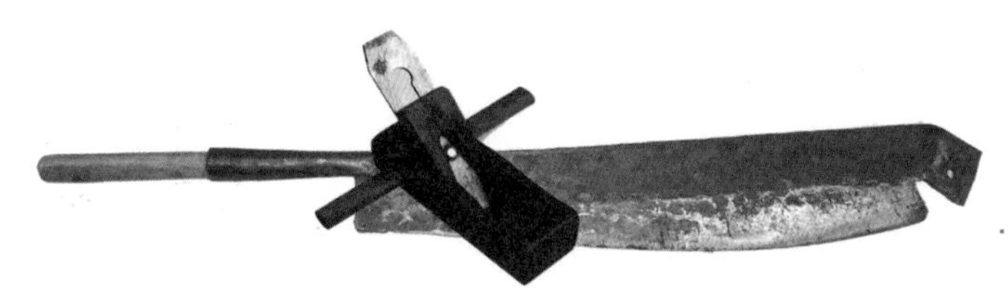

‥早期藥材加工工具刨頭、切刀。

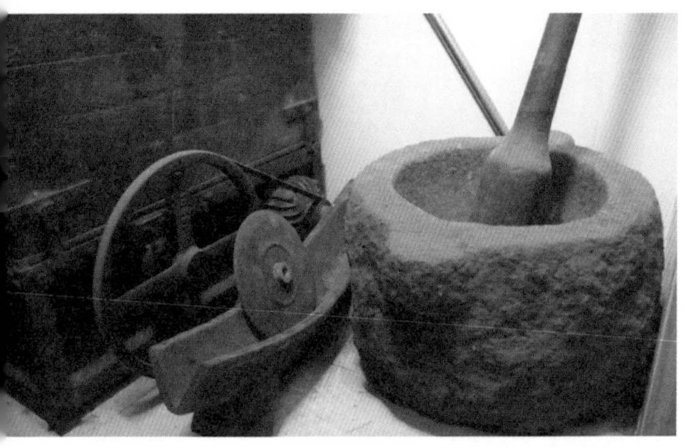

‥昔日藥廠常見的工具，風櫃、石舂和研船；研船又稱藥船，以手或腳前後推動，將藥材磨成粉末。

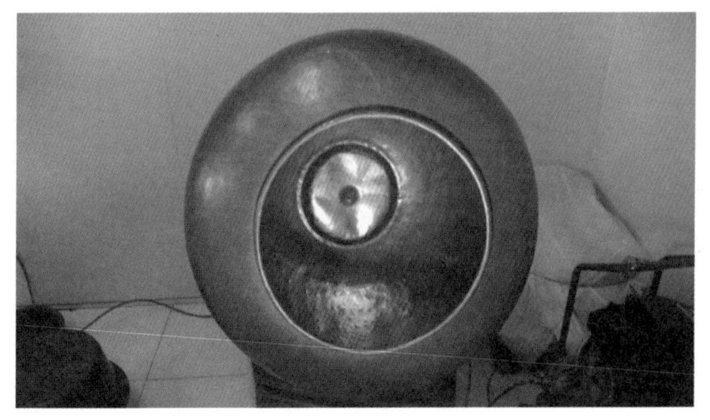

‥埋丸機

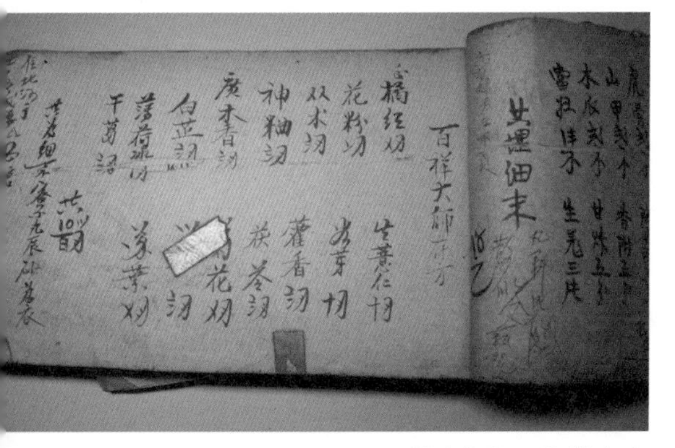

‥代客加工：和尚來方

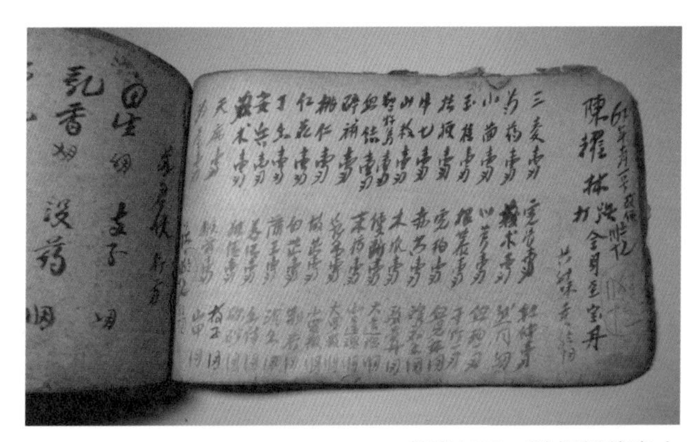

‥代客加工：跌打師傅來方

進一步配製而成。藥粉廠代客加工，藥材舖和中醫師等，交來製藥配方和藥材，製成藥生藥粉或藥丸等。

中藥藥粉相對於傳統中藥和濃縮中藥比較，具有顯著的優勢，包括：

· 散劑表面積較大，具有易分散、易吸收、奏效快的特點；
· 相對傳統煎劑使用效率高、用量少；
· 有效成分在研磨過程中並無流失，對疾病的治療更加有效；
· 佔用空間小，煎煮時間短或用沸水沖泡即可，方便攜帶飲用；
· 沒有的澱粉添加劑（中藥顆粒沖劑常用），解除糖尿病人的擔憂。

◎ 五、新中國成立與內地及香港藥材貿易（1950-1960）

1950 年代，中國實行計劃經濟為主的制度，內地外貿公司德信行是國家的藥材及成藥總經銷，對出口有所規管。德信行出口的藥材由國務院管理，控制當時一些價格較高的藥材出口量，諸如人參、鹿茸、當歸、北芪、黨參及杞子等，由出口公司集中收購，再以配額的方式分售予香港、澳門等轉口地區，所有藥材不能自行出口。出口藥材的港口主要統一在天津、上海及廣東，西部如雲南及甘肅等地出產的藥材則經天津出口。德信行保障了內地藥材行業的利益，若某地某類藥材維持艱難，德信行就會分配其他暢銷產品予生意欠佳的出口公司，以保持業內營業額的平衡。[32]

至於香港，凡經銷中國藥材、成藥或藥酒之行號，必須是以義堂

32 以義堂口述訪問。

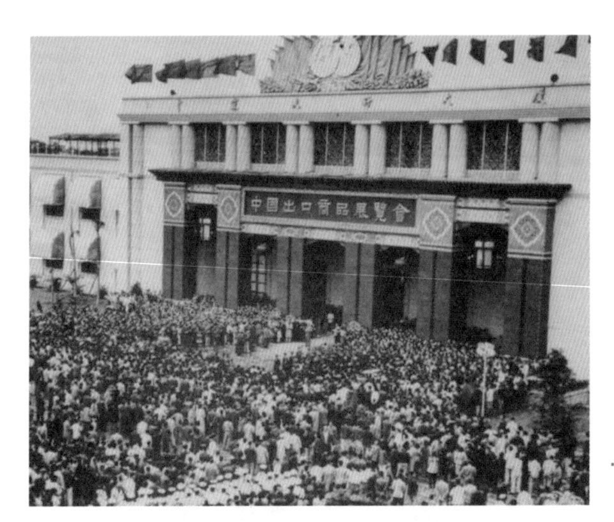

1957 年春，第一屆廣交會在廣州中蘇友好大廈開幕。

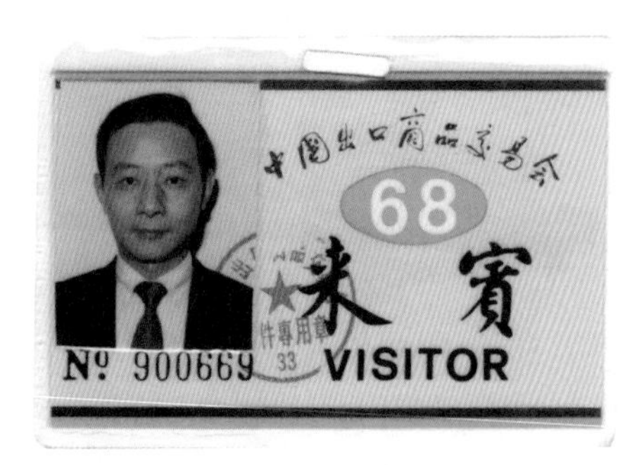

中國進出口商品交易會來賓證

商會的會員方能經營。因此，以義堂與德信行建立了密切商業關係，香港藥材行也開始以代理的方式經營中國藥材貿易。這個藥材運作系統，由德信行統籌分銷至香港以義商會的會員商號作批發，再分銷至其他藥材舖零售。由於昔日內地的交通運輸不便，自華北進口的藥材會經香港再運往廣東等地。

1957 年，中國舉辦第一屆「中國進出口商品交易會」（又稱廣州交易會，簡稱廣交會），香港方面由德信行牽頭，共有 23 家商號出席，各以個體身份獲得邀請函特許參加。當時廣交會沒有劃分藥材類別，中藥材以茶葉土產類別進出口，並在交易中印有中國土產出口（中土出）的圓形標誌，當時香港的中藥材進出口需要中國商貿部發出的批文，所有貿易合同在簽署前交予德信行審核，再經指定銀行開發信用狀而成。[33]

另一方面，在以義堂的訪問裏，被訪者這樣介紹香港總經銷信德行：

33　泰和隆關譽輝先生口述訪問。

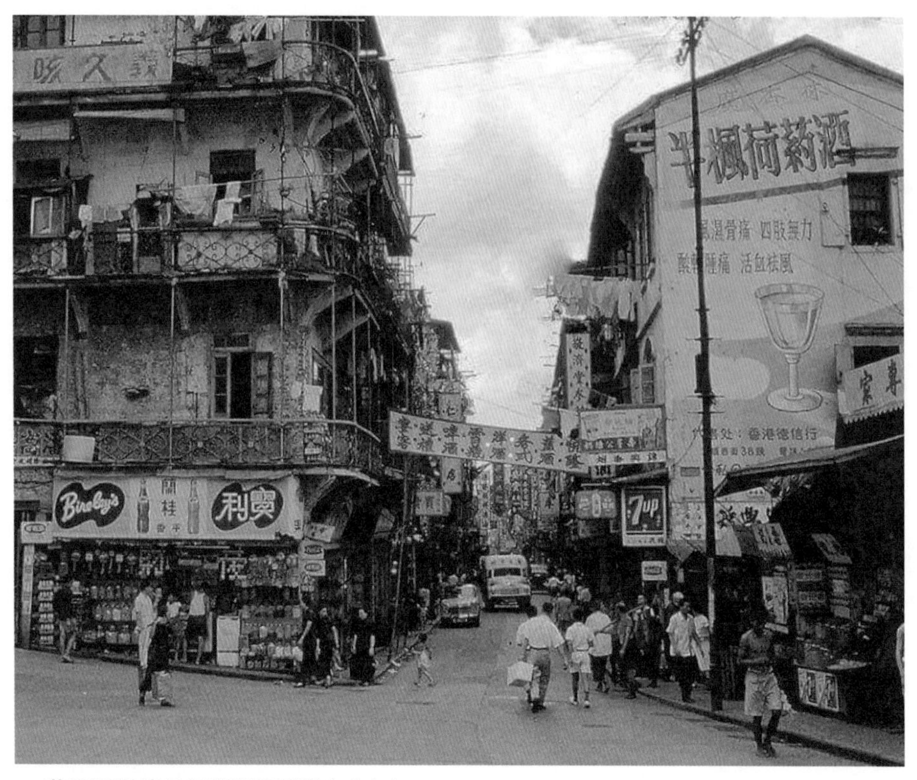

‥荷里活道德信行代理藥酒廣告（右）

中華人民共和國成立，德信行為華潤集團屬下駐港中國土產公司總代理，包括藥材、中成藥、藥酒，京菓雜貨等。在當年國家計劃經濟下，德信行下指定以義堂商號會員為經銷商，包括中藥材經銷商、成藥經銷商及藥酒經銷商三個範疇。

當年在土產公司領導下的德信行，藥材批發商分有南藥、北藥和西土藥三個組別，不同組別不可以選購其他組別藥材。德信行為保障藥材行業利益，例如當其中一個組別貨源短缺時，德信行會分配其他組別暢銷的產品予他們，目的是保障各組別批發商其經營有利。

1950年代開始，內地商品實行統一經營，在出口方面，內地確定了中草藥、成藥、藥酒皆為國營的專營公司統一負責，產品運到香港後，由香港德信行代理，與「香港南北藥材行以義堂商會」屬下的會員行號協調、安排經銷；會員行號入貨，是採用獨家經銷合約，由德信行定價。這個統一做法抓得比較緊，或許在外國或現代的商業眼光來說是高度壟斷，但這個做法可以保障經銷商利益。由於價格較有保證，故在藥材方面，行號敢於多入貨、多存貨，有些行號甚至存貨多至逾千萬元。其次，外地商人來港買貨，亦得到貨源及貨價的保證：而且由於統一出口，來貨的質量、規格皆嚴格要求，令買家有絕對信心。至於成藥、藥酒，因獨家經營關係，利潤也獲保證，同業都敢於投資巨額宣傳，營業額由是幾何級數跳升。

（一）內地藥材貿易到港後的運作

藥材貿易買賣以件計算，亦有規限最少一件，最多可以選擇二十斤至一百斤，惟不能以散裝出售。以高陞街為例，內地出口公司將藥材貨品售給本地藥材入口商後，以批發方式售予辦莊及拆家。辦莊是按需求貨量向入口商購貨，每種藥材可能只要十斤至二十斤，然後再出口往外國。拆家則在收到訂單後，集中貨源並分發給港九藥材店。此外，藥材店加工的藥材，也會出售給拆家，供應給中醫醫館及零售店，包括近年著名的八珍、中幫、東方紅等商店。

（二）冷戰局勢下的香港藥材貿易

由於政治因素，本地藥材商出現兩個貿易區域。承認中華人民共和國的以義堂會員主要從事中國及東南亞生意，以中華民國為正統的中藥聯會員主要從事台灣、日本、韓國生意。到了中國改革開放，中藥聯意欲加入廣交會，進入中國市場，所以對內地的態度也逐漸轉變了。

另一方面，內地面對各國貿易封鎖，香港集散地的地位明顯重要。本地增加了多個莊口，包括泰國莊、台灣莊[34]、歐洲莊、美加莊[35]、南美莊、越南莊[36]、日韓莊、星馬莊、印尼莊等。這些莊口的辦莊需要應對當地的海關法規和習慣，因此出貨到當地時，都會以不同包裝方式進口。美加莊和歐洲莊用容量較少的紙郵包或皮箱包裝藥材，因為藥材在當地被納入食材類，不准入口，因此莊口主要在聖誕節前後以郵包運到當地，以避免海關審查；越南莊用以「擔」計算的大容量籐笠包裝；印尼莊用大木箱包裝，因為印尼海關盜竊者眾，不用木箱封好容易被盜，而且還會在箱中順載藥油、雜貨等當地短缺的貨品，最後在當地出售，賺取利潤；越南莊也是同樣情況，台灣莊則以水貨生意居多。

最後略談咕喱文化。1950-1990 年代，高陞街商號在高峰期時，每天最多有幾十隻貨櫃上落貨，故需要大量貨運工人裝櫃、拆櫃、出倉、入倉等花大氣力的工作；有貨車車隊將貨物運往全港十八區店舖，於是商號與貨車老闆、咕喱公司簽約承包貨運，每次運輸根據「出水單」，確保貨物運輸方面能夠盡快、準時完成。

34 1970 年代，台灣禁止入口內地貨物，香港中藥聯商會理事長霍宗傑先生多次向台灣當局商討中藥材入口問題，最終認可由中藥聯商會簽發來源證，以及印製《天天藥材行情》作為入口稅計算依據。

35 主要負責辦貨到各埠唐人街。

36 1960-1970 年代，出口貨物需要證明是香港出產才能入口越南，香港中藥聯商會獲越南領事館認可簽發產品來源證，當時內地中藥材等經香港重新包裝後，再由中藥聯商會代會員簽發香港產地來源證才可運往越南。

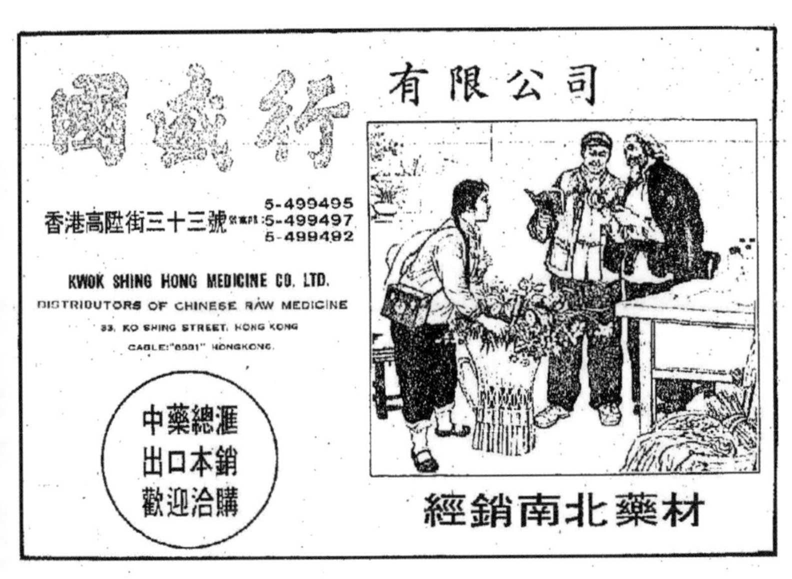

‥國盛行（《大公報》，1978 年 7 月 8 日）

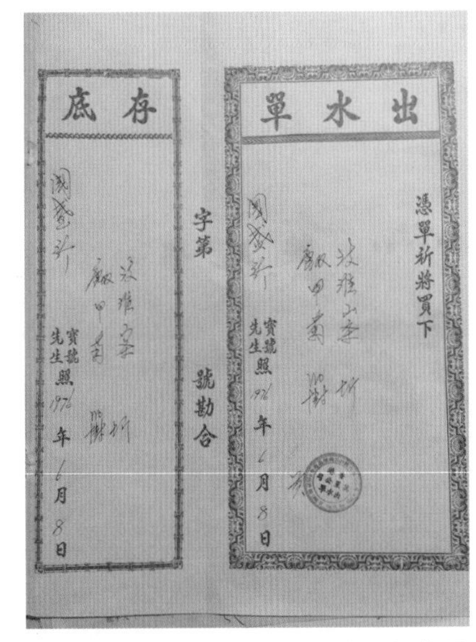

存底

字第　號勘合

出水單

憑單祈將買下

寶號先生照

年　月　日

‥出水單即提貨單

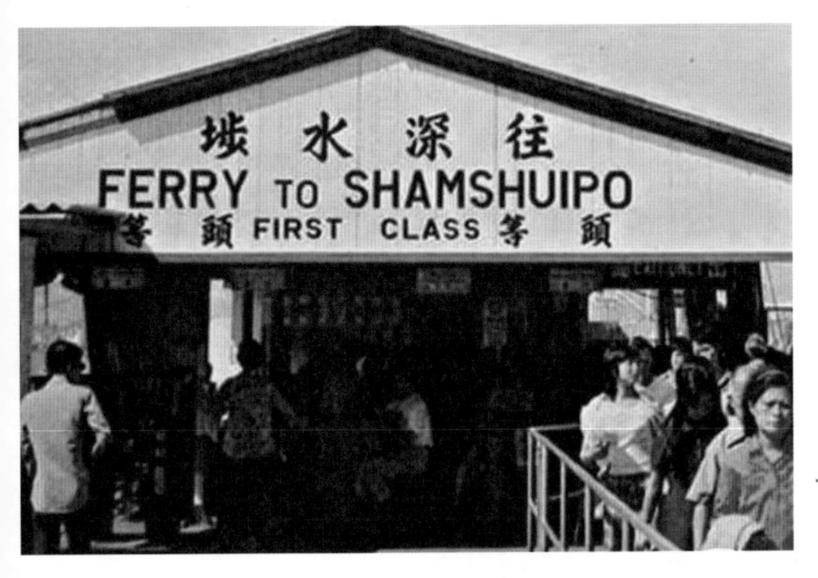

‥另一角度看到昔日西環威利麻街碼頭，中藥材商號大多在此碼頭運貨過海往九龍，在深水埗碼頭上船。

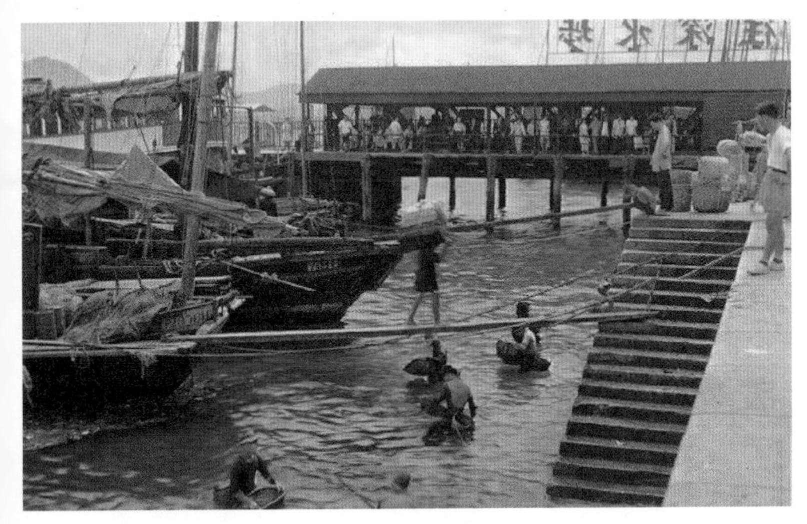

‥苦力從船下貨

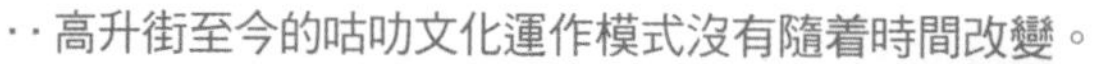

‥高升街至今的咕叻文化運作模式沒有隨着時間改變。

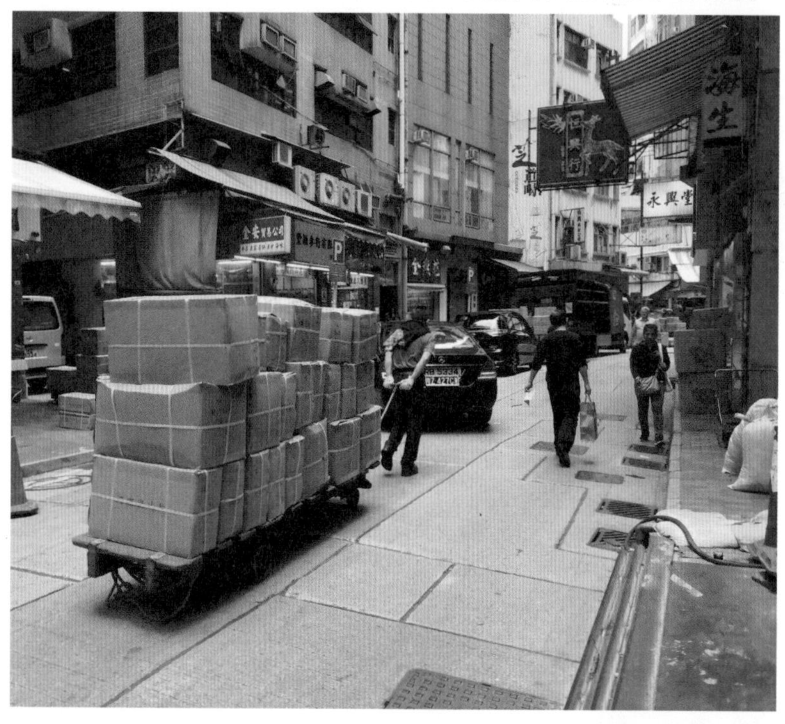

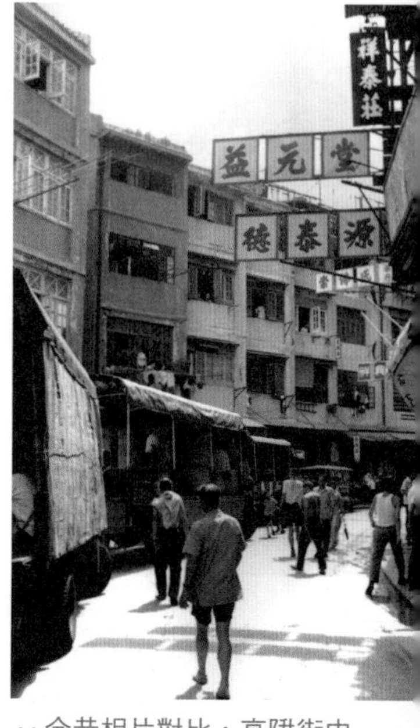

‥今昔相片對比，高陞街中藥材集散地，高峰期每天多達幾十個進出口貨櫃。

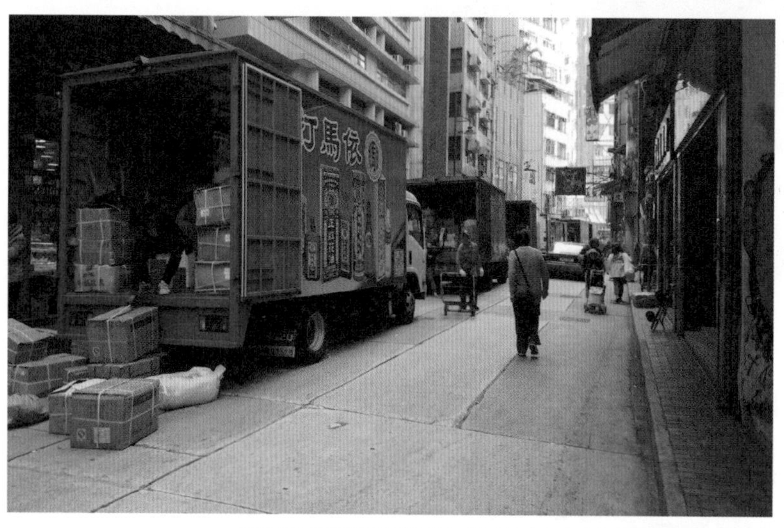

‥藥材批發商經貨運公司送往港九新界的藥材舖和藥廠

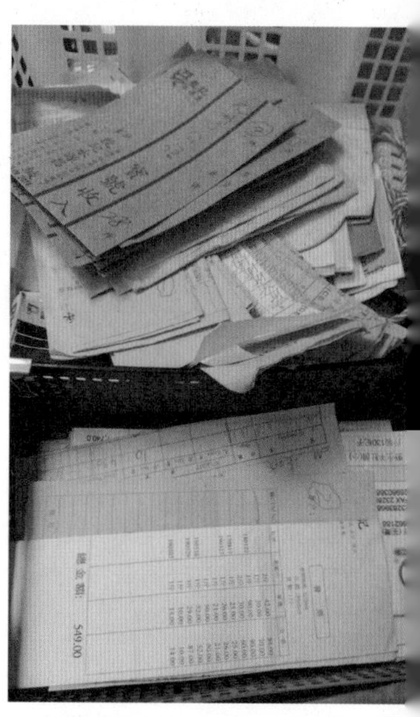

‥批發行交貨物連收貨人單據給運輸送全港各區，送貨後第二天交回簽收單予批發行。

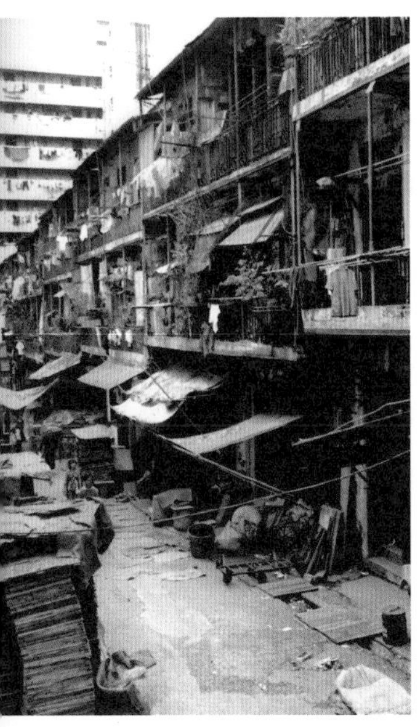

‥1980 年代前，高陞街內有木箱行，多數是為辦莊出口訂造裝貨包裝。

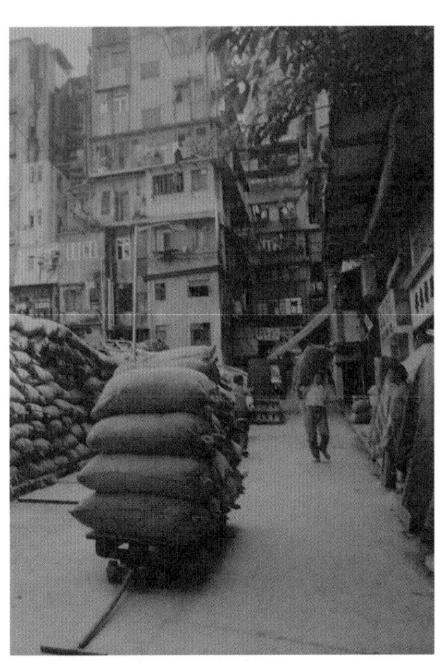

‥1970 年代前，李陞街（高陞街內橫街）有大型貨倉出租。

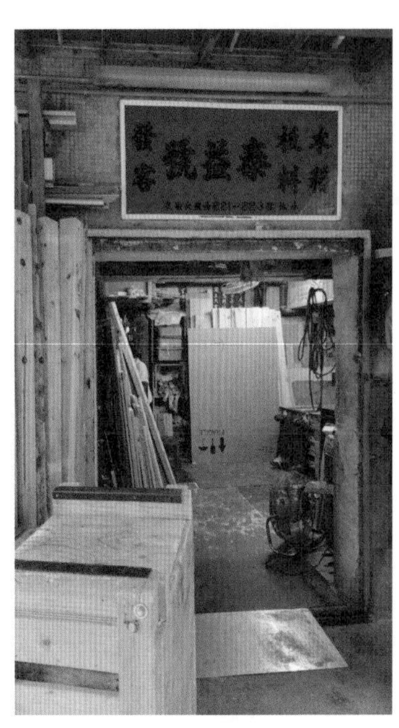

‥僅存的訂造貨運木箱公司

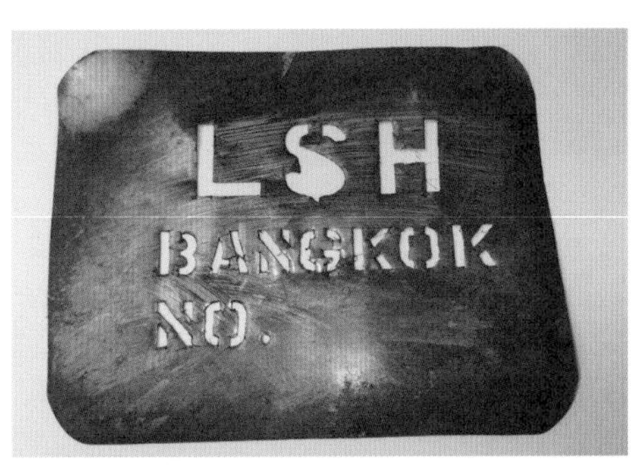

‥貨運木箱及麻包袋上的掃「嘜號」銅牌，圖為泰國莊銅碑。

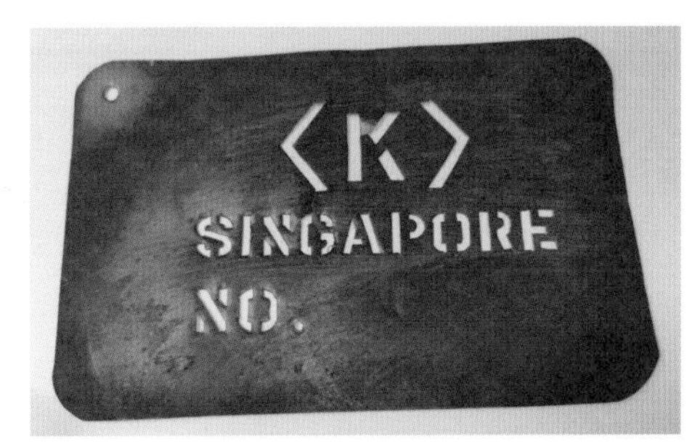

‥貨運木箱及麻包袋上的掃「嘜號」銅牌，圖為星馬莊銅碑。

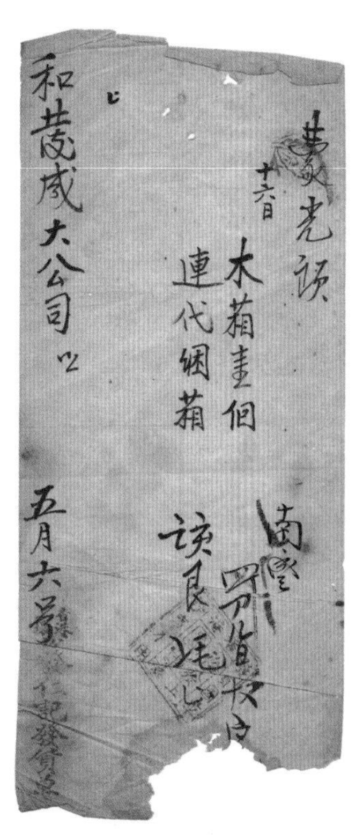

和茂成大公司

木箱壹個
連代綑箱

五月六号

‥訂造貨運的木箱和綑綁包裝

◎ 六、現代中藥業的危與機（1960-1980）

（一）雄黃事件與《藥物及毒藥管制法案》

雄黃是常用的中藥材，有解毒殺蟲之效，味辛溫，歸心、肝及胃經，多為皮膚病患者所用，主治濕疹疥癬，蛇蟲咬噬等，內服需注意份量，不宜長期服用，因而多配以其他藥材作散劑外敷之用。雄黃帶有毒性，本身是一種硫化砷的礦物，腸道及皮膚也可吸收其毒性，因此一般盡量避免大面積或長期服用。

政府一直對中醫及中藥處於放任態度，若出現醫療事故，才會正視問題。1959 年至 1960 年之間發生的雄黃事件，引起了政府對中醫使用雄黃入藥的關注。1959 年，香港醫務衞生處檢控部分藥材店，包括洪桂昌藥局、佐壽堂及誠濟堂。因為他們發現店內存有雄黃，以及有雄黃成分的成藥。經過化學分析後，證明這種藥含有有毒的「砒素」成分，所以票控他們違反香港藥劑及毒藥條例中的「第一類毒品」。當時，醫務總監麥敬時表示，因有白喉症患者死亡個案，在解剖時發現死者均有服用由中醫師處方、含有雄黃成分的喉散，喉散的雄黃成分產生「砒素」刺激喉管發炎致死，因此當局需要嚴肅處理，但強調此舉並非針對中醫中藥。[37]

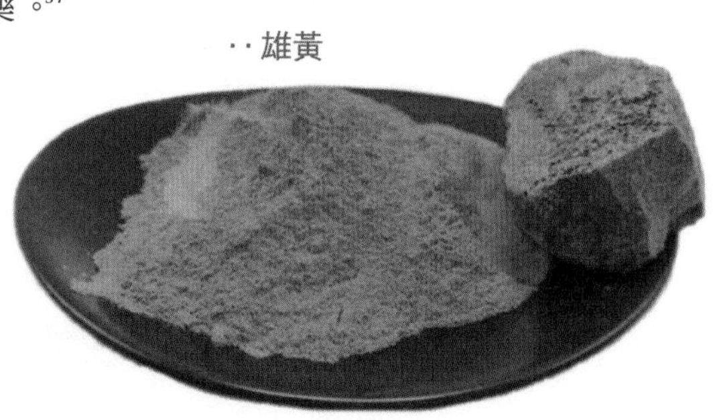
‥雄黃

雄黃事件使中藥業界大為緊張，因為這是首次政府以西藥條例管制中藥，業界擔心未來政府會陸續規管更多的中藥，影響中醫藥的發展。因此，

37 《華僑日報》，1960 年 3 月 8 日。

麥敬時處長鄭重表示
當局無意干涉
正統中醫中藥
指出雄黃含有砒素為了市民健康應小心使用

‥政府無意干預正統中醫藥報道（《華僑日報》，1960 年 3 月 8 日）

各大中醫藥團體聚首共同商討此事，包括港九中醫師公會、香港中醫師公會、九龍中醫師公會、香港中國醫藥學會、僑港中醫師公會、香港中華醫師公會、港九中華熟藥商會、香港中藥聯商會、香港南北藥材行以義堂商會及香港參茸藥材行寶壽堂商會。經過協商後，他們決定聯名與當局交涉，後來得到署理華民政務司石益智的邀請，參與由業界代表、副政務司區煒森及麥敬時組成的座談會，希望了解並解決雄黃事件。[38] 當局於會後承諾不再檢控醫師或藥商。可是，醫務副總監鄧炳輝醫生卻在事件平息之際，宣佈將雄黃列入第二類毒藥管制條例，中醫藥業界再次提出交涉。

鄧醫生宣佈雄黃列入條例後，業界指出中醫界本知道雄黃的藥

38《華僑日報》，1960 年 4 月 25 日。

性。他們強調政府內的西藥專家對傳統中藥有所誤解，故懇請當局收回將雄黃列作毒藥的做法。除了業界自身，此事也引起社會部分人士反對。《成報》、《星島日報》及《星島晚報》均刊登文章，聲援中醫藥業界，例如報刊上有文章以雄黃的化學研究結果為論證，指出雄黃是二硫化二砷，而砷有毒，但砷的硫化物只具微毒，而所謂「砒」，只是砷的氧化物，跟雄黃可謂扯不上直接關係。雄黃若然直接用火燃燒，才會產生化學反應釋放氧化砷，因此在炮製雄黃或中醫使用雄黃時，絕不會先將其燃燒。[39] 經過多方的據理力爭之下，雄黃才免於被列入毒藥管制條例的名單之內。

1966 年，政府頒佈《藥物及毒藥管制法案》，規定但凡經營配藥或出品成藥的商號，必須聘請註冊藥劑師。雖然法例表明「絕不能引伸為對傳統中國藥物之製造、配劑、調合之限制，只要並不含有本法例所稱之毒藥在內。」[40] 可是香港有某些中藥經過提煉後可作西藥之用，當時已有十多種列入西藥藥典的中藥名目，所以中藥業是否可以使用這些藥材，法例並沒有明確的指示，因而出現灰色地帶。而且，香港只有約一百三十名註冊藥劑師，全港的中藥店則有三千多家，難以分配人手處理所有藥店。[41] 再者，藥劑師多是研習西藥，對中藥缺乏全面了解，中藥店也沒有能力聘請專業藥劑師。在這些條件限制下，中醫業界五個團體，包括港九中醫師公會、香港中醫師公會、九龍中醫師公會、僑港中醫師公會及香港中國醫藥學會，聯合呈書華民政務司及醫務衛生總監，要求詳加解釋法案，並呼籲不要管制中藥。[42] 經過中醫藥團體努力爭取，政府才澄清此法案對中國傳統醫藥絕無影響。

39 謝永光：《香港中醫藥史話》，頁 209。

40 〈社論：香港中醫藥應受管制嗎？——一個與「藥物及毒藥法案」有關的問題〉，《香港工商日報》，1966 年 5 月 16 日。

41 同上注。

42 《香港工商日報》，1966 年 5 月 17 日。

社論

香港中國醫藥應受管制嗎？

一個與「藥物及毒藥法案」有關的問題

「神農」爲中國遠古始製耒耜、教民稼穡的領袖，故號「神農氏」，又稱「炎帝」。相傳在位時，神農嘗百草以採疾病，爲華人公認中醫中藥研究發明的始祖。「炎帝」在軒轅黃帝之前，故中華民族又稱「炎黃子孫」，以示飲水思源，不忘祖德之意。嗣後歷代醫家探理窮源，互相發揚傳授，使中醫中藥在診斷、處方、製藥、配劑各方面，都條理分明，互爲配合，成爲醫學上一個完密的系統。至漢代有張仲景「名機」者，曾學醫於張伯祖，以族人多死於傷寒病，乃就其醫學心得，著成「傷寒雜病論」行世，華佗讀而喜曰：「此眞活人書也。」仲景沒後，其書頗有散失，東晉時王叔和重集爲論，析爲「傷寒論」和「金匱玉函要略」二書，使後之學者，皆有所本，迄今一千八百年來，已被公認爲中醫學上一大不朽著作。至明季之世，復有李時珍窮三十年研究心得，寫成分析中藥植物性能「本草綱目」一書，李氏對該書爲作極爲慎重，閱書八百餘家，凡三易其稿始成，中醫之有完善「藥典」自此始。「傷寒論」和「本草綱目」，西方和非洲國家多有譯本，足以說明其在醫學上的地位。

中醫不是高深莫測的「玄學」，乃是中國幾千年來傳統文化與保健經驗的綜合體。中醫分科亦至精細，計有內科、外科、婦科、兒科、眼科、喉科、骨科、針灸、炙灸等十餘種，與現代西方醫學分科不遑多讓。中藥爲配合中醫治採的藥物，於動物、植物、礦物、海產無所不包，貴如鹿茸麝香，賤如牛溲馬勃，都可作爲治療之用，而不論中藥的性能如何，中醫都可採用複方調和的方法，使其宜於治病而無礙於人體，同時中藥泡製亦有多種技術，或蒸或曬，或炒或炙，或研或打，各有成規，不一而足，並皆合於醫學應用。中醫處方態度愼重，中藥泡製並不隨便，二者相輔爲用，相得益彰，故病者可以安心服藥，而無虞引起惡劣反應。以此作爲一個中藥店的「掌櫃先生」，其所需經驗，殆不在中醫師之下。中醫之中含有「毒性」的，「本草綱目」都有註明，醫生能用即能配以其他藥物爲之調和節制，決無盲目亂投之弊，而此項藥物經過特殊泡製之後，亦有可以使其變爲溫和或無毒的，否則，中藥店自會嚴爲管制，非有正式醫生處方，決不隨意售賣。譬如含有高度砒質的「信石」，就是受嚴格管制的一種，以視不屬中藥的化學物「山埃」、烈性清潔劑「拉蘇」的容易購買，使意志薄弱者常資之爲自殺毒物，眞是相去不可以道里計。

中醫藥物的配製原向主「王道精神」，故雖製成膏丹丸散亦極少流弊。反觀現代的西方藥物，常有事前經過「動物試驗」，一經面世之後即對人體有嚴重損害，非經勒令「收回」不足爲消極補救的，近年以來，已屢見不鮮，其中如「塔里杜邁」的產生了大量畸形嬰兒，若干鎮靜劑的陸續發現有各種副作用，甚至「盤尼西林」亦有不少致人於死的紀錄（現在醫生已謹愼使用，藥房零售亦受管制），而中藥配製卻少見有此現象，則其配製方法的比較和平安穩，已爲無可爭辯的事實。

中醫藥物的效用實証已如上述，因此我們對於最近香港醫務當局因提出一九六六年藥物及毒藥法案而引起全港中醫藥界同聲反對一事，不能不感到莫大的關切。照該法案規定，凡經營配藥和出品成藥的商號，必須聘請註册藥劑師，惟據中醫藥團體指出，香港現有註册藥劑師不過約一百三十名左右，而全港中藥店估計逾三千家，姑勿論這些中藥店一般無力聘用高薪藥劑師，事實上這少數藥劑師亦不足分配許多中藥店號的聘請。其次是現有藥劑師都係祇諳西藥性能，並未受過中藥配製的訓練，其必因藥材習用，經驗陌生，亦將有不勝無從措手足之苦。如此法規，其對中藥店號扞格難行，自可想見。又該法例第三十五節所稱：「此法例絕不能引伸爲對傳統中國藥物之製造、配劑、調合之限制，祇要並不含有本法例所稱之毒藥在內。」由於此項法例語意並不明顯，故亦深爲中藥店號同感困擾。據該業人士指出，由於若干中藥之可以經由提煉方法作爲西藥應用，近年被列入西藥藥典的中藥名目有十餘種之多，其中被列爲含有「毒性」的亦有好幾種，這些藥物是否容許中醫使用，或必須依照法例而受管制，在醫務當局沒有明確解釋前，他們就不能沒有無所適從的困惑。像這些問題，事實對中醫中藥都有嚴重的不良影響，現該法例既決定延期提出二、三讀，則醫務當局更有利用時間，體察輿情，以備及爲修正或還予撤回的必要。

有關中醫藥是否需要管制的報道（《香港工商日報》，1966 年 5 月 16 日）

營業額也隨而減少。本來本業經營乃是微中取利，但目前，求微利也不容易。

年來，中國酒及罐頭食品質量有不斷提高，許多士多、辦館都增加經營中國酒及罐頭食品。香港居民絕大部份是中國人，都好飲家鄉酒及家用富有各種地道口味的罐頭食品。事實也是這樣，經營中國罐頭食品所獲利潤比較穩定，因此，經營中國酒及罐頭食品將成爲本業今後發展的趨向。

過去一年本行遭遇的一些困難，但只不過是前進中的絆腳石。隨着本港人口不斷增加，銷途相信會逐漸擴大。同時，本行業經營的品種今後仍將不斷的增多和改良，更適合消費者需求，只要我們的同業繼續努力，力求改進經營方法，同舟共濟，團結合作，謀求合理利潤，相信本行業務仍是大有可爲的。

各行商業年來狀況

中總座談會各業社團書面報告發表

中藥經營困難較少 外銷可能繼續增長

香港中藥聯商會（會員二百四十一家）

一九六五年本港商場出現許多困難，但是，本行業的業務則令同業皆感到滿意，全年的營業額估計約共七千萬元，比一九六四年增加近二千萬元，增幅高達百分之四十。不過，從數來說，去年的銷額增加更多增幅更大，因爲去年的中藥市價普遍比一九六四年下降。

去年的生意，就銷場來說又有一些變化。本來這個行業的成員絕大多數是批發商，而這些批發商的業務主要是爲遍佈港九新界千餘家中藥舖供應各種南北藥材的，但是，去年的營業額本銷品佔三成，比一九六四年又下降了百分之十，而外銷則佔七成，比前年增加一成。外銷地區幾遍及東南亞及東北亞各地，尤其是南越、台灣、泰國、新加坡、馬來亞和日本，銷量特別大。

在品種方面，最暢銷的是銀花、生地、白朮、甘草、北芪、白芍、川芎、當歸、黨蔘、茯苓、杞子、淮山、蓮鬚等。幸這些品種的貨源充足，供應沒有問題。

在經營上，去年遭遇的困難頗少，這是近幾年比較突出的情況。貨物極少積壓，生意順暢，惜貨款受大圍銀根奇緊影響，較難依期收足，年應倒賬情況亦比前年嚴重。

展望前途，本銷方面，因以前中藥價昂，門市藥店作風不佳，致[illegible]，顧客漸失信心，影響銷場減縮，今後重新樹立用戶信心可能頗需較長，所以本銷前途短期間不易擴展。不過，外銷方面則一反內銷的情況，頗有前途似錦之勢，預料外銷可能繼續有所增長。

國產藥材來源通暢 來價穩定供應正常

香港南北藥材行以義堂商會（會員二十二家）

一九六五年本行業務平穩順利，營業額達六千餘萬元，比一九六四年增長百分之二十以上，全年生意，則以下半年較佳。暢銷的品種比較多，包括川芎、當歸、生地、白芍、茯苓、[illegible]、北芪、杞子、幼頂紋、鹿茸、杜仲、黨蔘、白朮、甘草、羅漢果、蛤蚧、[illegible]草、排草、[illegible]、沙苑、槐花米、花粉、竹節、首烏等。供應來源通暢，供應頗正常，來價也穩定，[illegible]少，所以經營沒有困難。

去年的銷貨形勢，內銷顯得有些蕭條，[illegible]則遠爲暢活，大約前者佔銷貨總額百分之三十[illegible]，後者則佔百分之六十五。在外銷市場中，[illegible]最多的是泰國、新加坡、馬來亞等處，其次是[illegible]灣和南越、印尼，菲律賓和南美各地[illegible]少。由於產品品質及規格不斷提高，顧客多所[illegible]用，兼以貨價穩定，供應甚有計劃，頗能適合市場需要，預料今後業務必不會差。（上）

‥有關中醫藥業經營報道（《大公報》，1966 年 4 月 16 日）

五大中醫藥團體聯呈當局

請尊重中國國粹

對中藥免加管制

【本報訊】港九中醫師公會、香港中醫師公會、九龍中醫師公會、僑港中醫公會及香港中國醫藥學會，昨就「一九六六年毒藥新法案」事件，聯名呈文華民政務司及醫務衛生總監，要求解釋，並呼籲免加管制。

呈文中指出：立法局於本年四月廿四日首讀通過，由醫務衛生總監動議之一九六六年管制藥物及毒藥新法案，一案內容：

㈠凡配藥及出品成藥，不論有無含有毒藥成份，應有註冊藥劑師負責管理，否則屬於違例。

㈡凡藥房、藥行、藥局、藥堂等，均有註冊藥劑師負責管理，否則屬於違例。

㈢凡中國傳統中藥配劑，不含有毒藥者，不受限制，但此配劑中含有毒藥者，應有註冊藥劑師負責管理，否則屬於違例。

茲就上列首讀通過之三條內容，設被三讀通過後執行，則對於傳統之中藥與中醫前途的發展，至為深、多。

呈文中提出下述三大理由說中醫藥的不應管制。

(一)港九附地中藥店，大小不下一千餘間(其作成藥者尚不計在內)世代沿襲，中藥店之由來，已有數千年悠久歷史，向以經營傳統性之中藥配劑或出品成藥，倘該新法案通過執行，勢必引起一向不售賣毒藥之一千餘家中藥店，均將被迫歇業，遂致該藥之從業人員五六千人失業，而我中醫師之處方，將因中藥店歇業，致損家

‥中醫藥團體希望撤銷中藥管制報道（《香港工商日報》，1966年5月17日）

（二）業界經營情況

正當香港中醫業界面對雄黃事件及醫眼事件的夾擊，中藥材商行相對平穩渡過，並在外銷方面呈持續增長的趨勢。1965年，中藥聯商會的會員達到二百四十一家，最暢銷的中藥材包括銀花、白朮、甘草、北芪、白芍、川芎、當歸、黨參、茯苓、杞子、淮山及連翹等，外銷地區遍及南越、台灣、泰國、新加坡、馬來西亞和日本。[43] 這些地區的特點是銷量較多，貨源及來價穩定，對香港的轉口及供應表現都相當理想。[44] 內銷銷情則不太理想，因過往曾被社會評為「中藥價昂，門沽藥店作風不佳」，業界需要一段長時間，才能恢復本地客戶的購買信心。[45]

43《大公報》，1966年4月16日。

44 同上注。

45《華僑日報》，1966年4月20日。

首屆傳統亞洲醫學會議

中醫中藥遠傳海外

江潤祥教授任國際傳統亞洲醫學會副席

（港訊）第一屆傳統亞洲醫學會議於九月三日至七日，在澳洲坎培拉國立大學召開，由該大學東方文化研究所主持，與會者超過三百位來自世界各地的學者、醫務人員及科學家。傳統亞洲醫學會議主要討論三類亞洲傳統醫學主流，即中國、印度及回教之傳統醫學。有關中醫中藥之主持人為澳洲國立大學中國文學教授柳存仁博士。

莊兆祥、韋子剛

香港中文大學中藥研究中心派出多名代表出席會議。該校江潤祥教授除在會中擔任傳統中醫研討會主席外，並應邀宣讀兩篇論文。本港中醫中藥學者莊兆祥教授及韋子剛博士等亦分別發表論文。

中日韓三主流

大會在九月四日一致通過成立「國際傳統亞洲醫學會」，隨即選出是次會議之發起人巴森教授（PROFESSOR A.L. BASHAM）為主席，另外又選出三位副主席，分別主理中國、印度和回教三個亞洲傳統醫學主流。中文大學生化學系及中藥研究中心江潤祥教授膺選為副主席，主理中國傳統醫學。嗣由各正副主席聯合委任十六名委員，其中包括中、日、韓的學者，分別代表各種傳統醫學體系。

造福全民健康

此第一屆傳統亞洲醫學會議，除南美洲外，世界各地均有代表各種醫學體系的學人出席，宣讀論文百多篇，內容遍及傳統醫學的文化歷史，社會學，人類學，自然科學及臨床醫學。赴會代表，一致認為傳統醫學對亞洲各地人民的衞生保健有偉大的貢獻，應予發揚光大，為亞洲甚至全人類的健康謀福利。

國際傳統亞洲醫學會甫告成立，即與聯合國國際衞生組織及教育，科學文化組織取得聯絡，現正密切籌備該學會的各項學術活動。

‥有關首屆亞洲醫學會議報道（《華僑日報》，1979 年 9 月 15 日）

（三）成立中藥研究中心

1975 年，香港中文大學在理工研究所轄下成立了中藥研究小組，至 1979 年升格為中藥研究中心[46]，派出多名代表出席首屆傳統亞洲醫學國際會議（International Congress on Traditional Asian Medicine，ICTAM）[47]。研究中心旨在以科學方法研究中藥，包括療效、成分、真偽、質量及安全性，並以科學數據解釋藥材的藥性或毒性，並建立中藥資料庫。研究中心的另一個功能是為「藥廠、衞生署、醫院、海關、員警部門和死因裁判法庭等分析及解答中藥的諮詢。」[48] 中藥研究中心的研究分為基礎研究及專題研究兩大部

46 1974 年，香港中文大學成立中藥研究中心及中醫研究小組，進行中藥研究，是香港第一所致力中藥研究的高等學府。

47《華僑日報》，1979 年 9 月 15 日。

48 謝永光：《香港中醫藥史話》，頁 265。

中大中藥研究中心
定期在夏威夷示範
電腦檢索中藥資料

【本報訊】香港中文大學中藥研究中心，將於本月六日至八日在夏威夷召開的電腦與醫藥資料國際學會議上發表科學論文，示範用電腦檢索中藥資料並同答問題。香港及夏威夷之IBM公司為支持此示範，將供給必要的電腦設備，並負担經通訊衛星與香港中藥資料庫聯系的費用。

中文大學已將巨量中藥資料（包括植物、化學、藥理、臨床報導等），翻譯成英文標準科學名詞，儲入電腦。此資料庫已將分散各處的中藥資料系統化，並利用電腦的特長，大大提高各種資料的互相參照與檢索的效率，更可以經過通訊衛星，與西方已儲入電腦的醫學資料庫掛鈎，互相比較。這是中西醫藥結合的一個重要步驟。同時可跨過語言的障碍，把中藥寶庫開放給全世界的科學家及醫學家，共同研究。這種根據中國人多年臨床經驗累積之寶貴資料與現代科技結合後，將可對中國及全世界人民的醫深保健，有所貢獻。

‥中藥電腦檢索系統（《香港工商日報》，1982 年 1 月 4 日）

分，由中文大學負責基礎研究經費，社會各界人士熱心資助研究材料及專題研究項目。

1. 基礎研究

研究中心在 IBM 公司的支持下建立了中藥資料庫，將研究所得的藥理學、化學及臨床報告儲存於電腦資料庫，整合不同的中藥資料並翻譯成英文。[49] 1982 年 1 月，研究中心人員在夏威夷召開的電腦與醫藥資料國際學會議上發表論文，並示範以電腦檢索中藥資料。[50] 這既可以向外國宣傳資料庫的用法及好處，更可與西藥的資料庫比較，對後來發展中西醫結合相當重要。此外，中心又以化學鑑定中藥及其成分，讓中藥標準化，運用科學融入藥理，品質控制可以提供客觀基礎，為大眾提高信心。

49 《香港工商日報》，1982 年 1 月 4 日。
50 同上注。

2. 專題研究

研究中心曾經進行多項專題研究，並得到豐碩的成果。早於1977年，小組便開始對天花粉進行專門研究。天花粉，又名瓜蔞根，為一種常用於清熱化痰及生津止渴的要藥。近年，研究人員在天花粉中提煉出一種蛋白質，有助中期引產（墮胎）及抗癌的作用，於是製成中期引產及抗癌藥。[51] 後來，研究人員發現天花粉所含的蛋白質可抑制多種癌細胞生長，甚至可抑制愛滋病毒的繁殖，以及選擇性地殺傷受愛滋病毒感染的淋巴細胞及巨噬細胞。[52] 在這個基礎上，中藥研究中心與加州大學戴維斯分校合作，共同研究出另外十一種可抑制愛滋病毒繁殖的中藥。[53]

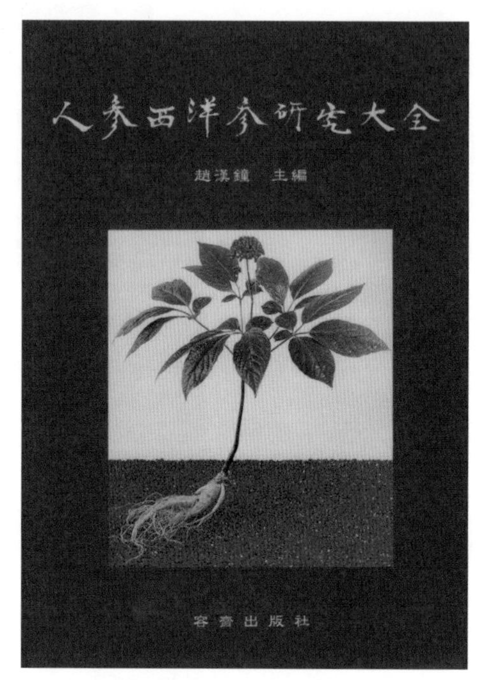

‧‧《人參西洋參研究大全》封面

此外，人參這種普遍的補藥，也是中心的研究對象。研究人員針對人參既有鎮靜作用，亦有興奮提神兩種互相矛盾的藥效作深入研究，以科學方式提取人參的成分時，發現當中含有十三種主要成分 —— 人參皂甙，其中人參皂甙R及人參皂甙RG兩種，就是令人參有兩種相反藥效的主要成分，在透過科學方法的研究中，發現人參的結構及藥理作用頗為複雜，但至少解釋了古籍記載人參兩種相抵的藥效的原因。[54]

51《大公報》，1980年1月25日。
52 謝永光：《香港中醫藥史話》，頁268-269。
53《華僑日報》，1990年1月7日。
54《華僑日報》，1980年1月25日。

下表是不同產地參類所含微量元素的比較（含量 ppm）

元素＼樣品	1 長白紅參	2 新開河紅參	3 撫松紅參	4 高麗紅參	5 日本紅參	6 西洋參
鋁 (Al)	痕跡	17.0200	5.7150	64.7000	37.6450	44.1850
砷 (As)	6.0100	6.3200	4.1400	7.7650	1.8900	7.2900
硼 (B)	12.5150	11.8200	10.7900	11.6400	11.3050	12.6750
鋇 (Ba)	4.5250	3.5000	5.6050	5.7400	4.7700	2.7350
鈣 (Ca)	4568.60	4309.90	3775.90	2620.90	2111.90	3618.40
鎘 (Cd)	0.3350	0.8100	0.6750	0.3350	0.2700	0.4700
鈷 (Co)	0.6950	1.3900	1.2150	1.2950	1.2150	1.3000
鉻 (Cr)	0.1250	1.0300	0.1350	0.1700	0.1200	0.1750
銅 (Cu)	7.7900	7.8000	7.7950	4.4400	7.7950	4.4500
鐵 (Fe)	痕跡	26.5000	4.1400	17.7350	20.2450	40.6550
汞 (Hg)	痕跡	痕跡	痕跡	痕跡	痕跡	痕跡
鉀 (K)	13622.20	9652.20	11137.20	13142.20	11412.20	11122.20
鑭 (La)	0.0900	0.0900	0.0900	0.2700	0.2700	0.0900
鋰 (Li)	0.1700	0.5050	0.5005	0.5050	0.5050	0.5050
鎂 (Mg)	1287.450	1438.450	1306.950	1460.950	1107.450	1638.450
錳 (Mn)	1.2200	10.9850	10.7800	8.0400	27.6600	10.2350
鉬 (Mo)	0.9950	0.9950	0.9950	0.9450	1.9750	0.9750
鈉 (Na)	107.9000	9.5500	14.8000	292.4500	28.2500	115.3500
鎳 (Ni)	1.1500	2.8950	2.7950	3.3950	2.3200	1.9600
磷 (P)	4069.2500	2474.750	4538.750	5395.750	2846.750	2060.250
鉛 (Pb)	3.300	8.1600	7.4850	5.4400	6.0400	5.8350
硫 (S)	2589.000	4075.500	4995.500	3515.500	3890.500	3705.500
硒 (Se)	7.1000	6.8450	6.2200	8.1750	6.1550	6.5750
硅 (Si)	1.9900	3.3850	2.7050	4.6900	3.0550	3.6900
錫 (Sn)	11.9400	8.9550	7.5800	19.4700	4.2300	1.1200
鍶 (Sr)	20.5050	16.3600	17.9850	8.5000	22.8200	14.0400
鈦 (Ti)	痕跡	痕跡	痕跡	痕跡	1.1650	痕跡
鋇 (V)	0.9200	1.4100	1.2550	1.2350	1.2650	1.2100
鋅 (Zn)	18.2250	11.5050	19.1100	18.9350	10.6950	19.7500

資料來源：《人參西洋參研究大全》(上) (香港：容齋出版社，1998)，頁 277。

中藥研究中心實驗證明
天花粉有抗癌成份
相信會發展為有效藥物

【本報訊】中文大學生物化學系講師及中藥研究中心負責人楊顯榮昨日透露，該中心對中藥天花粉及人參進行研究，現取得了若干成果。他們從研究中發現，天花粉提取物中有抑制細胞生長分裂的物質，可能是抗癌有效成份。

楊顯榮說，他和中大生物系教授趙傳纓最近分別證明了人參有效成份，有促進小鼠及人的淋巴細胞分裂的作用，對人參增進人體抗病的免疫功能，提供了科學實驗證據。

他表示，他們準備用提煉的人參有效成份，運用現代生物及免疫學的知識和技術，研究人參及參類中藥對延緩衰老及防止老年病的效能。

天花粉是中藥瓜蔞根，為現今常用的清熱化痰、生津止渴要藥。近十年間，中國科學家發現天花粉有中期引產（墮胎）及抗癌的新作用。

楊顯榮說，中藥研究中心於一九七七年開始對天花粉進行研究，結果從天花粉提煉得引產有效的蛋白質，並發現與國內科學家提取的不同，是一種新的有效成份。他表示，該中心對天花粉的抗癌物質，將作進一步研究。他希望這種用作傳統清熱止渴生津的中藥，會發展為特效的中期引產藥及抗癌藥。

楊顯榮在太平山獅子會午餐會發表講話時，除談及人參和天花粉的新發現療效外，還談及中醫藥的現代化問題。

‥天花粉有抗癌成分報道（《大公報》，1980 年 1 月 25 日）

中大中藥研究中心楊顯榮表示
天花粉純蛋白藥物
抑制愛滋病毒繁殖
改善研究因欠缺經費阻延進度

（特訊）中文大學中藥研究中心主任楊顯榮表示，由於一種名爲「天花粉」的純蛋白藥物，証實可抑制愛滋病病毒的繁殖，因此，該中心正進行改良該藥物的研究工作，以達致可減低愛滋病病毒的毒性，但由於缺乏經費，令研究的進度被拖慢。

楊顯榮昨午在一個有關愛滋病的研討會後指出，進行「天花粉「蛋純白藥物的改良研究，每年約需港幣一百萬元，而目前該中心約欠缺一半經費。該中心的經費來源是來自私人捐助。

他謂，若經費充裕，可進行有效率的研究工作，但鑑於欠缺經費，令致研究進度緩慢。

他表示，「天花粉」純蛋白是由該校與英國加州大學及一間公司合作研究出的一種抗愛滋病藥物，但該藥物的藥性祇可抑制愛滋病病毒的繁殖。因此，中藥研究中心與加州大學於今年開始公開進行研究。該中心進行改良該藥物的研究，以期可達致減低毒性，增強效力，而加州大學則進行臨床試驗，並獲美國食品及藥物管制局批准將藥物應用於人身上。

他謂，加州大學所進行的臨床試驗共分三期，第一期研究該藥物對人體會否產生副作用，第二期則是研究藥物的效力及第三期的研究治療愛滋病所應用的劑量。第一期研究預料於今年內完成，而預計五年內會完成上述三項的研究。

另一方面，他指出，該中心亦與加州大學的戴維斯分校合作，將這會對抗愛滋病病毒的中藥，紛將還的廿七種中藥，發現其中十一種有效，可抑制愛滋病病毒的繁殖，目前正作進一步的研究。

他說，二十七種中藥祇佔所有中藥的一小部份，若作廣泛性篩選，可能會發現更多中藥含有抗愛滋病病毒的成份。（合）

‥天花粉可抑制愛滋病報道（《華僑日報》，1990 年 1 月 7 日）

楊顯榮博士提出引證

中醫中藥陰陽學說理論
並非玄虛實有科學根據

中大中藥研究中心，進行對人參及天花粉現代化分解研究，證明中醫藥理論有臨床經驗和實質療效。

（特訊）太平山獅子會，昨假文華酒店舉行午餐例會，會長范世義主持，請香港中文大學生物化學系教授及中藥研究中心楊顯榮博士講中醫藥現代化——陰陽學說，人參及天花粉。

楊博士謂：醫藥學術爲人類抑病保健所必需，是個人及社會都關心問題。傳統中國醫藥學，經歷數千年的實踐使用，具豐富的臨床經驗，對疾病有實際的療效，甚而有些西醫藥無法對付的疾患，中醫藥亦有其獨到的治法良方。故中醫藥不單在歷史上對中國民族保健治病發揮了偉大的貢獻，就是在今天高度西化的香港社會，中醫藥對香港人的醫療保健，仍佔重要地位。惜自清末以來受西方科學學術思潮衝激之下，醫藥界亦有全盤西化之設想，以中醫藥不科學，故重西法而輕傳統之醫藥學，以致半世紀前曾有廢止中醫中藥之議。更有甚者，部份人士盲目迷信洋藥萬靈，弄得生病不打背盤栗（盤尼西林）而死則是醫生不好，打後而死則是天命，好像醫藥與真正療效毫不相干。對於有實際療效的中醫藥，反視若敝屣，實令有識之士痛心。此皆由於錯誤認爲中醫藥全不科學，只是一些無學術理論根據的使用生藥的經驗。究其實，中醫藥除有豐富的臨床經驗，更有完整的獨特的理論體系，以整體觀念爲基礎，引導辨證施治的臨床應用，形成一套「理、法、方、藥」的醫藥診療合一的醫藥科學體系。

今天我想用現代分子醫藥科學的知識，來解說中醫藥的陰陽學說，以及用中文大學中藥研究中心進行的兩項中藥研究——人參和天花粉——來引證中醫藥的科學性，并探討中醫藥現代化的途徑。

中醫學運用陰陽學說來闡明人體生理病理現象，指陰和陽是一個對立面，依據一定的條件，共存於一個統一體中。在正常生理狀態下，陰和陽互相聯系，互相制約，維持着協調的平衡，即所謂「陰陽調和」。而疾病的發生，是由於陰陽的正常關系遭到破壞所致，即所謂「陰陽失調」。中醫辨證施治，就是從複雜的病理現象中，去辨明人體那一部位陰陽失調，然後用平衡陰陽的法則或藥物加以調整，使之恢復正常的相對的平衡。這套陰陽學說，有人譏爲中醫藥的垢病，有人視爲殊不足信，有人則半信半疑。但這個被一些人認爲毫不科學的中醫藥陰陽學說，竟被現代西方醫藥學家採用來說明最新的細胞生理控制及病理改善的機理。美國明尼蘇達大學藥理教授高俊博士，在進行環核甙酸的研究中，認識到細胞中兩種物質——環磷酸腺甙（CAMP）和環磷酸鳥甙（CGMP）——有互相對立的生物效應，例如CAMP抑制細胞生長，而CGMP則促進細胞生長，成爲細胞的「雙向控制系統」（陰陽系統），通過雙向調節這兩種物質，使細胞正常功能處於穩定狀態。這兩種物質比值的偏高或偏低，就導至病變狀態。例如癌症就是CGMP值異常的增加，改變CAMP/CGMP正常的比值。治癌的方法之一，就是設法降低CGMP水平。這種最新的現代醫學科學的發現和觀念，與中醫藥治病在致力於調整陰陽的偏盛偏衰，使之恢復正常狀態，是不謀而合的。亦爲中國醫藥學二千年前的第一部醫書「黃帝內經」所載的陰陽學說，提供了現代科學解說和物質基礎。

關於中藥方面，現用我們進行的人參及天花粉兩項研究，來印證中藥療效的科學性，并說明中藥現代化兩大途徑：就是用現代科學知識和方法，來對前人文獻記載的療效，進行研究，求取系統的科學理論說明，研究其治病有效成分。此外，還要將中藥的治病效能提高創新，開闢中藥的新藥效新用途，發掘更多有效中藥。

人參是大家熟悉的名貴補藥，在最古的中藥典籍，二千年前的神農本草經對人參的藥效有此記載：「……安精神，定魂魄，止驚悸……明目開心益智……」，前段要明人參有鎮靜作用，但跟着又說人參是興奮提神。這兩種相反藥效的同時描述，使人大惑不解，以爲古人弄錯了。可是，現代化學研究，找出人參的有效成分——人參皂甙——共有十三種之多，其中含量最多的是人參皂甙RB及RG。現代藥理研究證實提純的人參皂甙RB單體，對中樞神經系統有抑制作用，而另一成分人參皂甙RG則有興奮神經作用。故看似互相矛盾的古籍記載，藥經現代科學驗證。人參的藥理作用很複雜，有很多仍未闡明，還值得我們深入研究。最近我及中大生物系趙傳纓教授，分別證明人參有效成分有促進小鼠及人的淋巴細胞分裂的作用，對人參增進人體抗病的免疫功能，提供了科學實驗證據。我們還用提純的人參有效成分，運用現代生物化學及免疫學的知識技術，研究人參及參類中藥對延緩衰老及老年病的防止效能。

另一項天花粉的研究，則說明開闢中藥新療效的工作。天花粉是中藥瓜蔞根，神農本草經已有記載，爲現今仍常用的清熱化痰，生津止渴要藥。近十年間，中國大陸發現天花粉有中期引產及抗癌的新作用。我們在一九七七年，開始對中藥天花粉進行研究，業已取得多項成果：在引產效能方面，已提純得引產有效的蛋白質，并發現與國內科學家提取得的不同，是一種新的有效成份。在抗癌方面，我們最近從天花粉提取物中發現有抑制細胞生長分裂的物質，可能是抗癌有效成分。我們正對這物質作進一步的研究。這個傳統用作清熱止渴生津的中藥，將發展爲特效的中期引產藥及抗癌藥。

從陰陽學說，人參及天花粉的例證，說明中醫藥是有豐富的科學內容，但限於以前的科學知識和技術水平，有很多理論和藥物療效潛能，仍未有解說認識清楚發掘出來。故中醫藥需要現代化，用現代科學的知識和方法去整理研究提高，印證解說中醫理論療效，發掘新藥療效。這是相當有意義和艱巨的工作，我們已有一個好的開始，相信在社會賢達贊同和支持之下，我們的工作將有更大的進展和成績。（天）

中文大學生物化學系及中藥研究中心楊顯榮博士，在太平山獅子會演講，旁爲會長范世義。（本報攝）

‧‧中醫中藥理論有科學根據報道（《華僑日報》，1980年1月25日）

除了天花粉和人參外，中心還有對肝病、毒性中藥、藥用植物的組織培養及心血管藥物等專題研究。此外，聯合國世界衛生組織（WHO）曾資助研究「男／女性避孕藥研究」，其他包括國際科學基金會、福特基金會等，更時有資助研究中心的工作及研究專題。因此，成立中藥研究中心，讓中藥發展加入科學元素，對中藥的使用、貿易、品貿控制均有正面作用。

（四）改革開放

1980年代初，內地改革開放，水貨活動日益猖獗，大量藥材透過水路（流浮山、澳門）入口香港。[55] 內地出現了「個體戶」，不僅國營公司內部開始有人做生意，各地農民也漸漸不再把全部藥材上繳國家，多餘的收穫可作私人出售，據聞當時有參茸藥材公司曾登報收購水貨藥材。

從我們在以義堂的訪問中，可知香港中藥材行業，在1980年代以前業務頗為興盛，除了本銷外，香港更是中國藥材的轉銷地，轉口至台灣、韓國、日本及東南亞等地區，業務蒸蒸日上。1980年代之後，形勢卻發生根本的變化。內地開放改革改變了原有的經營狀況，昔日按計劃經濟統一批發的商品，現在卻分散到個體戶各自經營，從生產、加工、銷售，都從原來由國營企業統一安排轉型為企業自行經營，出口渠道因而分散，形成「產大於銷」的局面。1985、1986年後，香港的中草藥產品行情開始轉差，在整個出口渠道開放、分散經營的情況下，產量無節制的增加，造成價格大幅度下跌，除了個別

55《華僑日報》，1991年1月6日。

水貨藥材來港復增
雜貨商售價較低
吉林白乾參枝有沽
淮山玉竹價格不一

（特訊）最近中國大陸藥材水貨來港又復增加，由於這些水貨藥材並非由藥材行銷售，而是由雜貨商沽出，貨源時多時少，批銷價與藥材行有差距。

據雜貨批銷商指出，最近中國大陸一部分藥材水貨來港又復增加，現在售出價比藥材行的正路貨有差距，吉林白乾參枝每擔五千四百元，大片淮山每擔二千二百元，中片淮山每擔一千五百元，玉竹片每擔九百五十元及六百五十元，封庄菊花每對十三元。

水貨藥材每一批來貨，規格不一，批銷商出售的水貨藥材，由於價格較低，當然有其銷路，這些水貨藥材轉運台灣較多。

· · 水貨藥材來港報道（《華僑日報》，1991 年 1 月 6 日）

品種如冬蟲夏草的價格尚能保持外，其餘一直下跌。另一方面，由於台灣、日本、韓國等地都可直接由內地採購貨品，故某程度上也影響了香港的轉口經營。

根據香港海關統計，高峰時期（1976-1977 年間），整個行業在市面上的銷售額約有廿六億港元，其中中草藥的銷售約佔十億元、中成藥約佔四億元、藥酒約佔一億多元，其餘主要是參茸方面的銷售額，當中包括美國參及高麗參等。

（五）中藥中毒事件及管制

繼 1960 年代的雄黃事件後，雖然消費者委員會已呼籲市民小心服用中藥，可是 1980 年代至 1990 年代，香港仍然有市民由於缺乏對中藥的認知，或部分藥材鋪未有妥善檢查藥材，以致頻頻發生誤服中藥中毒事件。當中以服用斑蝥，龍膽草及川烏為最嚴重，再次引起政府的關注。發生龍膽草事件後，政府不得不正視中醫藥情況，開始為中醫藥規劃，納入官方醫療體制。

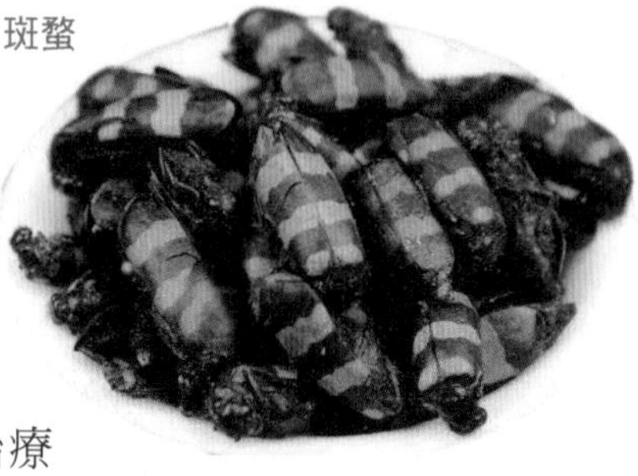

・・斑蝥

1. 斑蝥

斑蝥是一種昆蟲，性熱味辛，歸肝、胃及腎經，有大毒，有破血逐瘀，攻毒散結之效，可用於腫瘤治療，惟內服斑蝥可以致命，外敷則可治療皮膚病，在香港的中藥材店均有出售。1988 年 12 月，一名二十三歲少女服用了由二百隻斑蝥所煎成的藥湯，以致內臟破裂出血致死，緣由是她「企圖服用中藥打胎」，檢驗結果為服食斑蝥而中毒身亡，裁判官裁定死於意外。[56] 斑蝥配玄明粉，研末米糊為丸，主治婦人「癥瘕在腹如懷孕及一切氣血刺痛。但同時附有註明，凡體虛及孕婦忌服。」[57] 因此，有關方面有理由相信少女原是希望透過斑蝥墮胎，卻釀成一屍兩命的慘劇。這次孕婦服食而發生的悲劇，對社會大眾卻有警惕作用，及後發生的中毒事件，更引起政府及各界關注。

2. 龍膽草

龍膽草味苦性寒，歸肝、膽及膀胱經，有清熱燥濕、瀉肝膽火及降血壓之效，主治陰腫陰癢、肝火頭痛、目赤耳聾等，服食過量會影響心跳。1989 年 3 月，兩名男女以清熱為由煎煮龍膽草，疑因飲用過量而中毒，持續出現腹瀉及嘔吐，最後昏迷，由此引起社會關

56 《大公報》，1988 年 12 月 16 日；《大公報》，1989 年 3 月 24 日。
57 謝永光：《香港中醫藥史話》，頁 247。

買得斑蝥用作打胎
懷孕少女中毒死亡
死因法庭聆訊後裁定她死於意外
法官指出斑蝥有毒內服可以致命

【本報訊】一名少女企圖服用中藥打胎而致死亡，其死因昨在死因裁判庭聆訊完畢，裁判官裁定死者死於意外。醫學上死因為死者服食斑蝥素產生不良反應而導致死亡。

死者名陳海倫，二十三歲，於今年六月十一日服用中藥斑蝥後，感到不適，為其同屋住客發現，並致電報警。死者後被送院救治，延至六月十四日在明愛醫院死亡。

裁判官基斯迪在其結論中指出，斑蝥為一種昆蟲，產於中國南部，本身有毒，內服可以致命，外敷則可治療皮膚病，香港許多藥材店均有出售。但是售出時，店員一般會說明只適宜外用，因服食會導致死亡。

此案證供雖然有矛盾地方，但裁判官仍相信，該藥物是死者在深水埗北河街一間藥材店購得的。

死者姓何男友較早時供稱，他在八七年認識死者，與她關係非常親密。本年六月十一日晚上，接到死者電話，說買了一包中藥用來打胎，並從死者口中得知該中藥為斑蝥。他曾勸止死者，叫她不要這樣做。後來有人致電找他，說其女友發生事故，他遂忙趕往死者住所。稍後救傷車到來，他湊近死者嘴邊，才聽到她已服食了該藥物而中毒，並知道該包藥是從北河街一間藥材店買回來的。

證人續稱，在院方醫生要求下，他與死者家人前往上述藥材店查詢，店員避而不答，最後他由店內中醫師告知化解方法。該中醫表示必須在藥物未深入內臟及在毒發前才能奏效。

證人被問及化解的藥物名稱時，證人表示已記不清楚了。

‥斑蝥用作打胎致命報道（《大公報》，1988 年 12 月 16 日）

斑蝥及貴州龍膽草
消委會促勿亂服用
曾有三市民誤用致死亡或昏迷

【本報訊】消費者委員會昨日提醒市民慎用中藥，如對藥物的藥性及劑量不大了解，切勿自行執藥自療。過去數月內有三名市民因誤用「斑蝥」及「貴州龍膽草」分別引致死亡及昏迷。

消委會建議港府設立工作小組，研究有關中藥的問題，並參考其他國家對中藥或「淡」藥的處理方法，使常用傳統中藥的治療方法的人士得到更大的保障。

消委會表示去年間一名女子飲下由二百隻斑蝥煎服的湯藥企圖墮胎，三日後於醫院中因內臟破壞出血而死。

消委會表示，根據中藥書資料，斑蝥屬南方昆蟲，多外用治皮膚病，刺激性頗強，本身含斑蝥素，口服毒性頗大，三十毫克（0.03）斑蝥素即可致命。

另一宗中藥中毒事件發生於上月廿五日凌晨，在前一晚上一名女士往藥店購買七十五克（二兩）「龍膽草」，煎煮後成兩碗，一碗給了她的男友，另一碗則給了她的一位到訪女友，兩人飲用後，疴嘔大作，進院後昏迷，目前情況危殆。

消委會說，「龍膽草」通常用來醫「肝火」及「濕熱」。按藥典所載建議劑量四至十一克（一至三錢）。警方、醫務衛生署及港府化驗處化驗後，發現藥渣及取自同一藥店之「龍膽草」樣本含有鬼臼毒素。這些毒素在一般龍膽草及由警方在其他藥店購買的龍膽草樣本中均無發現。經深入調查後，發現含鬼臼毒素的「龍膽草」，在行內被稱為「貴州龍膽草」，外皮深啡色，橫切面白色中央有褐色小點，直徑較粗。而「正龍膽草」則外皮顏色呈淺黃棕色，橫切面亦呈淺黃棕色，直徑較幼。

醫務衛生署其後到本港各區一共調查了六十三間中藥店，發現有五間有「貴州龍膽草」店方已被勸喻在配藥時應極端小心，有關入口商則被勸喻暫停供應這種「龍膽草」。

消委會稱，根據中藥辭典，含有上述鬼臼毒素的中藥尚有八角蓮、鬼臼、桃耳七及窩兒七。按中藥行內人士表示，上述藥材極少入口本港。但無論如何消費者均不宜自行服食這些藥物。

‥斑蝥慎服報道（《大公報》，1989 年 3 月 24 日）

注，《華僑日報》甚至以特稿討論龍膽草的藥用功效。[58] 服用龍膽草的後遺症，雖然因人而異，可是服用後的嚴重程度，遠非龍膽草所能引致，因此事件發生之初實在難有定論。[59]

服用龍膽草後昏迷的女事主兄長周亞夫是香港大學生物化學系研究員。他曾試圖引證中藥是否有毒，所以用了兩隻老鼠作實驗，結果只有其中一隻老鼠死亡，該老鼠正是服用了胞妹所購買龍膽草的店舖，而該店所售賣的實際上是桃耳七的根部（又稱鬼臼、桃兒七、小葉蓮，下稱鬼臼）。因此，他胞妹中毒的原因，是誤以為服用了龍膽草，實際上卻是服用了鬼臼。[60]

後來，執法機關發現事件因內地供應商出售假貨所致，進口、批發及零售過程卻沒有發現，使消費者受害，但機關沒有證據顯示中藥店是刻意隱瞞，因此沒有採取法律行動。有見及此，周亞夫認為政府應該立法管制有毒中藥。[61] 時任衞生福利司周德熙回應事件時，認為情況複雜，因為「歷史理由」，難以對中藥立法管制，但承認中藥不受藥劑及毒藥條例管制並不理想，所以會深入研究解決中藥管制的方法。[62] 最後，政府於同年成立中醫藥工作小組，目標是研究並制訂中醫藥的長遠發展方案，回應業界以至社會的聲音。

中藥聯商會作為中藥業界團體，對此事也作出回應及跟進工作。

58 《華僑日報》，1989 年 3 月 5 日。

59 同上注。

60 鬼臼性涼，味苦辛，有毒，主治風濕、化痰散結、咽喉腫痛等，孕婦及體質虛弱者禁服。鬼臼亦有為西醫所用，外用治雞眼，內服治肚瀉，但因為毒性太強，西醫亦已沒有使用。參見《華僑日報》，1989 年 4 月 19 日。

61 同上注。

62 相信周德熙先生回應「歷史理由」，應該是指 1959 年至 1960 年的雄黃事件。參見《大公報》，1989 年 4 月 20 日。

商會認為是次屬於個別事件，如政府因此要全面管制中藥，需要先改變以往對中醫藥不聞不問的態度，而且必須由對中醫藥有深入認識的人執行，過程需徵求中藥業界人士意見，邀請權威人士建立標準，以確認中醫師及中藥店掌櫃的資格。[63] 同時，商會致函會員，呼籲各商家在購入及售出藥材時，注意其實質性能、優劣及真偽，避免出事。[64] 雖然市民已經知道龍膽草事件是內地供應商問題，惟此事無疑打擊了購買中藥的信心，因此業界需要即時回應，加倍留心藥材質素，以挽回消費者的信心。

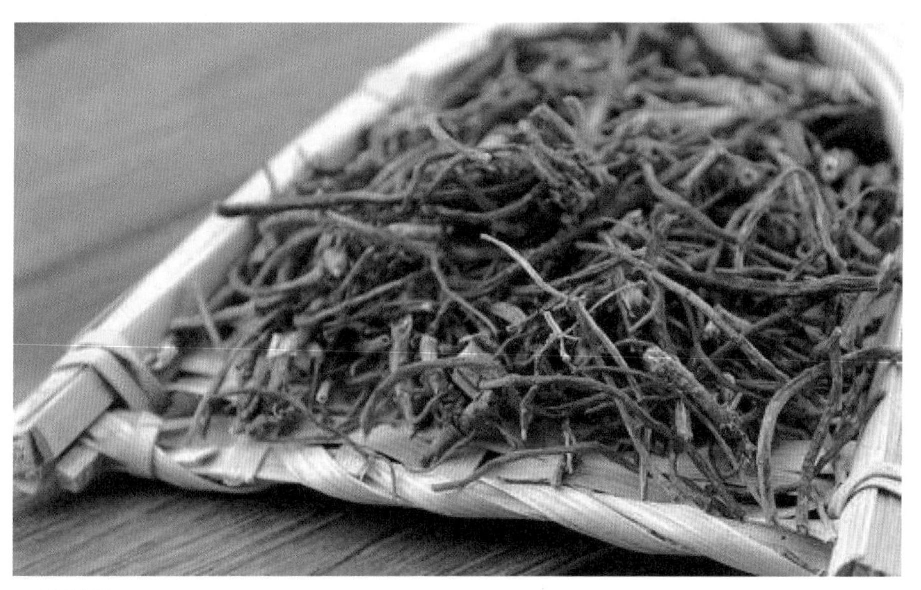

‥龍膽草

63《華僑日報》，1989 年 5 月 2 日。

64 同上注。

維護中藥傳統信譽 加強鑑辦中藥品質

中藥聯商會通函各會員自律

（本報專訊）近月前本港曾發生個別市民擅購偽龍胆草，發生獨味煎服而中毒昏迷事件，震驚社會，議論紛紛，香港中藥聯商會對此事態之發展，極表關注與重視，為了維護中華民族具有五千年悠久歷史及優良醫藥效能傳統國粹之信譽，近日特去函全體會員同人，呼籲密切留意，今後務須加倍提高警惕，嚴守自律，尤其於購入或售出藥材時，更應加強對於藥材種類之實質性能，優劣及其真偽，作為有效之識別，辨認，鑑定與妥善處理，以避免發生危害他人健康與生命安全之嚴重失誤，發揚中醫中藥治病救人，利物濟世之傳統精神及宗旨。

服龍胆草中毒只屬個別事件
蘇繼滔說管制中藥矯枉過正

中藥聯商會副理事長蘇繼滔對於立法局提議管制中醫一事，他說商會十分關注此事件的發展，要看看具體內容才打算作出反應。

他個人意見認為因一、兩宗不幸事件，而對中藥全面管制，當局實在有矯枉過正之嫌。以今次龍胆草為例，責任應追究出售偽藥材之人士，不宜牽涉整個中藥界那麼廣泛，至於管制中藥，港府是否有對中藥有深入認識專家，也成疑問。否則如何界定，如何立法管制。

蘇副理事長又說，估計香港大小與中藥有關商號，近四、五千家，包括出入口商，批發及門市等，中藥從業人員相信亦近十餘萬，假如立法管制中藥失當，影響至為深遠。

他又指出，中藥有所謂君臣配方，某藥與某藥互相匹配才能發揮功效，如對某些中藥加以限制使用，則使中醫處方或市民服食中藥增加困難。

蘇氏希望當局在立有關法例之前，必須徵詢中藥界人士之意見，同時另一方面改變以前政策，對中藥不聞不問態度，需加以輔導，邀請權威人士設立標準，無論中醫師或中藥店當權都需有一定資格才可從業，這樣更能提高市民對中醫中藥信心。（強）

‥加多鑑別中藥品質報道（《華僑日報》，1989 年 5 月 2 日）

特稿

中醫中藥不可分割

業內人士贊成兩者均納入管制

本報記者 明啟流

目前對中藥指責不公平

本港最近發生數宗因市民誤服中藥而導致病重垂危以至死亡的不幸事件，影響所及，近期經常有人提出管制傳統中醫醫藥界使用和出售作治療用草藥的聲音，而立法局昨日亦有議員就此問題提出質詢，不過中醫中藥界人士則認為，目前一些人對中藥的指責並不公平，問題的關鍵其實只在於傳統中醫中藥的資格問題，若他們得不到合法地位，則任何的管制措施都無法產生作用。

香港中國醫學研究所所長李甯漢表示，嚴格來說，用中藥所引致的不幸事件，遠較西藥為低，而近期的連串不幸事件，與中草藥亦無直接關係，業內人士根本無須對之負上責任。他解釋說，現時市面上所出售的中草藥，除了金銀花等菊科草藥外，一般都含有某一程度的毒性，只要運用得宜，便可產生治療的效用。相反，便可能出現一定的危險性。

對中醫界問題不應迴避

他又指出，本港自開埠以來，對於中醫中藥界一直都採取漠視態度，從來沒有進行管理和輔導的工作，而根據現行法例，任何市民都可以登記為中醫師，亦可以任意從本地藥行或從外地購買中藥用途的物件，而無須受到任何限制，除了只有某些中藥會觸犯某些條例，例如保護野生物條例等。他強調，若當局對中醫仍然採取不聞不問的態度，則一切的管制措施都只會白費功夫。

中華中醫中藥促進會會長談靈鈞表示，中醫和中藥之間的關係，傳統以來都是十分密切的，甚至可以將兩者混為一談，若當局想單獨管制中藥，而迴避中醫界的現存問題，可以說是一種妙想天開的辦法。

他承認現時由於中醫界缺乏適當管理，出現良莠不齊的情況，部份害群之馬利用誇張宣傳，或其他不良手法進行「經營」，令到該行業蒙上污點，但他強調，大部份業內人士都是質素良好的。

所以，他認為當局對中醫中藥界進行適當的管理的建議，是一件好事，但必須照顧和諮詢業內人士的意見，否則將會出現混亂情況。

建議本港設立中醫學院

李甯漢亦贊成將中醫中藥納入管理是合適的做法，但他認為對現職人士的培訓和資格審定的工作更為重要，他建議本港成立一所中醫學院，而在過渡時期，則可考慮扶植現有的私立中醫學校。

他又重申，既然廣大市民接受中醫中藥作為治療的良方，當局自然有責任將有關行業納入正軌。

‥中醫中藥不可分割報道（《大公報》，1989 年 4 月 20 日）

數百中藥藥性霸道

服食過量有損健康

兩男女服過量龍胆草中毒情況危殆

服中藥宜徵詢中醫或專業人士意見

（特稿）兩名男女，於八日前疑因服食過量中藥「龍胆草」而中毒，經送醫院急救至今，目前情況仍然危殆。

香港中醫師公會副理事長陳應治醫師表示，市民在採服中藥時，最適宜向中醫師或對中藥有認識專業人士徵詢藥性功能及服食份量，避免產生不良作用。

同時，市民更不應途聽他人傳說某種藥物可醫治某病而胡亂服藥，此舉會容易發生危險。

陳醫師表示：目前，中藥之藥材約有三千多種，而其中有幾百種的藥材的藥性甚為「霸道」，換言之，該些「霸道」中藥，若服食過量，會產生不良後果，至於嚴重之程度，就因每人之體質或當時病況而定。

現時，在市面普遍流行一些清熱去濕藥材料，若依足份量煎服，應無問題，不過，任何藥物，若服食過量也不適宜。

陳醫師稱，根據草本綱目，中藥「龍胆草」為無毒性，是苦藥性，其功效主要清熱，瀉肝火，降血壓。「龍胆草」並非受政府管制之藥物，可隨處在中藥店購買得，而該「龍胆草」大多數為醫師開藥方時所用，甚少中藥店自行採用。

而一般服用「龍胆草」的份量，只是由一錢至三錢煎服，主要瀉肝火，不過，若服食過量，會影響心跳。

陳醫師表示：至於服食過量「龍膽草」會否出現後遺症，最主要視乎病者體質，目前甚難作出估計，不過，「龍膽草」為草本植物，不含毒性，故在就醫後，再加以調養身體，應該沒有不良反應。

陳醫師補充，其實，現時市面有些中藥是不適宜胡亂服用。而市民除用藥時請教專業人士外，還應留意一些藥學常識或報導，避免誤服藥物。

另外，據另一位藥理學者表示：「龍膽草」含有龍膽碱和龍膽苦等化學成份，這兩種東西都有一定的毒性，在毒性試驗方面，以一公斤重的小老鼠口服四六〇毫克的龍膽碱，在一批試驗老鼠中，便會有一半死亡。

另一方面，據指出疑誤服過量「龍膽草」之一對男女，用了二兩多來煎服，因而出現半昏迷不適，被送院後，一直救治，目前情況危殆。有關該對男女曾服用過之藥物，現已由政府化驗所進行分析，有待調查不適原因是否因為中毒。（念）

數百中藥藥性剛烈報道（《華僑日報》，1989 年 3 月 5 日）

3. 川烏

川烏性溫，味辛、苦。歸心、脾、肝、腎經。有大毒。有祛風除濕，散寒止痛之效。主治風寒濕痹、諸寒疼痛及跌打損傷。草烏則分生草烏及製草烏兩種，性大熱、味辛、苦。歸心、肝、腎、脾經，有大毒，有補火助陽、祛風、除濕、散寒及止痛之效。主治陽痿、肢冷脈微、宮冷、陰寒水腫、外治癰疽疥癬等。1991 年的三個月內，接連出現七宗服用川烏及草烏後中毒事件，其中兩宗致命，死者為一男一女。[65]

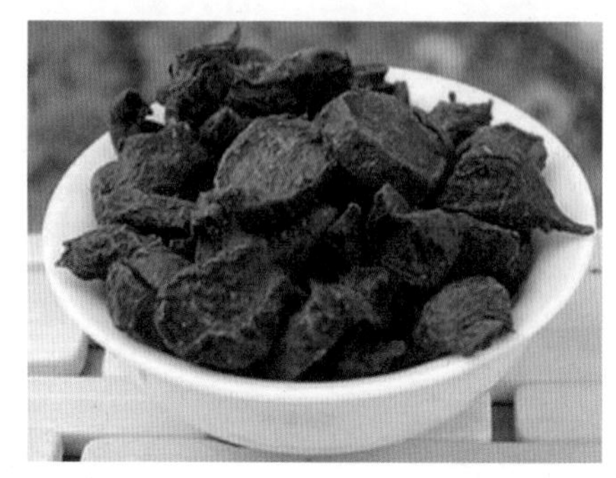

‥川烏

在發生七宗川烏事件之前，中醫藥工作小組已經成立，因此他們在回應此事時至少已對中醫藥有基礎的認知。首先，時任衛生署署長李紹鴻醫生認為，川烏及草烏均是中醫一直沿用的藥材，醫務衛生署難以因為市民不當使用以致中毒，而禁止出售。[66] 時任副衛生福利司余黎青萍也指出，中醫藥工作小組成員對傳統中醫藥確保病人安全及保障消費者利益、提倡正確使用傳統中醫藥，以及承認中醫在香港的角色，均已達成共識，至於社會大眾對使用中藥和藥性的認識，政府未來應該與中醫師共同合作，從多方面着手，包括推行正確使用中醫藥的健康教育，制訂烈性中草藥目錄，以及進行中醫的註冊及管制。[67]

65 有關川烏中毒致死事件，各項資料對兩名死者的歲數都不同。謝永光在《香港中醫藥史話》中指出女死者為 59 歲老婦，男死者是 35 歲。然而在 1991 年 10 月 25 日的《華僑日報》中報道，男死者為 59 歲，女死者則是 39 歲。而在同日的《大公報》中，女死者為 39 歲，男死者為 37 歲。

66 《華僑日報》，1991 年 10 月 25 日。

67 同上注。

不當服用中葯川烏草烏 導致七宗中毒兩宗死亡

衛生署長强調不能因之禁止川烏草烏出售

市民服用民間療方必須請示中醫免蹈覆轍

（特訊）今年七月至九月間，市民按照民間藥方，未經醫生指示，個別按自己認爲的需要使用食療配方，結果期間導致七宗中毒案件，其中二人因中毒過深而致死亡，男死者年五十九歲，女死者三十九歲，皆因私配中藥服食，而致身亡。

昨日衛生署長李紹鴻醫生召開中期研究結果記者會，會上列席者有，副衛生福利司余黎青萍、醫院事務署助理署長高永文醫生、衛生署總藥劑師李炯儀、中文大學中藥研究中心副主任畢培曦博士及香港大學內科組講師戴有鼎醫生。

李紹鴻表示，川烏和草烏已使用有二千年歷史，香港醫務衛生署紙可能因本港發生市民因不當使用川烏和草烏中草藥後中毒，而禁止這種中藥在市場上出售。

戴有鼎稱，因爲市民個別不當使用該類中草藥，其中可能導致中毒的主因有㈠使用劑量過高；㈡泡製不得法；㈢煮法不當。他强調：以透過有關部門，直接知會中藥經銷商，中藥加工藥廠，希望該等機構對使用這類在中國大陸及台灣地區，均有法律正式限制這類藥顯性低的中藥猶加注意，根據中國醫藥字典敘述，該類在日常使用範圍狹窄的中藥，每次僅限用三克，超過此數量者，將會致使服用者出現中毒危機。戴有鼎續稱，據研究資料顯示：因西方社會較少使用川烏和草烏，故此，在西方社會中並未有發現過一如本港近期所發生的同類病例。

醫院事務署助理署長高永文稱：本港是次七宗中藥中毒病例，有關病者在病發時均在服食川烏和草烏後四小時，即感到有嘔吐、頭暈、心跳加速、站立不穩等徵狀，當病人被送院治療時，據驗證結果發現病人血壓急降、開始休克，脈膊不正常、心律不齊等情況出現。

副衛生福利司余黎青萍聯高永文談話後指出：政府的一貫針對傳統中醫藥的目標是，確保病人安全，保障消費者利益；提倡正確使用傳統中醫藥；及承認中醫在本港社會所擔當的角色。她表示：在調查今次案件，現正由衛生福利司委任，並由副衛生福利司擔任主席的中醫藥工作小組，現已就如何積極處理上述問題達成共識。該中組的中期報告經已完成，現正需翻譯成中文，並將於短期內諮詢公衆意見。

她解釋，有關小組的中期報告書的總體結論，尚認爲，政府應優先推行有關正確使用傳統中醫藥的健康教育，以及就此要擬訂一份「烈性中草藥」的目錄，及着手進行中醫的註册及管制事宜，並安排中醫參與有關程序。

此外，李紹鴻醫生强調，市民在使用民間療方時，務必要先向醫生請示，否則有可能重蹈今次誤用中藥，以致中毒例案之覆轍。（文）

服用中藥不當報道（《華僑日報》，1991 年 10 月 25 日）

（六）中醫藥工作小組報告 —— 中藥部分

1994 年 10 月，中醫藥工作小組向政府提交報告，詳細列出本港流通的中藥材情況及建議，諮詢期間，獲得業內人士和市民的支持。報告指出香港藥材舖存備的中藥材多達九百多種，當中有四百多種是常用藥材，大部分藥材藥性溫和，即使是有毒性的藥材，只需透過配伍及煎煮，便可以減輕或中和毒性，另有五十四種藥材屬於安全程度偏低，因此屬於烈性或毒性，在銷售和使用上納入管制藥材，以保障市民安全和健康。[68] 報告所列出的五十多種烈性或毒性藥材及其管制國家，茲見下表：

《中醫藥工作小組報告》所列的五十四種烈性或毒性中藥材[69]

	中藥材	管制國家或地區
1	雪上一枝蒿	中國大陸
2	川烏	台灣
	生川烏	中國大陸
3	生附子	中國大陸
4	關白附	台灣
5	草烏	台灣
	生草烏	中國大陸
6	天南星	中國大陸及台灣
7	巴豆	台灣
	生巴豆	中國大陸
8	芫花	台灣
9	洋金花	中國大陸及台灣
10	白狼毒	台灣
	生狼毒	中國大陸
11	甘遂	台灣
	生甘遂	中國大陸

68 〈第五章：烈性中草藥〉，《中醫藥工作小組報告》，頁 11。

69 〈附件 IV：在中國及台灣受管制的烈性或毒性中草藥名單〉，《中醫藥工作小組報告》，頁 40-43。

（續上表）

	中藥材	管制國家或地區
12	千金子	台灣
	生千金子	中國大陸
13	生藤黃	中國大陸
14	天仙子	台灣
	生天仙子	中國大陸
15	急性子	台灣
16	紅大戟	台灣
17	牽牛子	台灣
18	苦楝皮	台灣
19	商陸	台灣
20	生半夏	中國大陸
21	鬧羊花	中國大陸
22	乾漆	台灣
23	蓖麻子	台灣
24	馬錢子	台灣
	生馬錢子	中國大陸
25	生白附子	中國
26	砒霜	中國
27	信石（又稱砒石）	中國及台灣
28	蟾酥	中國及台灣
29	全蠍	台灣
30	輕粉	中國及台灣
31	膽礬	台灣
32	蛇蛻	台灣
33	水蛭	台灣
34	紅娘蟲	中國大陸
35	青娘蟲	中國大陸
36	紅粉（紅升丹）	中國大陸
37	白降丹	中國大陸
38	水銀	中國大陸
39	斑蝥	中國大陸及台灣
40	雄黃	中國大陸及台灣
41	鹵砂	台灣
42	蜈蚣	台灣
43	虻蟲	台灣
建議考慮管制的烈性中草藥增補名單		
44	竹節香附	
45	鴉膽子	
46	木鱉子	
47	桃耳七／鬼臼	
48	山豆根	
49	了哥王	
50	蟾蜍	
51	朱砂	
52	雌黃	
53	露蜂房	
54	天雄	

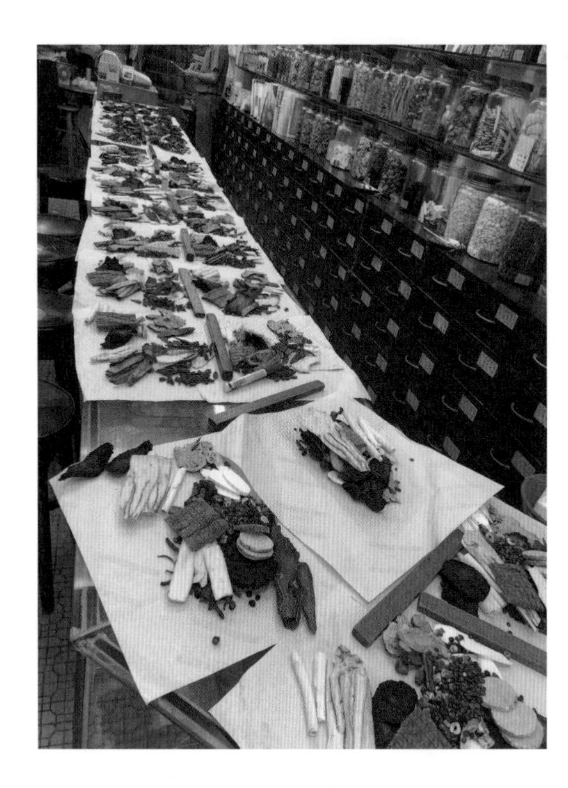

‥藥材舖掌櫃需要辨識藥材真偽

小組參考中國及台灣的規管名單，製作了一份烈性或毒性中藥材的名單。雖然雄黃、鬼臼及川烏都已附上列表，但中醫與西醫對毒性的概念不同，中藥毒性能被中和，因此小組指出應該要製訂一套獨有的制度規管中藥，而非完全禁售這些烈性或毒性中藥。此外，小組也建議中藥的炮製和製造應該納入規管範圍。傳統中藥的炮製工場和製藥商，需要領取牌照。報告也特別提出了「自律精神」的概念，除了硬性規管，中醫業界自身也需要自律，配合政府的政策，保障市民健康。[70] 另外，小組認為從龍膽草事件一事，反映藥材舖掌櫃需要加強培訓其辨識藥材真偽的能力，並請僱主檢討其薪金及工作條件。[71]

70 〈第六章：中藥的炮製及衣造〉，《中醫藥工作小組報告》，頁 13。
71 〈第九章：藥材舖掌櫃〉，《中醫藥工作小組報告》，頁 18。

（七）《中醫藥條例》

1995 年 4 月，政府按照小組報告的建議，成立「香港中醫藥發展籌備委員會」（籌委會），籌委會的職能與小組相似，負責向政府提供促進、發展和規管香港中醫藥建議。1997 年，籌委會向政府提交首份報告書。回歸後，《基本法》第 138 條列明「香港特別行政區政府自行制定發展中西醫藥和促進醫療衞生服務的政策。社會團體和私人可依法提供各種醫療衞生服務。」中醫藥正式納入官方醫療系統。

香港特區政府相當重視中醫藥發展，首任行政長官董建華在首份《施政報告》上闡述對中醫藥的規管與願景。他表示：「為保障公眾健康，我們計劃在下一個立法年度提交條例草案，設立法定架構，以評核和監管中醫師的執業水平、承認中醫師的專業資格，以及規管中藥的使用、製造和銷售。一套完善的規管系統，會為中醫和中藥在香港醫療體系內的發展奠定良好基礎。我深信香港具備足夠條件，能夠逐步成為一個國際中醫中藥中心，在中藥的生產、貿易、研究、資訊和中醫人才培訓方面都取得成就，使這種醫療方法得到進一步的發展和推廣。」[72]

1999 年 7 月，政府通過《中醫藥條例》（香港法例第 549 章），旨在就中醫註冊、中藥業者領牌，中成藥註冊及其他有關事宜訂立條文。[73] 根據《條例》，政府組成香港中醫藥管理委員會，下設中醫組

72　香港政府衞生署中醫藥規管辦公室：〈香港中醫藥規管與發展背景〉，《關於我們》，2021 年，檢索於 2021 年 8 月 2 日。網址：https://www.cmro.gov.hk/html/b5/about_us/development.html

73　〈詳題〉，見《中醫藥條例》。

及中藥組，對中藥材定義、中藥商發牌制度、中成藥註冊制度、中成藥標籤及中藥進出口管制，皆有明確法例規管，由衞生署中醫藥事務部負責執行條例。《條例》內亦細分「中醫藥（費用）規例」、「中藥規例」及「中藥業（監管）規例」。自 2003 年起，立法會分批通過並實施條例，以及接受相關牌照和註冊申請。

《條例》最後列入有毒藥材名單，共有三十一種，包括：

鬼臼（桃耳七、八角蓮）、生狼毒、山豆根、雪上一枝蒿、生草烏、生千金子、鬧羊花、生馬錢子、生川烏、生半夏、生藤黃、生天仙子、生甘遂、洋金花、生天南星、生白附子（禹白附、關白附）、生附子、生巴豆、紅粉、砒石、水銀、輕粉、砒霜、白降丹、雌黃、雄黃、朱砂、蟾酥、斑蝥、紅娘蟲及青娘蟲。[74]

（八）回歸後出現的中藥港概念與中藥學會

1998 年，時任行政長官董建華提出興建中藥港。他的計劃是劃定一個地方作為中醫藥基地，以便生產、貿易、研究、資訊及中醫培訓，最終為香港打造成一個國際中醫中藥中心。初時，政府以批地方式，選址新界北區的烏蛟騰為基地，可是卻沒有一個具體的藍圖部署籌劃中藥港，結果計劃無疾而終。

隨着政府提出中藥港概念，民間也相繼創立中藥學會。本港著名醫師余秋良醫生認為，中藥學會背後反映社會大眾關注及重視中藥的質量，然而，學會始終屬於民間組織，業界與政府難以助改善運作，對未來發展會有一定局限。[75]

74 《中醫藥條例》，附表 1。

75 余秋良中醫師口述訪問。

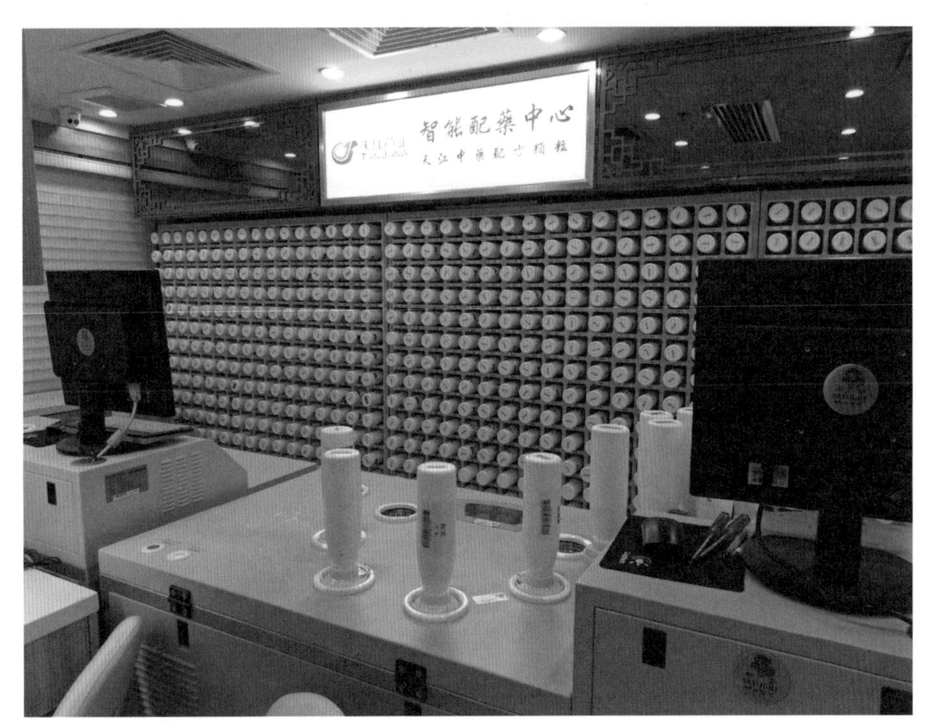

‥中藥配方顆粒智能配藥中心

（九）科學中藥

戰時出現的《驗方集》，改變了以往中醫「望聞問切」的辯證方法，中藥不再需要如傳統般經過長時間的煎煮才可服用。到了 2000 年前後，一些藥廠聯同大學或專業的研究團隊發明濃縮中藥產品，包括中藥顆粒沖劑或濃縮藥包。沖劑的製作方法是從單味中藥飲片經過提取、濃縮、分離、乾燥及製粒等步驟，最後病人可以直接沖水飲用，免卻費時的煎煮步驟，故有「科學中藥」之稱。

「科學中藥」的出現是一把雙刃劍，雖然帶來方便，但大大減少了中藥材的應用，它放棄傳統上的配伍藥理，以及無法針對不同體質的病者，因人施治的中醫醫理。至今大眾仍經常比較中藥顆粒與煎煮

www.consumer.org.hk /ws_chi/director/articles/speech/20080828.html

從消費者角度看中藥配方顆粒的發展－香港賽馬會中藥研究院 - 中藥顆粒質量控制研討會 | 消費者委員會

3-3 minutes

香港賽馬會中藥研究院中藥顆粒質量控制研討會

從消費者角度看中藥配方顆粒的發展

劉燕卿女士
消費者委員會總幹事
二零零八年八月二十八日

中醫中藥源遠流長，近年愈來愈多消費者接受中醫診療，或以中藥配合西醫療法，以達固本培元的效果。加上崇尚天然材料的潮流驅使，以植物的根、莖、葉、花、果等天然部分人藥的中藥漸受西方醫學界重視。不過，按傳統用明火煎中藥，既要「睇火」，又怕「滾瀉」，確實不大配合現代社會急速的生活節奏。

隨着科技的發展，除用傳統煎藥法外，中醫診所也多了提供中藥配方顆粒這種近年興起的新劑型，為中藥的進一步發展和普及化，帶來了重大的突破。

我今天希望從安全性、可靠性、方便程度和藥包標籤四方面，與大家談談消費者對中藥配方顆粒的看法。

(一) 安全性

一些中藥材外形或名稱近似，容易混淆。過往本港就曾出現鬼臼錯認作威靈仙、白英與尋骨風混淆、牙硝誤作芒硝等誤認引致中毒的事故。原材料尚且容易混淆，製成顆粒後更加難以從外觀分辨。此外，中藥材既有野生，又有人工培植；既有原產地，又有移植地，質量不統一，會導致臨床療效參差。

嚴謹生產管理制度

因此，有必要訂立一套嚴謹及完善的生產管理制度，由原材料開始，整個生產程序，包括提煉、包裝、運輸、儲存，都需作規範化管理，確保不會出現錯誤，亦要保持質量穩定，避免不法商人用低檔貨充高檔貨，以圖魚目混珠。

「炮製」過程的標準及檢定

不少藥材帶有毒性，亦有部分需先經處理才可增強其效用。因此「炮製」藥材的程序是絕不可少的。「炮製」過程，例如清洗、風乾、水浸、醋炒、或加蜜糖、加鹽或烘乾，有助減低藥材的毒性和副作用或增強藥性。訂定「炮製」的標準和檢測方法非常重要，因為「炮製」方法不恰當，會影響藥效和劑量的準確性，不單未能達到治病的目的，更可能引發新的疾病，甚至危及生命。

和其他食品一樣，中藥配方顆粒亦必須符合一些基本的質量要求，例如需通過黃曲霉素、農藥殘餘、重金屬含量等檢測，以確保顆粒不含有害物質，沒有受到污染。

(二) 可靠性

中藥配方顆粒是將單味中藥濃縮提取製成可溶性的顆粒沖劑，並按中醫臨床處方配藥混合，用開水沖泡服用。傳統湯劑則是將多種藥材用水煎成湯液，去渣服用。

中藥配方顆粒無疑為消費者提供方便的另類選擇，但目前來說臨床使用的經驗有限，消費者難免對其藥用價值有疑慮，擔心功效會否較傳統湯劑遜色。當中較多爭議的，是以下兩個問題：

(a) 等效與等量問題

中藥配方顆粒是提取和濃縮而成的物質，以同一中藥材來說，究竟一錢的顆粒，其藥效和有效成分的分量是否等同於一錢的原藥材呢？

中醫藥理論一直以湯劑為本，醫師處方中藥配方顆粒時，應使用多少分量呢？是否仍以一直沿用的湯劑原材料份量為準呢?服藥量成為焦點所在，過量會擔心有危險性存在，份量不夠則會拖慢復原進度。

‥中藥質量控制研討會

(b) 單煎與合煎問題

傳統湯劑多是幾味藥材一起煲成一碗藥湯飲用，而按本會所知顆粒產品大部分是每味藥材先各自烹煮或提取，之後再依方湊拼而成；亦有少部分是參照著名的傳統複方製成，可讓醫師直接處方，或再按病情加添其他單味顆粒產品。

湯劑是諸藥合煎的，合煎後可能出現以下三種情況：

- 某一化學成分含量下降、
- 某一化學成分含量上升、
- 產生新的化學成分。

湯劑沿用多年，我們相信上述三種情況在安全性和藥效都有一定數據支持。然而，顆粒劑「沖」的過程與湯劑「煲」的過程中，藥物之間的反應可能有差異。兩種方法所得出的藥物，化學成分可能不盡相同。採用中藥配方顆粒後，療效會否與「湯劑」有大差異？

消費者期望中醫藥業界會為中藥配方顆粒多作臨床研究，探討不同製藥方法對藥品的化學成份和藥效的影響。

(三) 方便程度方便程度

傳統湯劑的療效有數千年臨床實例為證，但缺點是煎煮不方便，難於應急用及服用不便等。湯劑又濃又苦，往往令病人，特別是兒童，望而生畏。即使現時有不少藥材舖會代客煎藥，要繁忙的都市人按時到店舖服藥，仍不是易事。此外，湯劑中的藥性成份亦會受眾多因素影響：如煲藥用的水量多寡，火力大小及煎煮時間長短等。

相對而言，中藥配方顆粒體積小，携帶方便，運輸、儲存容易。由於顆粒是由單味中藥提煉而成的，醫師可按病情變化，靈活地增減或調配不同的顆粒，組合成合適的藥劑。再者，顆粒不用煎煮，即沖即服，較適合現代生活的步伐。患者即使工作繁忙，或出差、旅遊等，治療也不會中斷。對需長期服藥的慢性病患者，中藥配方顆粒尤其方便。在方便角度來說，中藥配方顆粒有絕對的優勢。

不過，亦有用者反映一些配方顆粒的口感較差，亦有些較難溶解，喝起來不易「入口」。希望業界可針對這方面研究製藥方法，加以改良。

(四) 藥包標籤藥包標籤

傳統湯劑有藥方，配方顆粒藥劑亦應在藥包上加上適當的標籤，列明各種成份及相應份量。這樣，當病人轉看另一醫師時，醫師可藉標籤知道病人曾服用哪種藥物，作出適當治療。在一些危急的情況下，例如患者突然病發送院，醫生亦須盡快知道病人所服藥物，以便施行急救。

標籤上亦應清楚列明服用方法及劑量，例如飯前或飯後服用，每次服藥相隔時間等。

總結

中藥配方顆粒在一定程度上解決了服用中藥不方便的問題。不過，顆粒的療效仍有待更多臨床數據支持，以增加消費者對其應用的信心。中醫業界應對累積的臨床經驗，作有系統的分析，加強消費者的信心。

另一方面，業界或有關監管機構應就中藥配方顆粒，制訂合理的檢測標準供中藥廠參考，內容可包括原料來源、性狀、鑑別方法、水分、衛生、重金屬含量、指標物質含量、雜質含量、儲存方法等等。

傳統藥材在煎煮過後，藥渣大多棄掉。在中藥配方顆粒生產過程中，藥材做了一次提取過後，藥渣還可以作其他用途，例如作健康食品、化妝品的材料，更充分利用了藥材。同一原料製成多個產品，更具成本效益及環保原則外，亦應反映在價格方面為消費者提供好處。

中藥配方顆粒對中醫藥的發展具重要意義，令中醫學可與時並進，適合時代需要，進一步能將中藥推廣至國外。不過，要走進國際市場，首先要在各類標準，特別是安全和質量方面，與國際接軌。

針對以上各項，業界最重要的是在配方顆粒的安全、療效和質量幾方面加強規範，以免令消費者對配方顆粒失去信心，產生抗拒，阻礙了中藥業的發展。

謝謝!

··中藥質量控制研討會

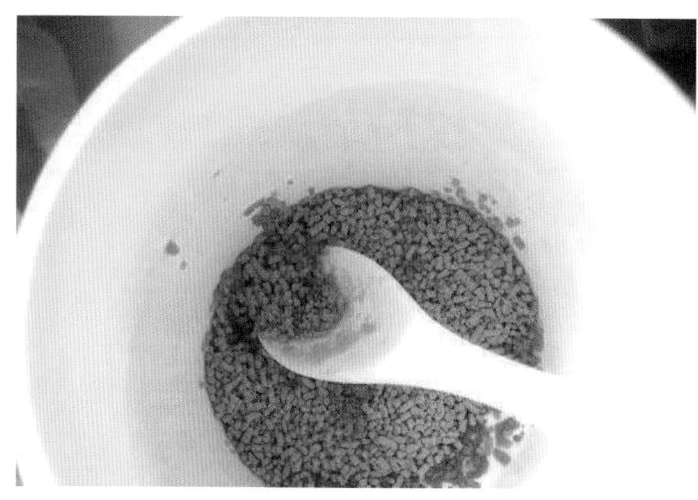

‥中藥顆粒沖劑

中藥材兩者的效用，雖然顆粒經常被質疑，卻始終有其療效，因此不能忽視，選用與否全屬病者意願。它由四十年代只屬於權宜之計的《驗方集》，成為現時其中一項熱門治療方法的顆粒沖劑。未來中藥的發展，會否因此而逐漸變成機械式的因病施藥，藥理從此退居二線仍然有待觀察，至少仍有相當部分的病人（消費者）堅持選用傳統中藥，長遠而言對傳統醫理及藥理仍然有市場價值，不至陷於沒落。

◎ 小結

中藥材理論由來已久，以開埠以前的香港來說，一直由當地人通過採摘或到鄰近廣東地區進行藥材貿易往來，他們多是以民間智慧與經驗判斷藥材的效用。從開埠開始，香港成為國際轉口港，為中藥材賦予新作用。藥材除了服用外，更是一種貿易商品，流通「南線」和「北線」，南北行貿易應運而生，進出口越趨頻繁，需要成立一個職能類似於現在的公會「南北行公所」來維持商行之間的利益與聯繫，並為捍衛行業利益作出嘗試。

踏入二十世紀，內地政治局勢對中藥材貿易產生重要影響。民國成立初期主張破除舊有傳統，部分知識分子更主張廢除中醫。1920年代爆發省港大罷工，造就了以義堂的崛起與中藥聯商會的創立。隨着1930年代日本侵華，大量廣東藥廠紛紛來港開設分店及製藥廠，本地中藥業界正穩步上揚。日佔時期，戰亂及封鎖使香港缺乏部分常用藥材改以土藥代替。戰後一切重新開始，香港與內地恢復貿易。新中國成立後，以代理方式或港商直接遠赴內地合辦公司，中港之間的藥材貿易以新常態呈現。

戰後，中藥業界持續與中醫業界及宗教團體合作，舉辦贈醫施藥活動，回應社會需要。六十年代，本港出現雄黃事件，經過中醫藥界的竭力爭取，中藥才沒有進一步被打壓。七十年代，香港中文大學成立中藥研究中心，中藥步向科學化發展。正當中藥業界建立聲譽之際，八十年代卻出現多宗中藥中毒事件，死亡個案促使政府要改變昔日放任的態度，立法規管中醫中藥，成為九十年代步入回歸後通過的《中醫藥條例》。

條例通過後，中藥使用、貿易、品質監控等皆有全面的管制，後來也作出了不同的嘗試發展中藥業界，如建立中藥港的概念。中藥業界經過百多年的發展，早已在香港佔有重要席位，而且近年更發展到藥材濃縮抽取的科學技術階段。從進出口藥材，經過千錘百煉，向國際推廣中醫藥治療及系統，成為今天所見的局面。

第三章
香港參茸、燕窩貿易

◎ 前言：低廉與名貴 —— 粗藥與幼藥的概念

藥材分兩大範疇，除了以中藥理論的性味或毒性分辨外，也可以作為商品，並分為粗藥與幼藥兩類。粗藥有兩種定義，一是未經炮製的草藥，另一定義是較普遍的草藥，通常價格較便宜，批發商買賣以擔[1]來計算，稱作粗藥。至於幼藥，幼藥與南藥相扣，北方地區稱為「細料」，是指名貴的藥材，通常價格較昂貴，這視乎藥材珍貴程度，主要用於方劑配伍及成藥方內埋藥等，每兩由數百港元至數十萬港元不等。服用參茸燕窩者，多均抱有「藥食同源」中食療的理念，目的是吸收營養、防病治病、強身健體、延年益壽等。

◎ 一、香港名貴藥品貿易

（一）幼藥種類與來源

幼藥種類繁多，來自世界各地，各地對幼藥的標準都有差異。以香港來說，根據香港參茸藥材行寶壽堂商會幼藥組各貨物清單，幼藥

1 一擔（一百斤）=60.478982 公斤。

便有十五種，包括珍珠、冰片、牛黃、犀角、西紅花、熊膽、猴棗、射香、羚羊、琥珀、龍涎香、蟬酥、田漆、牛草結、洋草結。下表為部分幼藥產地的來源：

常見幼藥產地來源

幼藥種類	產地
天然分泌珍珠：新港珠（萬蘭珠）、 老港珠、寶光珍珠	印度、斯里蘭卡、印尼、日本、中國
冰片、琥珀	印尼、馬來西亞、中國
牛黃	美國、南美洲、非洲、澳洲、南非、印度
麝香	中國、俄羅斯、尼泊爾
羚羊、犀牛角	印尼、印度、非洲、蘇聯、中國
豪豬棗、猴棗	印尼、馬來西亞、印度
熊膽	印度、尼泊爾、俄羅斯、美國、加拿大、中國
龍涎香	太平洋海域、印度洋海域
西紅花	西班牙、西藏、伊朗
蟾酥、田漆	中國
牛草結、洋草結	非洲
馬寶石	美國、菲律賓、內蒙古
玉桂、沉香	越南、印尼、中國
吉林野生人參（抄參）、美國野山參、海參威野生抄參（人參）	中國、美國、蘇聯

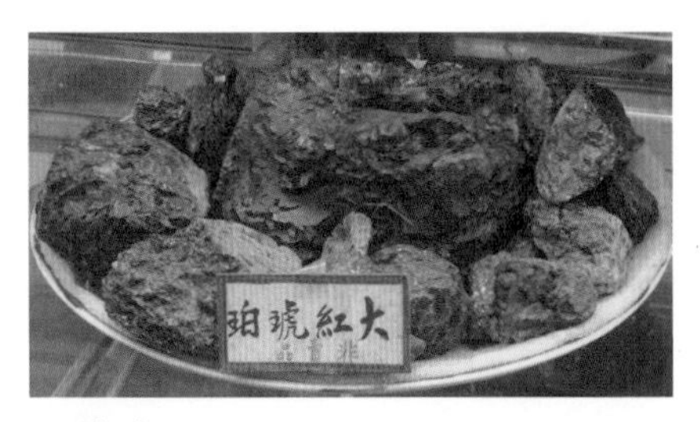

‥琥珀

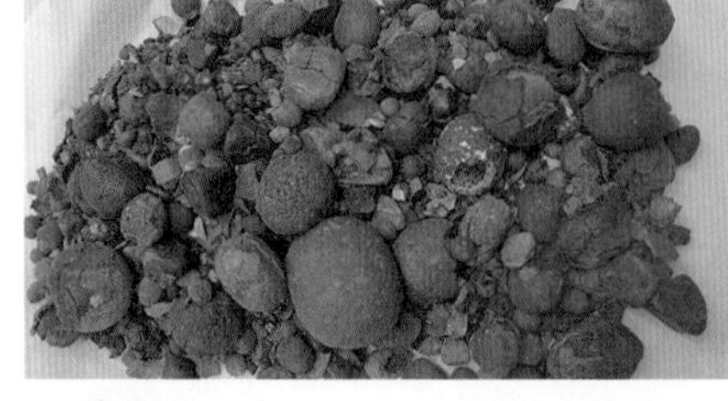
‥牛黃

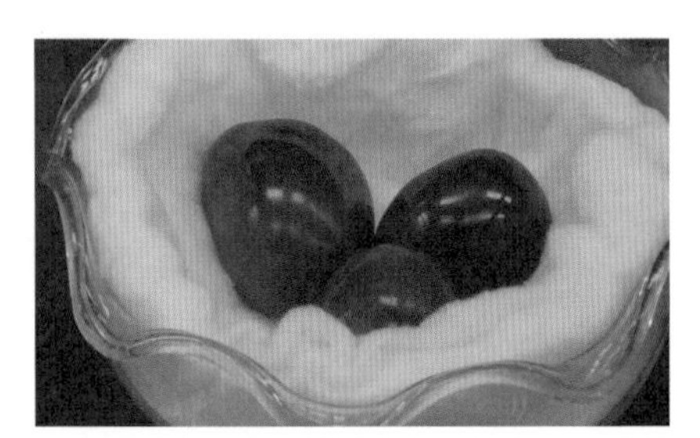
‥猴子棗

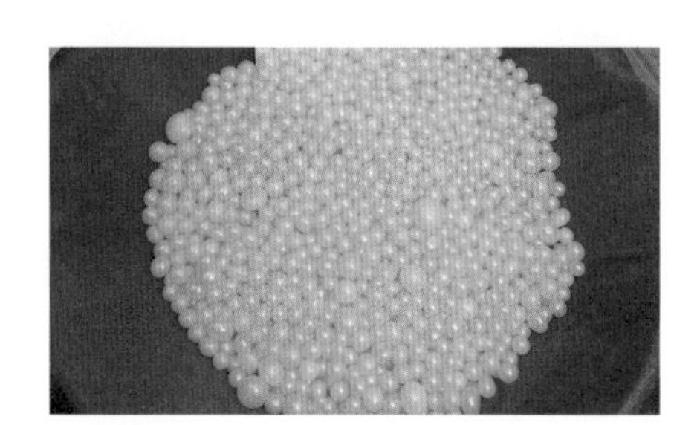
‥珍珠

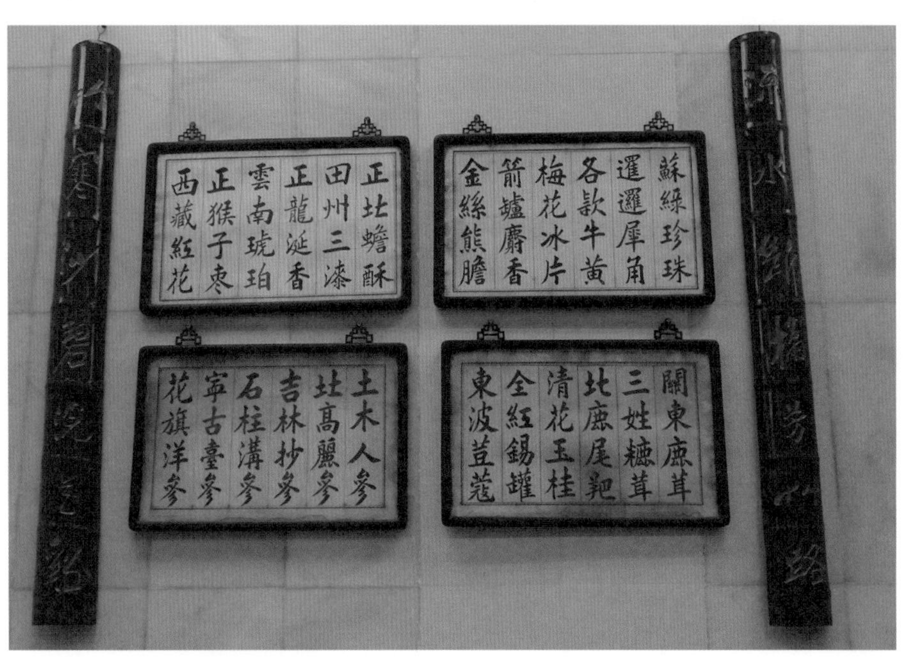

‥百昌堂內掛有幼藥名稱列表

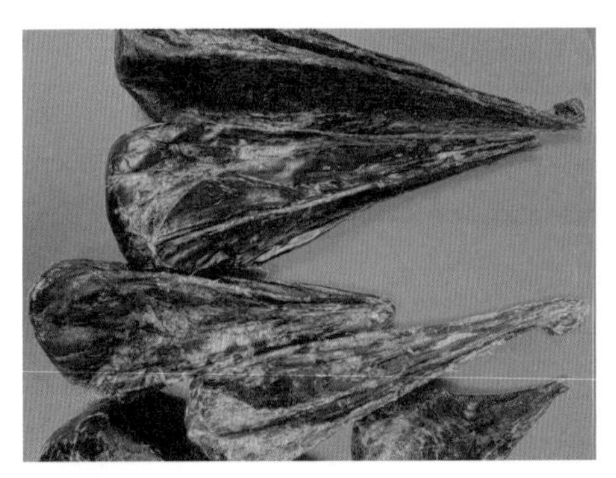
·· 熊膽

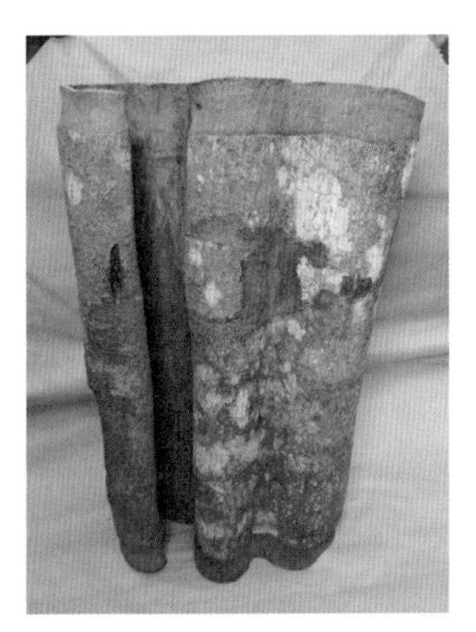
·· 玉桂

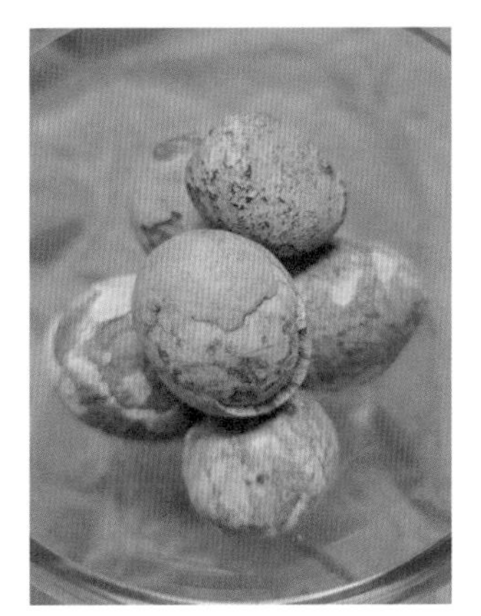
·· 豪豬棗

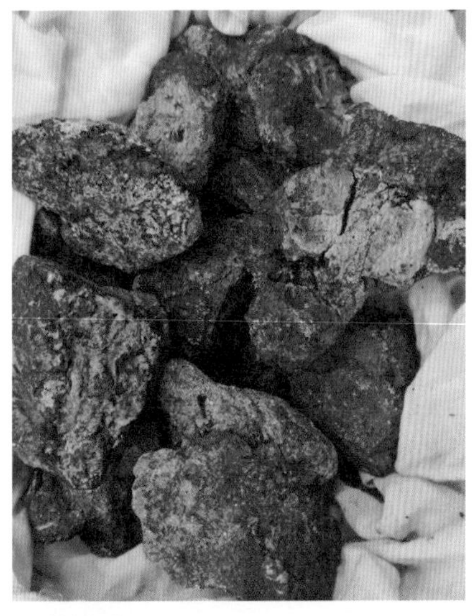
·· 龍涎香

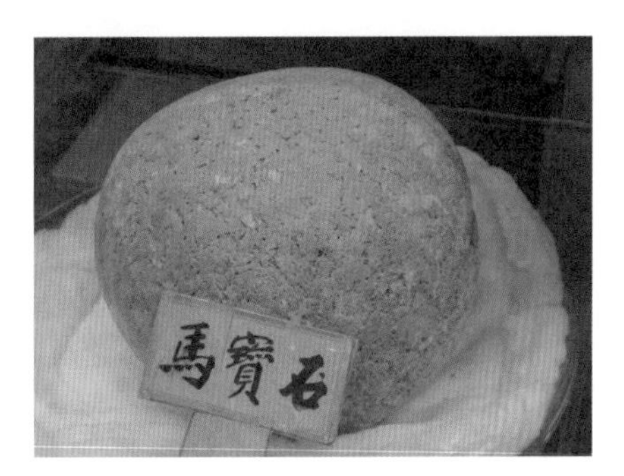

·· 馬寶石

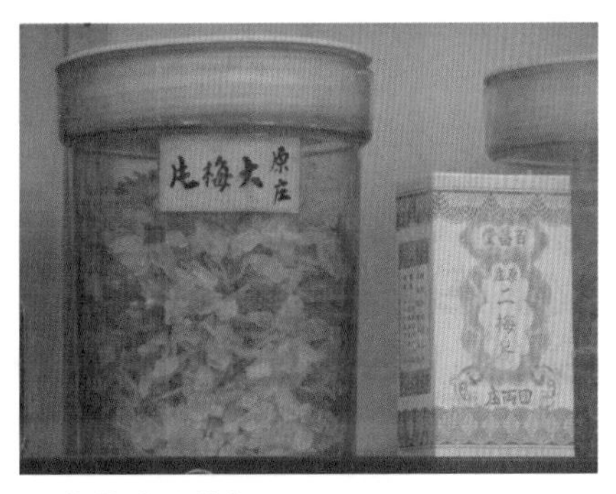

·· 梅片（冰片）

（二）香港參茸藥材行寶壽堂商會的經辦與銷售

1912 年，伍耀廷先生創辦香港參茸藥材行寶壽堂商會（下稱寶壽堂），聯結當時比較不具規模的藥材業團體，包括參茸業、幼藥業、粗藥業及生藥業組成。寶壽堂主張「建立同行業間聯繫，促進各地國藥貿易往來，為社會謀求福利，發揚中藥弘效。」[2] 寶壽堂內部設有四組，包括洋參、粗藥、幼藥（又名同益堂）、參茸。洋參是指經營洋參生意的團體，粗藥是指經營草藥生意的團體，幼藥是指經營名貴藥材的團體，參茸是指經營人參與鹿茸生意的團體。若商人想加入寶壽堂，需由會員舉薦加入，成為會員後要先繳付會員費，自動加

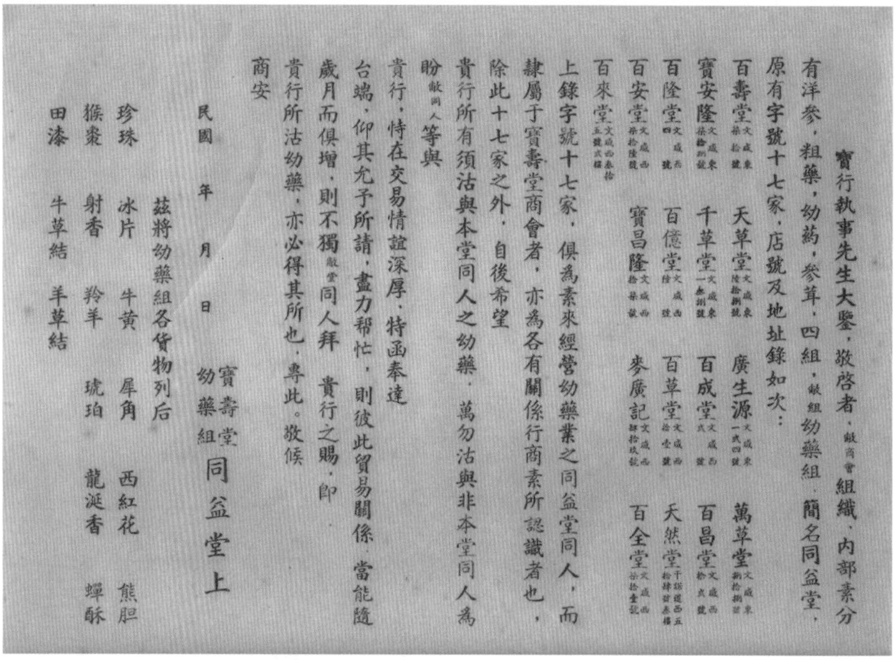
寶行執事先生大鑒，敬啓者，敝商會組織，內部素分有洋參，粗藥，幼葯，參茸，四組，敝組幼藥組，簡名同益堂，原有字號十七家，店號及地址錄如次：

百壽堂　天草堂　廣生源　萬草堂
寶安隆　千草堂　百成堂　百昌堂
百隆堂　百億堂　百草堂　天然堂
百安堂　寶昌隆　麥廣記　百全堂
百來堂

上錄字號十七家，俱為素來經營幼藥業之同益堂同人，而隸屬于寶壽堂商會者，亦為各有關係行商素所認識者也，除此十七家之外，自後希望貴行所有須沽與本堂同人之幼藥，萬勿沽與非本堂同人為盼敝同人等與貴行，恃在交易情誼深厚，特函奉達台端，仰其允予所請，盡力帮忙，則彼此貿易關係，當能隨歲月而俱增，則不獨敝堂同人拜貴行之賜，即貴行所沽幼藥，亦必得其所也，專此。敬候商安

寶壽堂幼藥組同益堂上
民國　年　月　日

茲將幼藥組各貨物列后
珍珠　冰片　牛黄　犀角　西紅花　熊胆
猴棗　射香　羚羊　琥珀　龍涎香　蟬酥
田漆　牛草結　羊草結

‧‧三十年代寶壽堂幼藥組通告，表明寶壽堂分有洋參、粗藥、幼藥、參茸（合益堂）四組，其中幼藥組，簡名「同益堂」，只有十七家會員字號。

2 《101 周年會慶特刊》（香港：香港參茸藥材寶壽堂商會有限公司，2013 年），頁 77。

入為洋參組並繳交年費。若商人想加入幼藥組，則需由核心商號決定能否加入，成功後亦需另外收費。1989 年，加入寶壽堂的會員需要繳付七萬元會費，加入幼藥組需要另付七萬元，年會費七千多元。即使費用高昂，當時仍然吸引不少從事該行的商人願意加入，然後再各自加入粗藥、幼藥或參茸組別，會員按不同組別可參加高麗參和洋參等開盤競投買貨，只有加入成為會員才可以參與「開盤」。

有關寶壽堂會員制度，由於貨品價值較高，參茸、幼藥和洋參行相對保守，入行需要較多規範，例如伙計要有行內熟人擔保或店舖擔保。至於行家想加入寶壽堂商會並不容易。根據資料，1980-1990 年間，新增會員只有四家。申請入會首先要有兩家有份量的商號會員推薦，再經當屆理事會投票黑、白珠決定是否贊成充通過，才能成為會員。

當年加入寶壽堂商會難度高的原因，皆因成為會員後才有權利參與洋參來貨商開盤認競投活動；若希望進一步參與幼藥開盤，商號會員還要進一步加入幼藥組同益堂，才有資格被邀請出席幼藥開盤買賣。無論洋參或幼藥，當年只要競投成功，必定賺錢，因為非會員商號需要加佣金予寶壽堂商號會員代買之故。

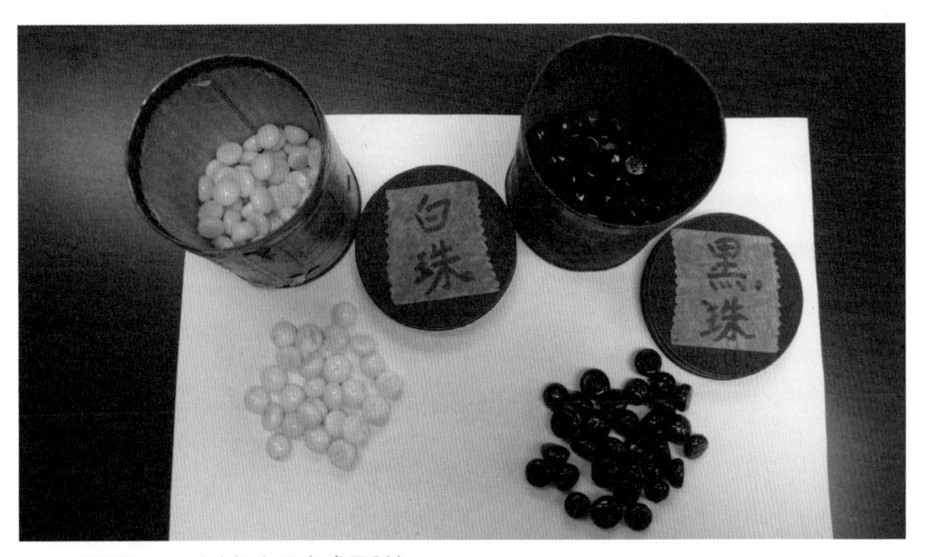

‥投票用黑、白珠（代表同意或反對）

花旗野參六桶開盤
出價低竟無成交
主因係買家連日吸納已足，
且新貨質地平平之故。

（時訊）花旗野參昨日又有一批新貨開盤，惟收市時竟無成交。

昨（六）日出頭盤商售出之花旗野參，共計六箱，每箱淨重二百磅。開市時買家購意不大，出價頗低。主要的原因是由於買家連日來經已購進了大批花旗野參及種參，手上存貨豐厚，拆銷不易，故不肯大手購進；如以此批花旗野參新貨質地平平，故買家出價頗爲低廉。賣家有見及此，認爲此價比來價過於接近，利潤低微，故不肯售出，結果收市時竟無一箱售出。

又據開盤商的消息：今（七）日及昨（八）日均有花旗參開盤，成交數而及價格可於日內見報。

花旗參六桶開盤出價低無成交（《華僑日報》，1963 年 11 月 7 日）

1. 幼藥和洋參開盤

1970-1990 年代，為西洋參開盤的全盛時期，由寶壽堂洋參組承辦，提供平台給會員商號，和買家直接交易的過程，稱為「開盤」，對業界來說非常重要，也是商號加入寶壽堂的主要原因。

由進口商在美、加產地大批購入西洋參，例如香港新蘭行，在源產地用大紙皮桶包裝，以海運或空運進口香港。待收到貨後，通知寶壽堂做安排開盤日期，派送通知書給洋參組會員。開盤當日，一般會有二、三十個行家聚集新蘭行，貨主先派發入標票紙給行家，隨即將西洋參開桶倒落蓆面上，讓行家們各自拿起貨辦於小窩篩中，細心觀看各花式比例（一桶貨會有圓粒泡、長枝、老皮等），然後開始以密底算盤出價，寫在暗標紙上，等待貨主唱票，價高者得；然後由寶壽堂秘書將投得的洋參圓筒在買家面前封口，等待送貨。西洋參盤買賣以每桶為單位，重量以每擔計價，平均每桶 120 磅。

會員商號成功買貨後，可自行分揀各種花式，以不同價錢貨種分批在市場出售；也有原桶轉售予其他行家，價錢反映出當時的經濟和市場消費力，成為行情的指標（行家之中買賣參參考價）。由於開盤限制只供會員參與，而且必定能夠賺取利潤，因此對剛入行的行家來說，雖然需要付出各項會費，增加公司負擔，仍會把自己公司成為寶壽堂會員為目標。

行內術語	釋義
泡參	指美國野山參
上身泡參面	有明顯環紋，枝身夠大，蘆頭夠長有節代表年歲。
泡面	指美加種植洋參（花旗參、西洋參）
花式（分類）	• 大、中、小枝「種泡」（ 圓粒泡） • 大、中、小「長枝」 • 中、小枝「老皮」（種泡和長枝之間） • 大、中、小枝「種比」（參腳夠粗大） • 大、中、小「切口」（參頸）

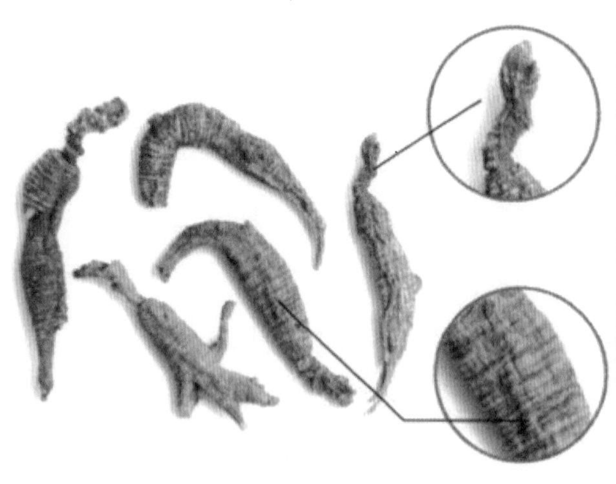

‥美國野山參（左）和種植洋參（右）

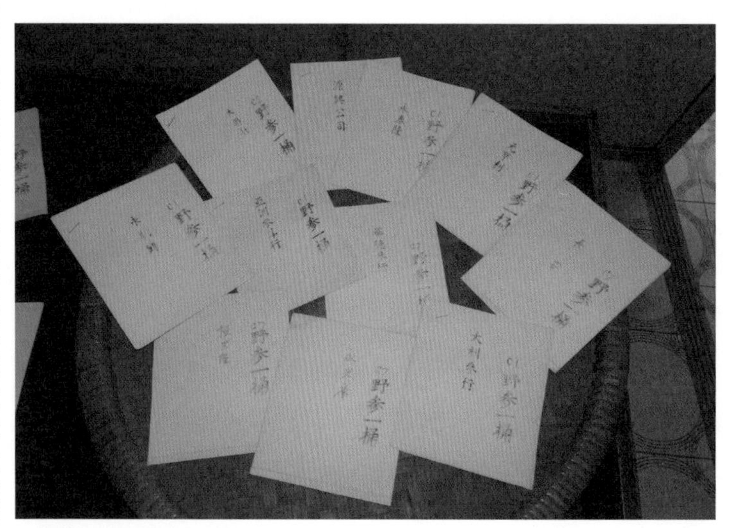

‥商號入標票

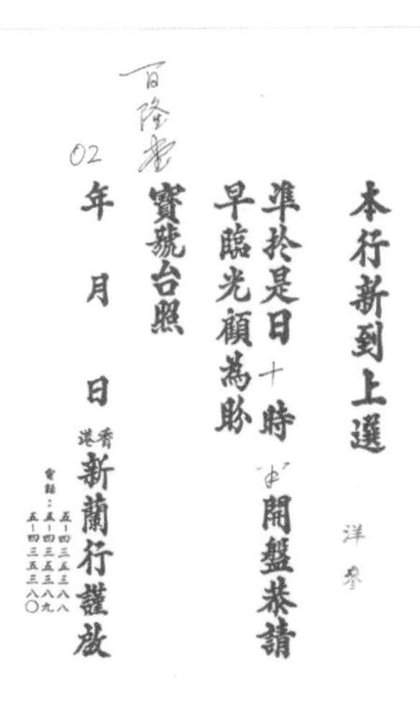

本行新到上選 洋參
準於是日十時中開盤恭請
早臨光顧為盼
百隆
寶號台照
02 年 月 日
香港新蘭行謹啟
電話：五一四三五三八八
五一四三五三八九
五一四三五三八〇

‥洋參開盤通知

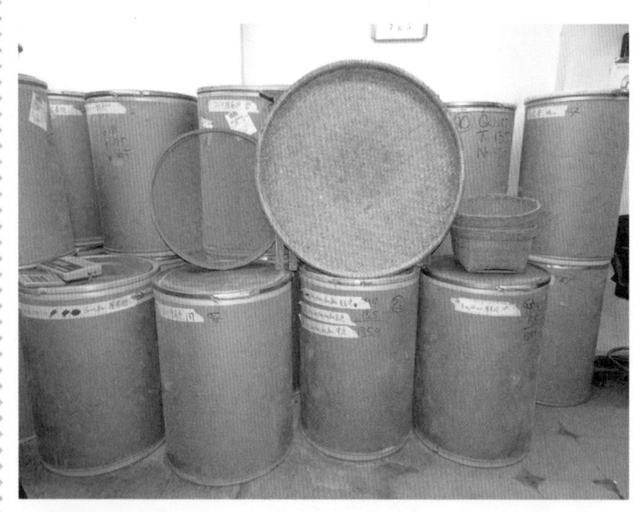

‥原桶洋參

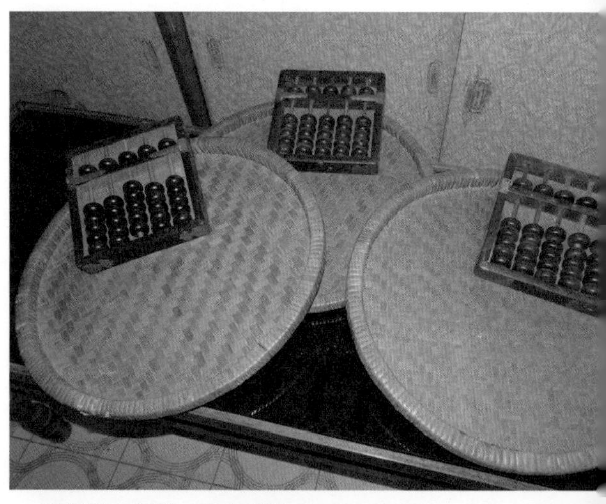

‥看貨辦小窩篩、密底算盤。

下圖為野山花旗參開盤，可見在商會行規下，加入寶壽堂成為會員能享有的買貨折扣。

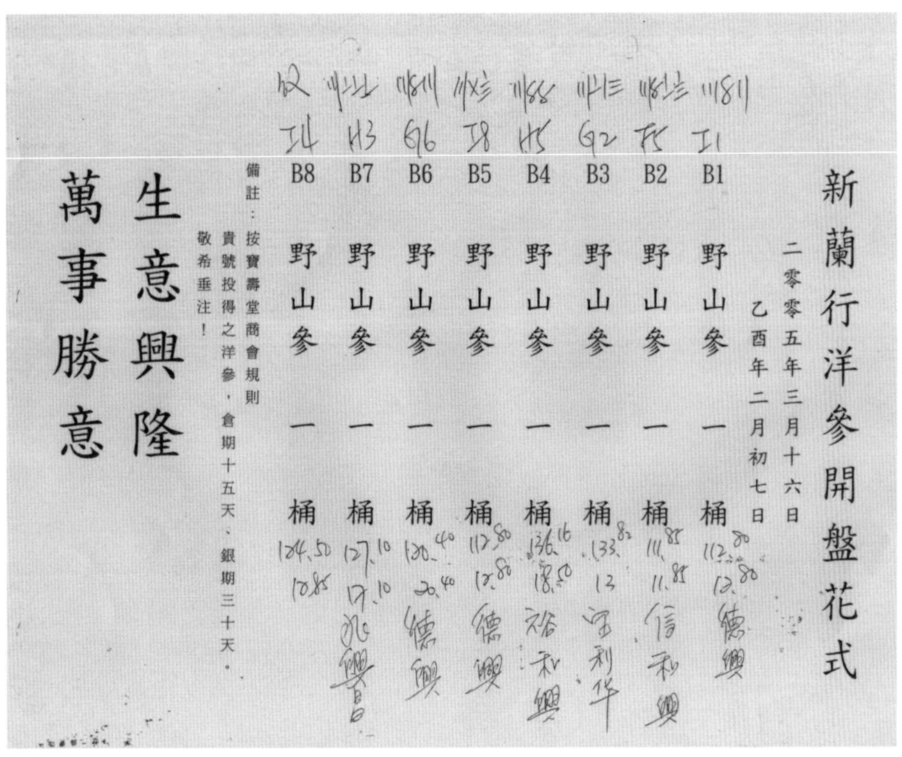

新蘭行洋參開盤花式

二零零五年三月十六日

乙酉年二月初七日

B1 野山參 一 桶

B2 野山參 一 桶

B3 野山參 一 桶

B4 野山參 一 桶

B5 野山參 一 桶

B6 野山參 一 桶

B7 野山參 一 桶

B8 野山參 一 桶

備註：按寶壽堂商會規則

貴號投得之洋參，會期十五天、銀期三十天。

敬希垂注！

生意興隆

萬事勝意

‥唱票（價高者得）野山參開盤結果

野山花旗參開盤

商會行規

投 標 價：港幣 355,000 元，每擔（100 司馬斤）
重　　量：H5 號　1 桶（約重 136.16 磅，皮 18.5 磅）
淨　　重：88.245 司馬斤
總　　銀：313,269.75 元

寶壽堂洋參組會員（有扣銀）

總　　銀：313,269.75 元（依照貨價實銀算）
X 0.98
X 1.01　（三個數包括給買辦及伙計年尾花紅和炮金等）
X 0.985

313,269.75 元　X　0.974953（扣銀）
買家實付貨主＝ 305,423.28 元

今天，對寶壽堂的活動記載不多，不過在1920年代省港大罷工期間，寶壽堂卻發生「回佣」事件。省港大罷工對寶壽堂產生重要影響，尤其貴重藥材並非必需品，因此如麝香、高麗參、洋參、牛黃、鹿茸、田七、珍珠末及鹿尾巴等都陷入滯銷。當時辦運這些藥材的分別是山東行及洋行，山東行多辦運參茸，洋行則辦運燕窩、參茸、羚羊、犀角、牛黃及猴棗。他們開創了「回佣推銷」的辦法，向寶壽堂簽署回佣合約。寶壽堂的會員雖然以參茸為主導，但「回佣推銷」使寶壽堂帶領業界抗衡壟斷中藥買賣的公志堂。

另一方面，關於珍貴的高麗參。高麗參是種植參，約有六年參齡，由韓國人參出品，大致可分為白參、紅參兩種。白參是採參後洗淨曬乾而成，參性平和微寒，對清熱補氣有相當功效。高麗參則是在白參加入若干名貴藥材，再經蒸、浸、曬的方法製成，由原色變成紅色，藥性較為溫熱，屬溫補參，頑疾熱病患者及血壓高者慎用。韓國高麗參有多個品牌，傳統以質素分天、地、良三個級別，北韓高麗參分天、地、人三種。

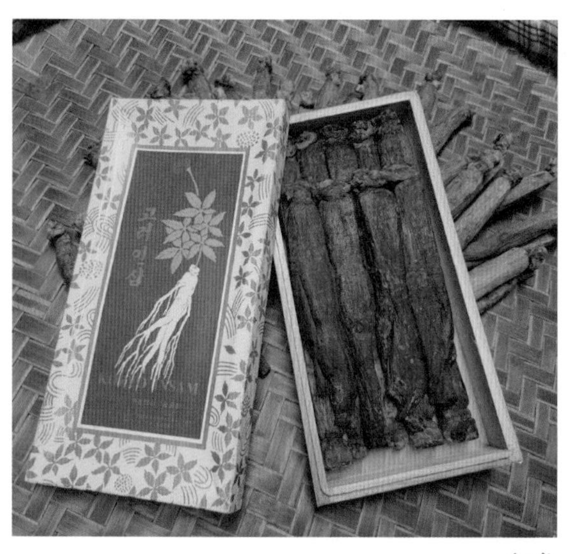

‥紅參

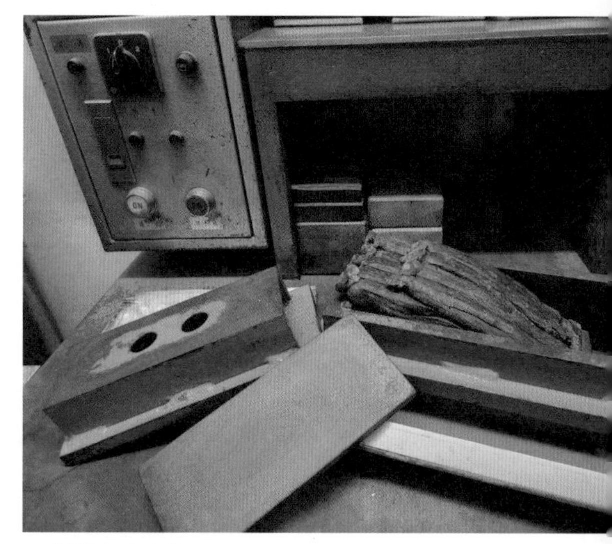

‥散裝紅參包裝加工

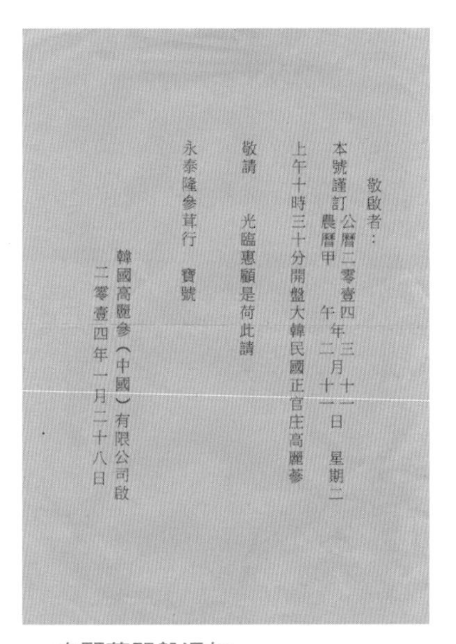

敬啟者：

本號謹訂 公曆二零壹四年三月十一日 星期二
　　　　 農曆甲午年二月十一日

上午十時三十分開盤大韓民國正官庄高麗蔘

敬請　光臨惠顧是荷此請

永泰隆參茸行　寶號

韓國高麗參（中國）有限公司啟
二零壹四年一月二十八日

‥高麗蔘開盤通知

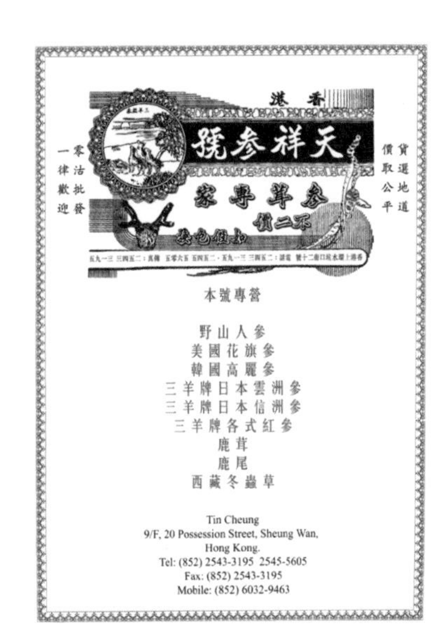

‥參茸廣告

‥北韓高麗蔘（左）及南韓高麗蔘（右）

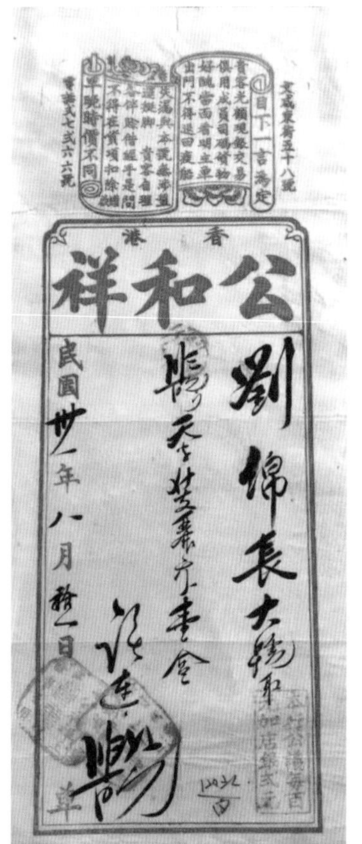

‥公和祥發票

2. 南北行街（洋參加工）參茸行

1980-1990 年代，洋參加工（拆貨），寶壽堂會員有 30 多家，例如永泰隆、裕和興和恆豐泰等，俗語有云：「生行街，死掌櫃。」所以到了 1980 年代，很多「行街」出來自立門戶。

昔日寶壽堂行規，批發行出貨使用腰碼計算重量，腰碼又名「九八碼」，扣價用作「理髮錢」等伙計下欄的費用。

另一方面，業內又有所謂暗碼交易。批發行有使用「暗碼」列出參考可以賣出的價錢，通常使用順口和有含意的句子，其中每個字代表 1-10，有些店鋪會使用英文字母及符號作為「暗碼」，例如下例即為暗碼

恆占源和有　豐隆泰亦來
壹貳叁肆伍　陸柒捌玖拾

3. 南北行街「三百」幼藥行

寶壽堂成員的商號大多集中在文咸東街及文咸西街，東街主要從事參茸生意，西街則從事幼藥生意。文咸東街的參茸店，以零售居多，主要售賣人參、高麗參、鹿尾巴、鹿茸，及八珍包括「黨參、白朮、雲苓、炙甘草、川芎、當歸、白芍、熟地黃。」文咸西街與永樂街合稱參茸燕窩街，西街的幼藥店舖眾多，其中十間店舖在行內稱為「十百」。「十百」是指十間以「百」命名的幼藥店舖，如百全堂、百昌堂、百成堂、百草堂、百億堂、百壽堂、百龍堂等。及至 1980 年代後期，「十百」生意不景陸續關閉，僅剩「三百」，包括百成堂、百隆堂、百昌堂。現時，只有百成堂、百昌堂依然營業。百成堂創立於 1920 年，除了出售各種滋補產品如燕窩、人參、冬蟲夏草、石

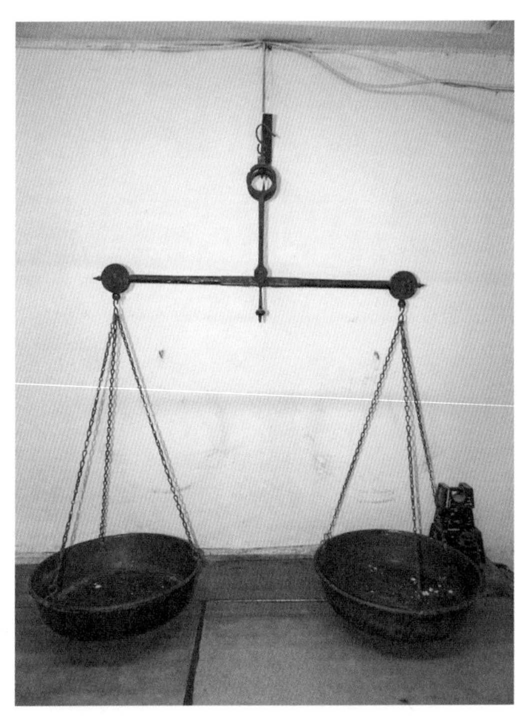

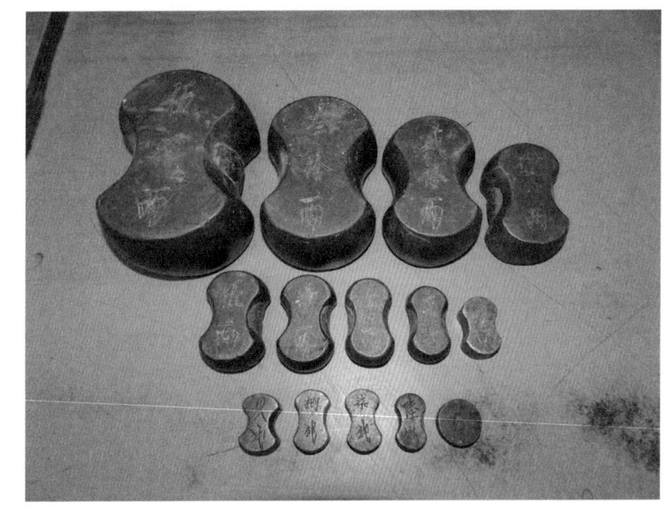

‥九八腰碼

‥永泰隆天秤

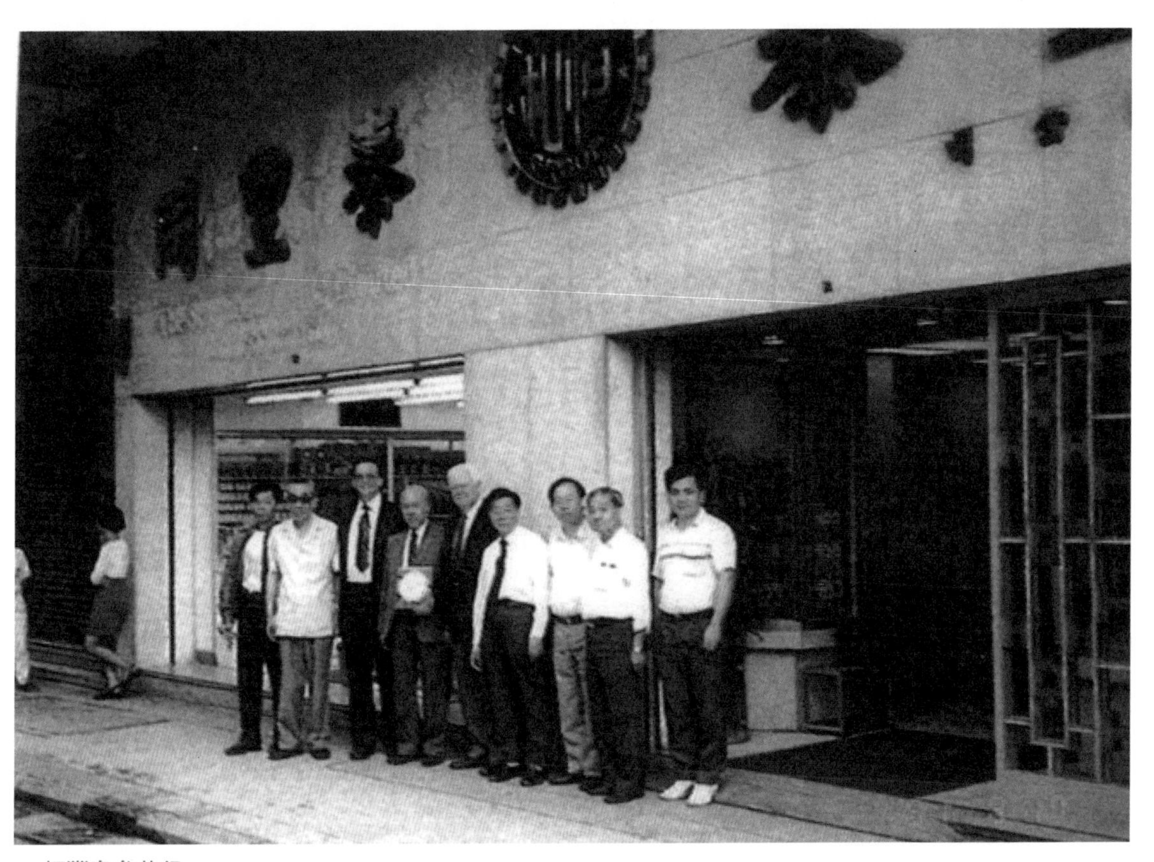

‥恆豐泰參茸行

壹九八零年五月十八日

香港 恒豐泰

野山參類：頂大野山泡參面、上身泡參面、一號泡參面、二身泡參面、上三身泡參面、小三身泡參面、三身半泡參面、小三身半泡參面、（喙粒圓四號泡參面）、上身泡參、壹號泡參、弍身泡參、三身泡參、小三身泡參、三身半泡參、小三身半泡參、四身泡參、上身粉光參、上二粉光參、二身粉光參、三身粉光參、小三身粉光參、三身半粉光參、小小粉光參、統庄次粉光參、上二身邊參、三身邊參、小三身邊參、白皮泡參、上二身長泡、三身長泡、小三身長泡、小小長泡、大結肉、大枝福紅參、統庄福紅參、剪口參、二紅肉、三紅肉、四紅肉、野山蘆尾、野山蘆頭、中結肉、特粗四號泡參、小邊參

大種參類：大中枝種泡面、小中枝種泡面、三圓粒身種泡面、三圓粒小身種泡面、圓粒三身半種泡面、大中枝二面、中枝老皮、小枝老皮、小小枝種參、大中枝長枝、中小枝長枝、頂大枝種參、大爪參、中爪參、大枝種比、中枝種比、小枝種比、小小枝種比、大剪口、中小剪口、二紅肉、三紅肉

加移種參類：加移大中枝種泡面、加移二身種泡面、加移三身種泡面、加移小三身種泡面、加移三身半種泡面

紐約種參類：大中枝種泡面、二身種泡面、三身種泡面、小三身種泡面、三身半種泡面、中小枝弍面、三身弍面、小三身弍面、三身半弍面、中枝老皮、小枝老皮、小小枝種參

中小長枝、種爪參、大枝種比、中枝種比、小枝種比、小小枝種比、大中枝花皮、大中剪口、小剪口、二紅肉、三紅肉、統庄種蘆頭

生熟參類：一等吉林白干參、二等吉林白干參、七十枝大東洋參、頂一百枝東洋參、大二百枝東洋參、中枝東洋參、小枝東洋參、高麗吉林參鬚、朝鮮參尾

實豐代理 北韓麗參：天字十枝、天字十五枝、天字二十枝、天字三十枝、天字四十枝、天字五十枝、地字十枝、地字十五枝、地字二十枝、地字三十枝、地字四十枝、地字五十枝、人字十五枝、人字二十枝、人字三十枝、人字四十枝、人字五十枝、人字六十枝、人字七十枝、麗參節、大尾、中尾

··蔘茸行賣貨行情

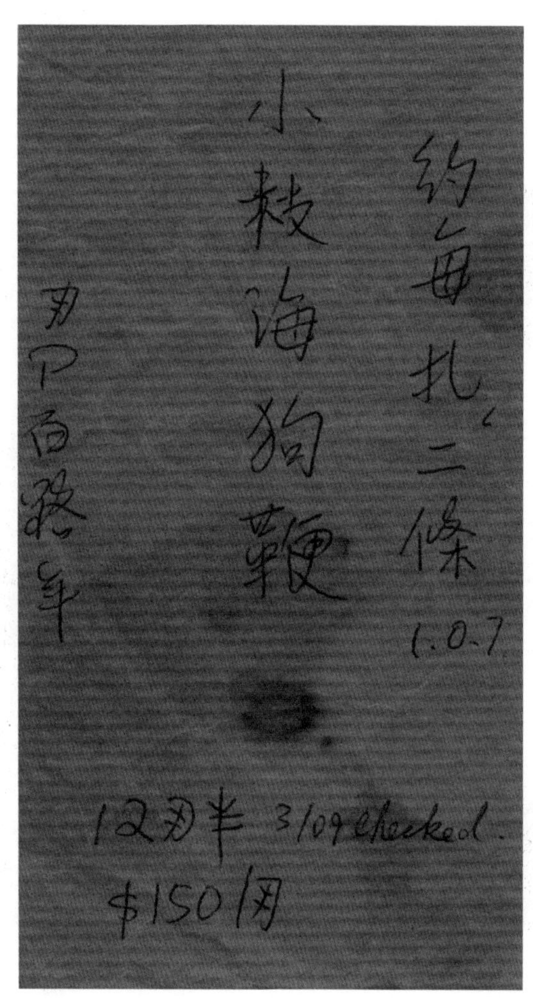

··暗碼

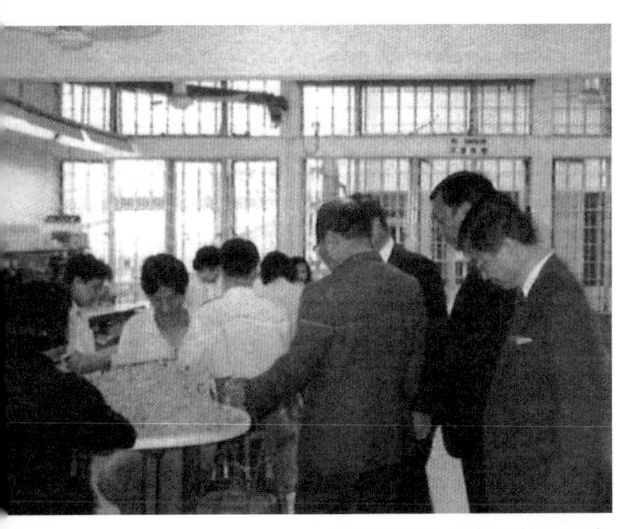

‥恒豐泰加工拆貨分揀西洋參

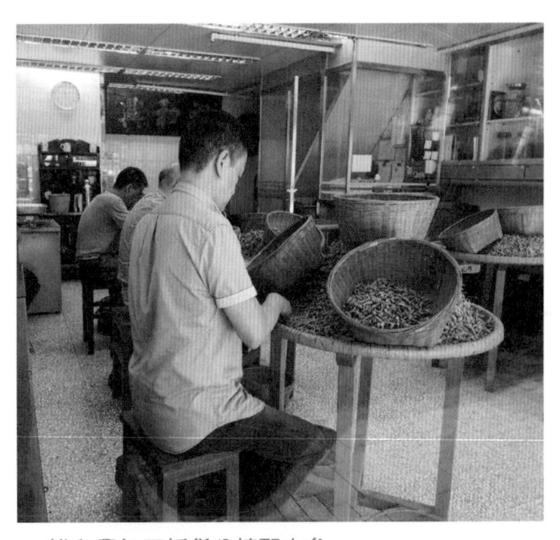

‥裕和興加工拆貨分揀野山參

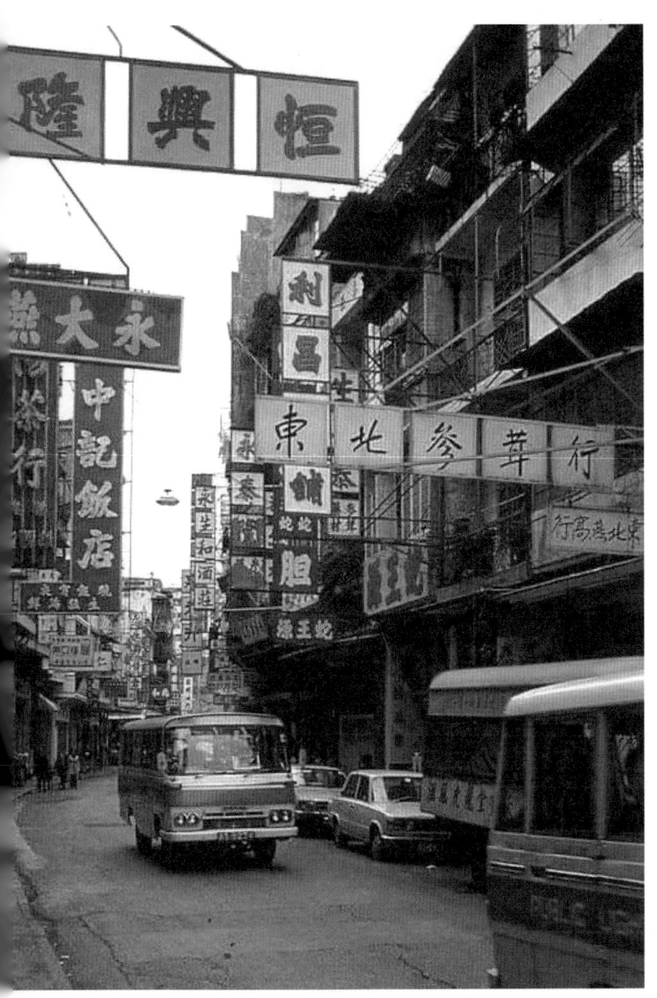

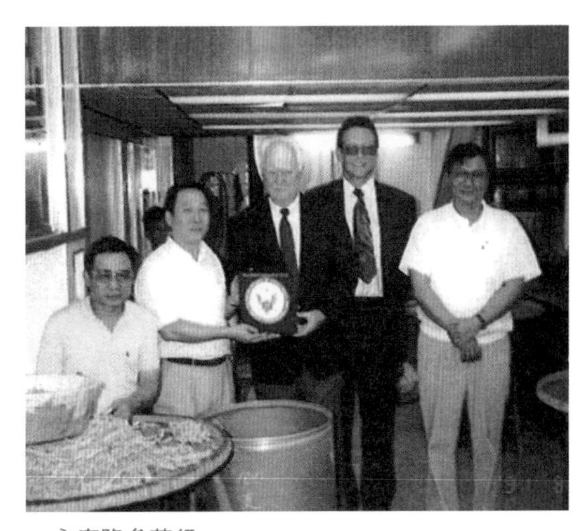

‥永泰隆參茸行

‥1970-1980 年代文咸東街，參茸、燕窩、藥材行林立

斛、鹿茸等外，並設立百成堂藥廠有限公司，出品中成藥如珍珠粉、石斛丸、洋參丸、冬蟲夏草粉等。百昌堂創立於1913年，主要經營藥材貿易及出售成藥及幼藥，如龍涎、琥珀、麝香、珍珠、冰片、馬寶石、猴子棗、雲南琥珀、田州三七、各地鹿茸等，他們的代表商品有由家傳秘方所製的珠珀猴棗散，專為孩子定驚服用。

文咸西街（南北行街）特色舊行規，每年尾牙（十二月十六）後就不再做買賣，只等待收賬，到年三十（除夕夜）商號門口掛上「宮燈，代表本號無拖欠街外數。

此外，由於昔日文咸西街辦莊甚多，需要處理很多交易，因此在鼎盛時期，這裏曾設立四至五間專為辦莊服務的銀行，包括寶生銀行、集友銀行、三菱銀行、南洋銀行等，這些銀行的好處都是方便進行結算。

隨着歲月飛逝，寶壽堂仍然存在，惟大多商號多不願再加入寶壽堂，主要是因為銀期問題。會員規模擴大難免出現良莠不齊的情況，例如拖數、交易程式繁複，種種均要寶壽堂擔保，所以在1990年代，進口商號紛紛另組入口商會，如洋參入口商會和寶壽堂合作「開盤」，因時代關係，寶壽堂的影響力已大不如前，現時會員大部分經營麝香、牛黃、熊膽、西洋參、高麗參、鹿茸、石斛、燕窩等幼藥。[3]

3 《101周年會慶特刊》，頁77。

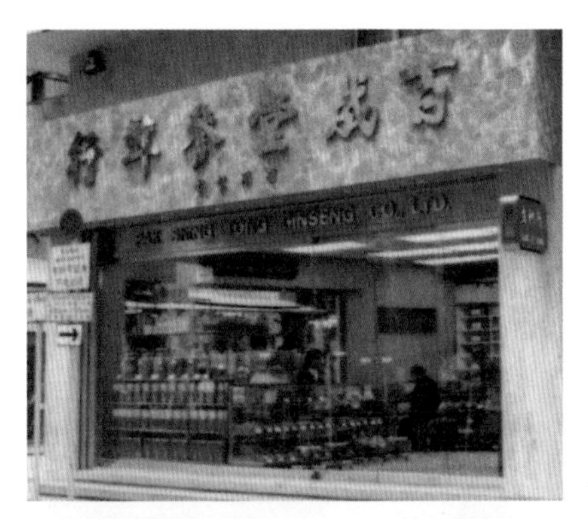

‥百成堂

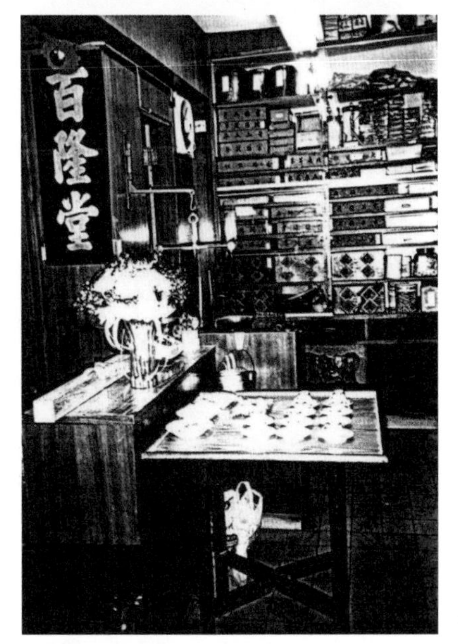

‥百隆堂

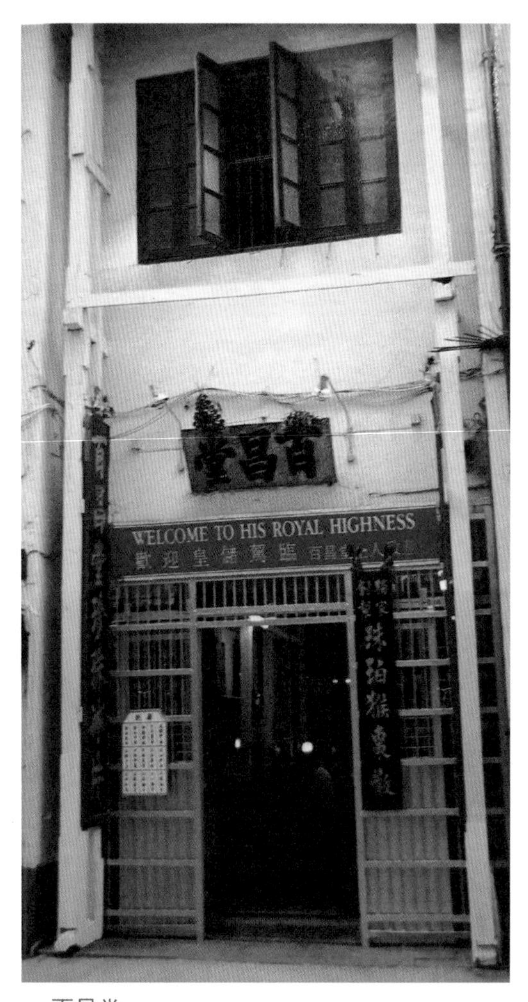

‥百昌堂

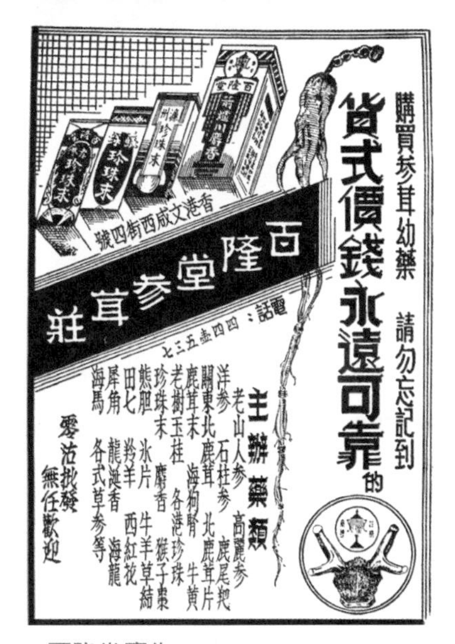

‥百隆堂廣告

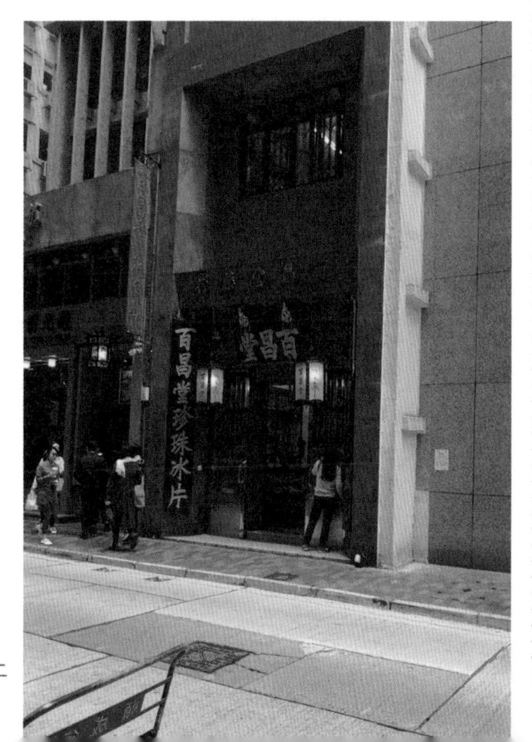

‥文咸西街的老字號參茸行多在農曆年尾於大門口掛上官燈，代表該年沒欠街數。

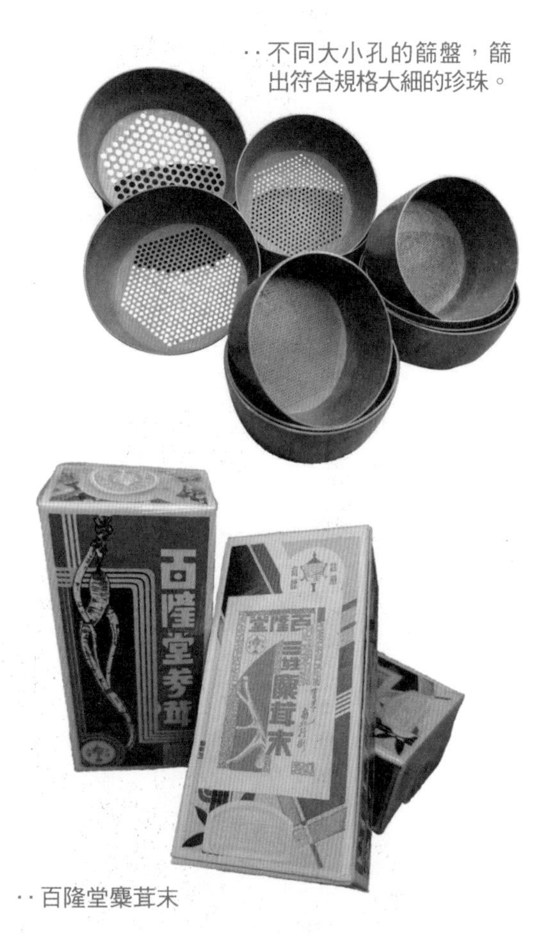

‥不同大小孔的篩盤，篩出符合規格大細的珍珠。

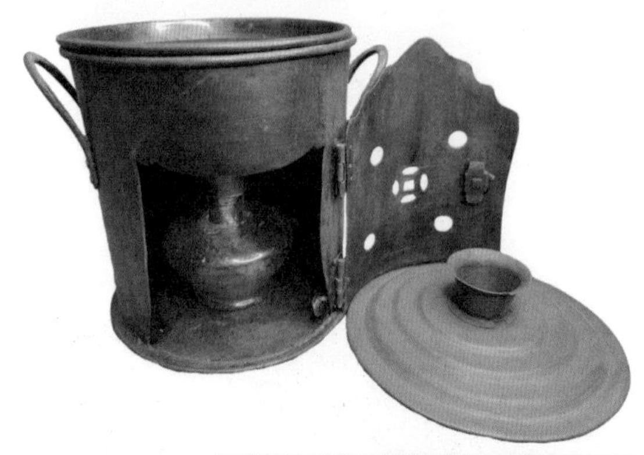

‥這個小銅鍋煲蠟，為牛黃、麝香、珍珠分裝小瓶進行密封包裝處理。

‥百隆堂麋茸末

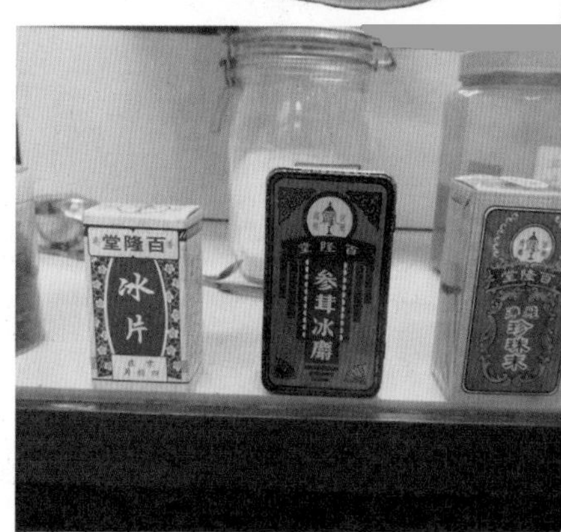

‥百隆堂冰片、珍珠末

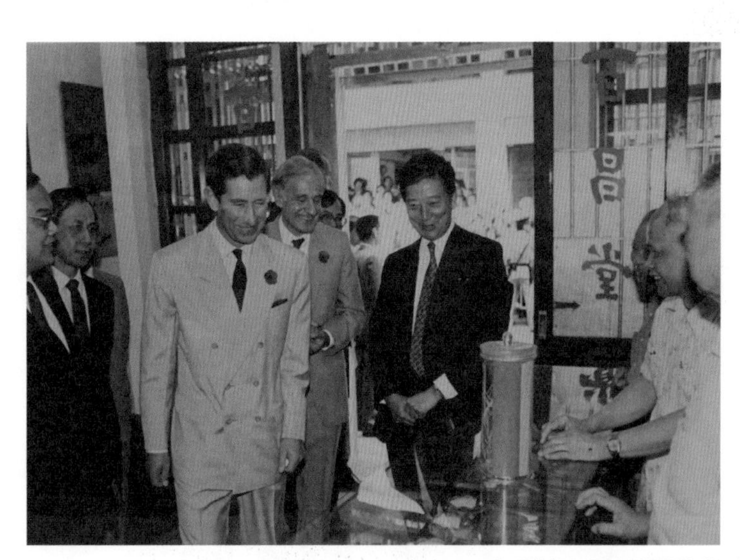

‥查理斯王子訪問百昌堂

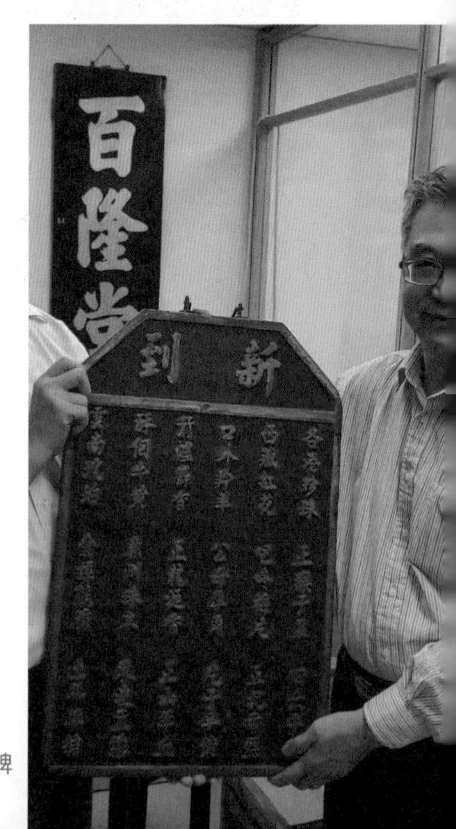

‥百隆堂廣告牌

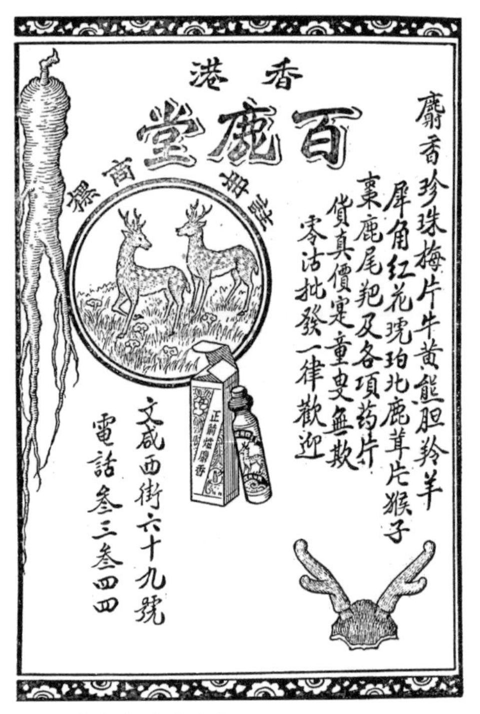

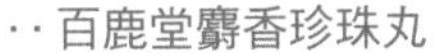
‥百鹿堂麝香珍珠丸

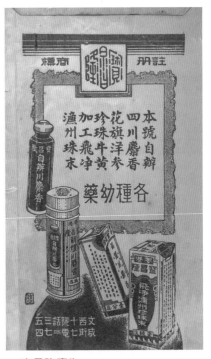

‥寶昌隆廣告

（三）參茸燕窩的零售經營方式

除了從寶壽堂直接購買再在商號批發出售外，一些代理商也會以散裝或其他方式出售貴價藥材。以人參為例，人參主要在東亞地區生長，包括吉林參、石柱參、日本參、北韓參、南韓參等。日本參方面，有本地行家專做日本參，卻以散貨為主，運到香港後入罐出售。有些行家專營北韓參，從北韓收購到廣州交易會再運往香港，初由「利元來」負責在到港後為人參入罐包裝，後來「文世」從北韓原裝直接購往香港。南韓的代表是「正官庄」，人參從南韓入罐，1970至1980年代由「趙光利」獨家代理，1980年代交由七家代理，不足兩三年間交由「山大和」代理，1990年代末期由「廣德昌」代理，直至現在。

關於野山人參。中國的長白山野山人參享負盛名，有二千多年歷

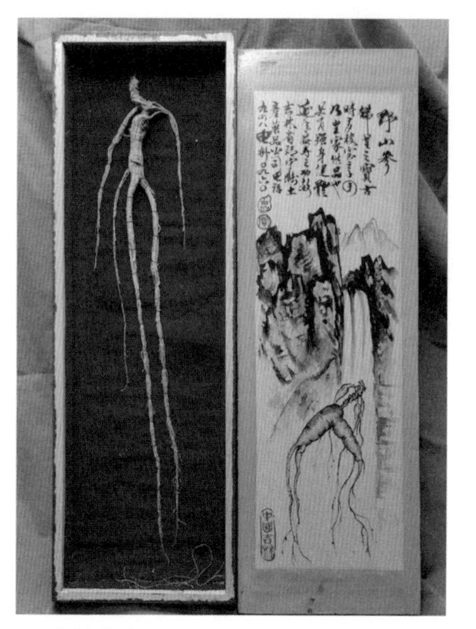
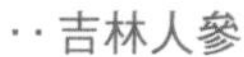
‥吉林人參

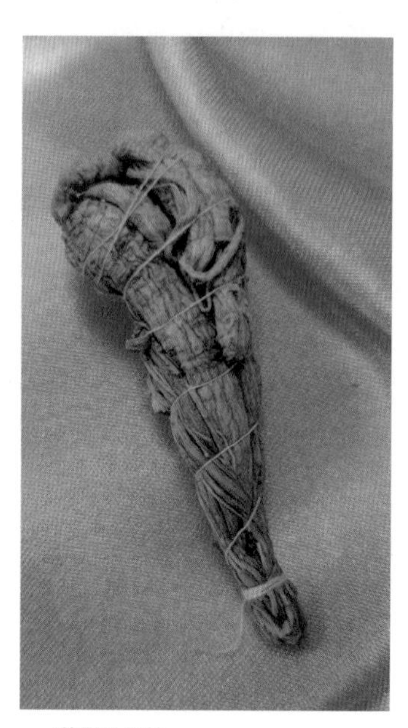
‥蘇聯抄參

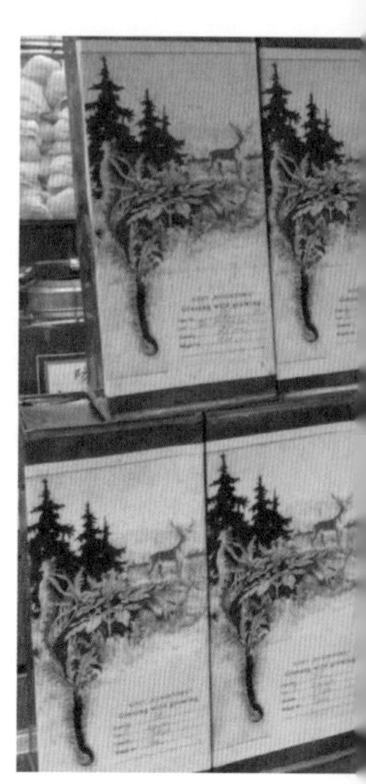
‥昔日的蘇聯抄參

史，漢唐時期已有「抄參」之名，由於野山人參生長在深山大澤，要生長幾十年，甚至過百年才有顯著藥效，故採參人在人跡罕至的深山，發現了野山人參時，若覺得生長時日未夠，便利用文字、畫圖抄寫，記載野山人參的位置，待日後子孫回來採摘，故名「抄參」。傳統中醫認為，長白山野山人參，有提神、活血、補氣、延年益壽之功。

1. 燕窩商行

二戰以前，大概有六間至八間經營燕窩生意的商號成立崇德燕窩商會。他們可以從兩個途徑購買燕窩，一是在燕窩商會開盤時購買印尼、泰國及越南（安南）燕，其次在文咸西街的莊口購買。燕窩運到商行後會進行加工，然後出售予零售店、藥材店，以及外銷往菲律賓、美加等地。日佔期間，香港人普遍營養不良，會員認為這段時間不會有人吃燕窩，因此紛紛回鄉，商會陷入停頓。戰後，有七間燕窩商號組成正德燕窩商會，會員包括永大行、大隆行、光昌行、人和行、吳豐興、添記、信裕、三合和信昌，維持至1980年代，由於燕窩沒有開盤活動，商會漸漸停止運作。到了1980年代中起，經營加工批發燕窩商超過百多家；到2003年，由中藥聯商會轄下的燕窩商組成半獨立燕窩商會，會員共有40多家，會員商行大部分位於永樂街。

1960年代之前，資訊、交通不發達，貨物出入口依靠南北行公所作中介，燕窩從印尼入口，屬於南貨，每星期入口的燕窩都在南北行開盤，由燕窩批發商前出席競投，但只有燕窩商會商號會員才能夠參與，約有有六、七間家，外人不得競投。

光昌行老闆陳熾謙指出，投得燕窩後，便開始加工，包括檢毛、除雜質、包裝等，再運往美加、日韓等地。當時香港是世界各地燕窩集散地，陳老闆父親更設計了一個艷麗美女包裝紙盒，突破昔日呆板的設計，深受日本買家歡迎，銷量震動全行。

時移世易，現在許多燕窩店從外地直接入貨，不依靠中介機構，

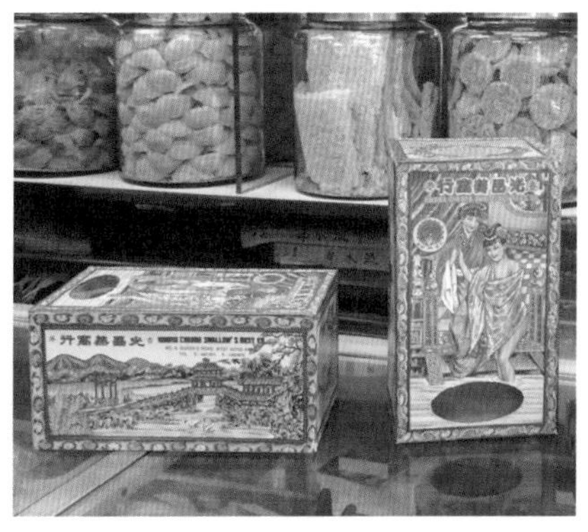

‥光昌行艷麗美女包裝紙盒

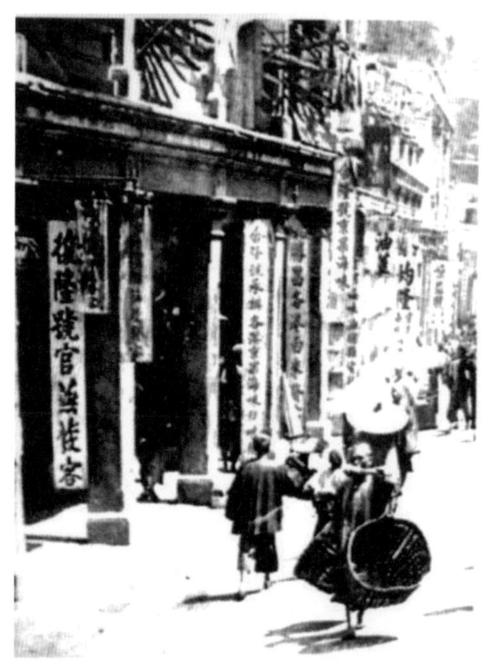

‥1920-1930年代德輔道西
復隆號燕窩莊客

而且在原地加工，降低成本令價格親民，全港更多商號可以買到燕窩，不一定到上環參茸燕窩街，吃燕窩的歷史也從此改寫，由珍品變成平民健康食品，陳熾謙慨嘆新一代對吃燕窩不再講究。

目前，燕窩多產自印尼、泰國、越南、馬來西亞、緬甸等地，但以印尼最多，佔全世界產量約 75%，多屬屋燕，雜質較少，口感竦滑。泰國燕窩比較厚身，結實，發頭好。越南產的燕窩較清香、燉後味濃，可惜產量稀少。馬來西亞則以產屋燕及洞燕（包括毛燕）等，多加工成為各種類燕窩產品出售。

有關燕窩入饌和貿易的歷史，早於唐代宮廷已有煨食燕窩補身的習慣。上世紀末，考古學家在馬來西亞沙撈越西北的尼亞石澗中發現了一些唐三彩碎片，說明當時可能已存在了唐代宮廷與婆羅洲燕窩貿易的可能性。是明末詩人吳梅村詠燕窩詩：「海燕無家苦，爭銜白小魚。卻供人採食，未卜汝安居。味入金齏美，巢營玉壘虛。大官求遠物，早獻上林書。」（〈燕窩〉）詩中大官指掌理膳食的官署光祿寺，反映了當時宮廷中盛行燕窩。

鄭和下西洋，途經東南亞，將當地盛產的燕窩及有關烹調方法一併帶回中原。明神宗萬曆十七年（1589 年）有關燕窩關稅的記錄，當時上等貨一百斤稅銀一兩，中等貨七錢，下等貨二錢，由此亦可知當時燕窩貿易已相當成熟。

清代，爪哇的巴塔維亞港（今印尼雅加達）為當時最大的燕窩進口地。乾隆年間，商人郝延到了暹羅（今泰國），發現兩座島盛產燕窩，於是向當時暹羅國王進貢禮品，換取開採這兩個島的燕窩的權利。

九十年代中期，東南亞各國曾經對金絲燕及燕窩做過一番調查，討論是否應該把金絲燕列入世界瀕危物種名單，各國政府重點關注如

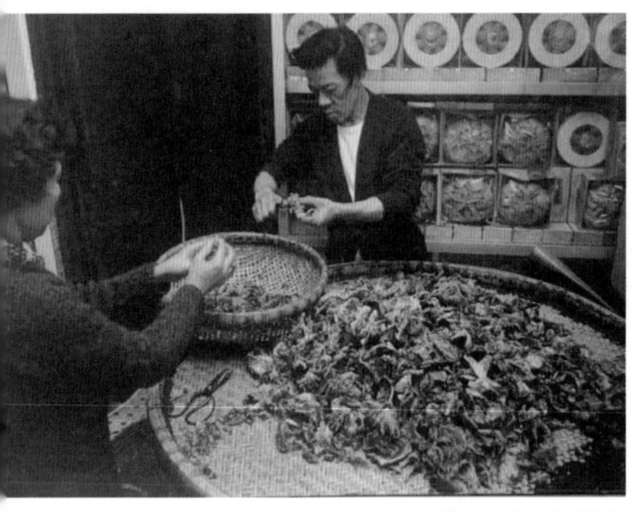
‥昔日燕窩舖揀選原裝貨

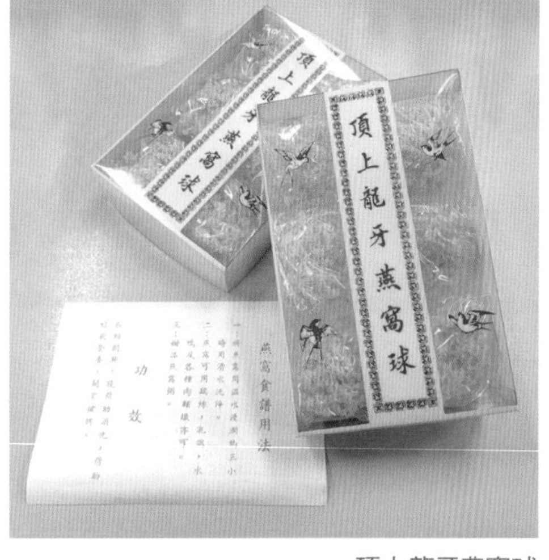

‥頂上龍牙燕窩球

何有效管理和保護等問題，包括領取牌照及規定每年採摘不得超過兩次等。但大量研究表明，合理採摘並不會影響燕群的正常繁衍。

時至今日，香港是最大的國際燕窩貿易港和消費市場，每年銷貨量約百多噸，包括轉口台灣、美加和中國內地。

、 香港的燕窩入口數字（政府資料）：

	1996年		1997年	
	數量（Kg）	金額（千港元）	數量（Kg）	金額（千港元）
印尼	92,020	640,980	131,010	835.959
泰國	4,623	29,771	13,076	52,931
越南	3,346	42,408	3,431	47,147
馬來西亞	4,106	16,302	3,865	16,728
緬甸	866	1,412	-	-
菲律賓	242	377	806	453
其他	13,649	61,356	18,241	79,872
總額：	118,852	792,606	170,429	1,033,090

燕窩的營養成分包括蛋白質、多種氨基酸、鈣、磷和鉀等，並含有促進細胞分裂的激素及表皮生長因數，能刺激細胞生長和繁殖，對人體組織成長、細胞再生，以及由細胞誘發的免疫功能均有促進作用。

中醫認為燕窩味甘、性平，有補中益氣、潤燥養陰、健脾功能，可治虛損、咳嗽、咯血、胃黏膜損傷等病症。若小童因為脾虛胃弱而引起身體虛弱、食慾不振，容易發生腹瀉、晚上多汗、面色青黃，可用燕窩煲粥作食療，效果極佳。燕窩無論是白、紅、黃品種，主要食療價值相差不多，需要長期服用才能見效。

燕窩種類的劃分：

燕窩種類	屋燕	洞燕
位置分別	金絲燕於人工搭建的「燕屋」內築巢形成的燕窩。	金絲燕在天然岩洞內築巢形成的燕窩。
質素分別	第一期：築巢材料主要由唾液凝固構成「白燕盞」 第二期：築巢材料由唾液和羽毛混合構成「毛燕盞」 第三期：築巢材料由唾液和雜草混合構成「草燕盞」	
主要產地	印尼、馬來西亞	越南、泰國、馬來西亞、印尼

◎ 二、本地名貴藥品的應用

商號購買參茸幼藥後，普遍都要加工後才能出售，而加工師傅都是從內地來到香港發展。鹿茸及鹿尾羓，以往從內地出口香港，自 1980 年代起引進紐西蘭及澳洲品種，供應量開始迅速增長。鹿茸

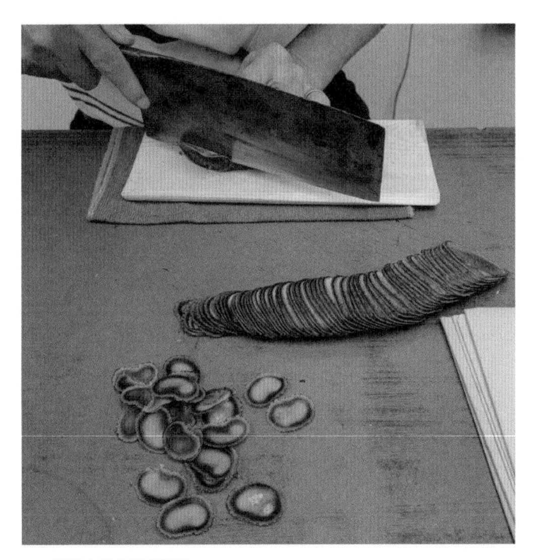

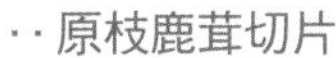
‥原枝鹿茸切片

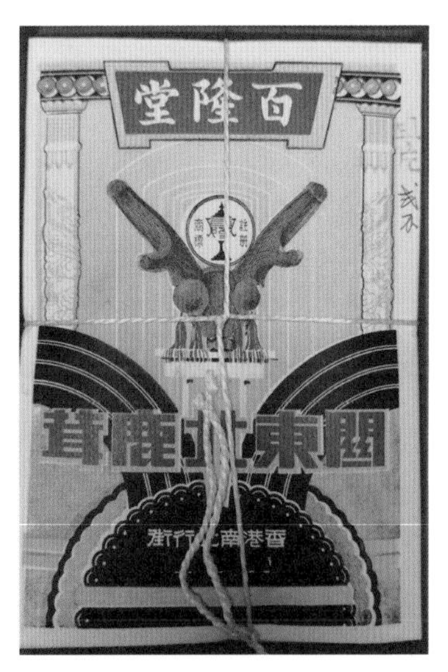

‥鹿茸

有分兩叉（鹿角）茸和三叉（鹿角）茸，本地商人購買後，均選擇在香港加工，因為加工技術比較正宗，加工後可以製成茸片，茸粉或浸酒，有些老藥材店更會用膠袋包好懸掛在店裏。鹿茸的副產品稱為茸豆，鹿茸帶血，在加工茸片的時候會蒸，鹿血便會流出來，為免浪費，加工師傅會在鹿茸下放一桶黑豆吸收，黑豆吸乾鹿血後稱為茸豆，有補血作用，然而在一般參茸店是不會發售，只有向老闆私下預約才有。鹿茸相對其他補品，經濟實惠，故很多人願意購買。此外，鹿茸與當歸、北芪、黨參、巴戟、杜仲等補品，也外銷到歐美莊口，在當地十分暢銷。

燕窩有分燕盞、三角盞、燕條、燕碎和龍牙燕球，雖然全是燕窩，但價格卻有高低之分。由於社會經濟起飛，人們逐漸富裕，很多人愛吃燕窩，特別是女性，希望可以滋補養顏，甚至延緩衰老。可是燕盞是高級品，平均數千元一斤，不是太多人能夠負擔。因此，燕窩商加工包裝推銷「龍牙燕球」，和燕盞的功效一樣，卻只需要數百元一斤，相當經濟實惠，故在 1980 年代大受歡迎。然而，龍牙燕球其實是燕窩類別裏較低級別的一種，由毛燕或石燕加工而成，商人買回來後用藥水浸開，石會慢慢浮底，將毛分離後，再將牠離心，剩餘的燕便成為龍牙燕球，最後用玻璃紙包裹出售，通常一斤回來只剩幾兩食用。

（一）香港洋參衍生產品

人參與洋參方面，也各有發展空間。即使是人參，也不是每條參質素良好，因此有時候商人會分開參杆、參鬚、參頭出售，顧客便買最好的部分，有些經濟能力較低又想服用人參的顧客，會選擇參鬚。至於洋參，在本地銷售也歷經多次轉變，日趨成為普及化產品。洋參最初是由本港進口商大昌行原桶從美國進口，在 1920 至 1930 年代期間，開始製造包裝，由廣安昌和元生堂出售八佰光參，福建為主銷產地。1970 年代開始，新蘭行為香港引入加拿大洋參。1980 年代鷹牌洋參的出現，使顧客可以以茶及沖劑飲用。電視廣告以「認住呢隻鷹」為宣傳口號，指明熱氣、虛火盛、煙酒過多的人都適宜飲用，而且以品質可靠及方便為銷售策略，用美國洋參製造，及一沖水便可以飲用，吸引觀眾購買該產品。[4]1988 年，「洋參丸大王」莊永競先生出品一洲洋參丸，以丸裝出售。九十年代至現時，康富來則成為業界其中一方的龍頭，出售洋參含片、洋參茶、西洋參片等。

4 〈香港中古廣告：鷹牌花旗參茶（認住呢隻鷹）1981〉，Youtube，2021 年，檢索於 2021 年 8 月 23 日。網址：https://www.youtube.com/watch?v=AXa8mSr3veA

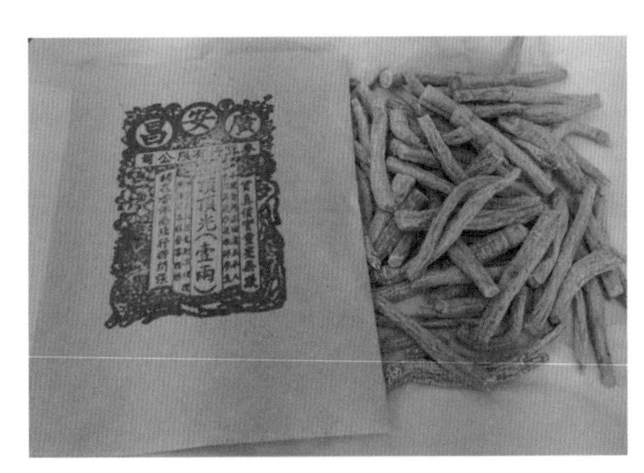

‥廣安昌八佰光洋參

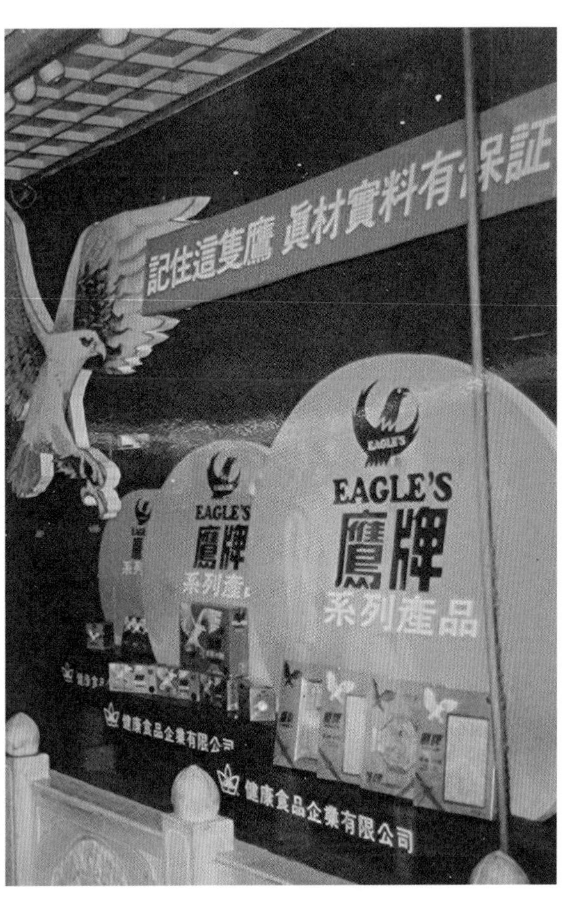

‥鷹牌花旗參茶，第一家推出的產品。

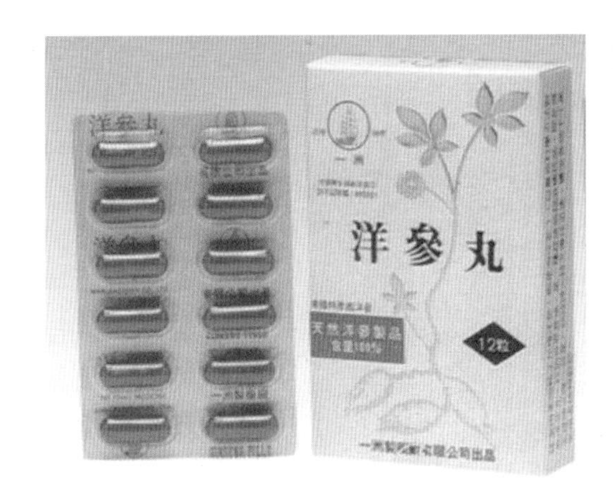

‥一洲洋參丸

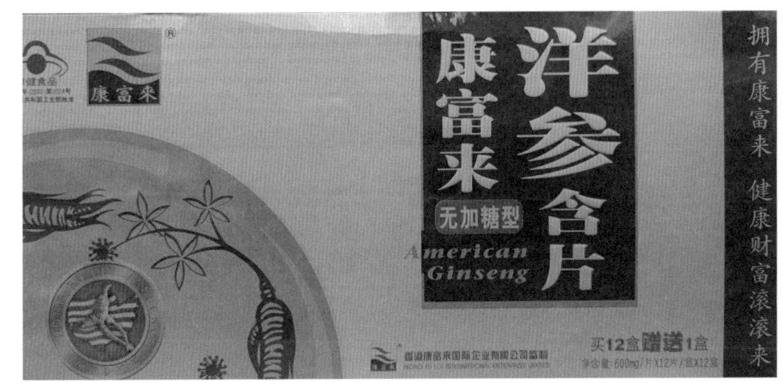

‥康富來洋參含片

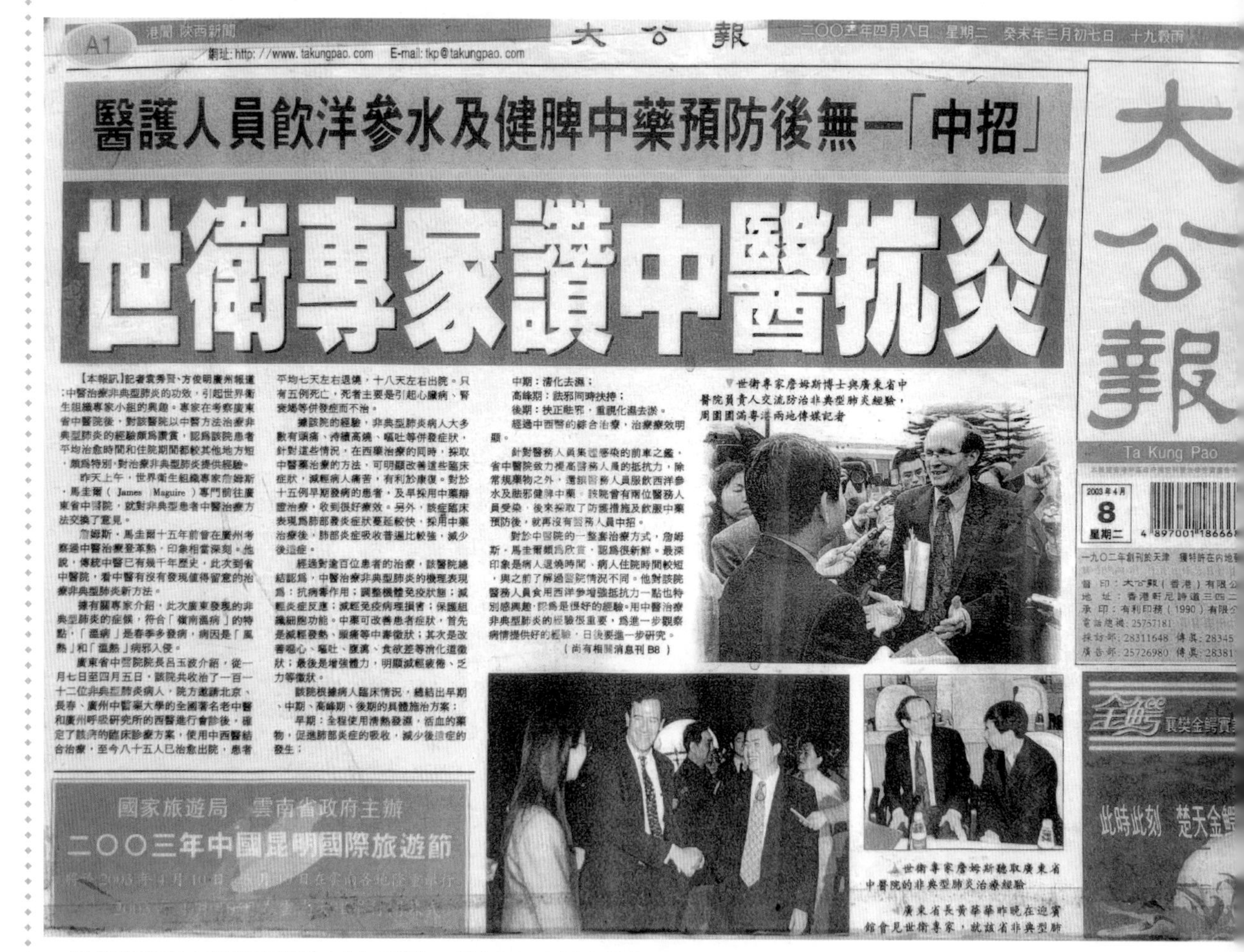

A1 大公報 二〇〇三年四月八日 星期二 癸未年三月初七日
網址：http://www.takungpao.com E-mail: tkp@takungpao.com

醫護人員飲洋參水及健脾中藥預防後無一「中招」

世衛專家讚中醫抗炎

【本報訊】記者袁秀賢、方俊明廣州報道：中醫治療非典型肺炎的功效，引起世界衛生組織專家小組的興趣。專家在考察廣東省中醫院後，對該醫院以中醫方法治療非典型肺炎的經驗頗爲讚賞，認爲該院患者平均治愈時間和住院期間都較其他地方短，頗爲特別，對治療非典型肺炎提供經驗。

昨天上午，世界衛生組織專家詹姆斯·馬圭爾（James Maguire）專門前往廣東省中醫院，就對非典型患者中醫治療方法交換了意見。

詹姆斯·馬圭爾十五年前曾在廣州考察過中醫治療登革熱，印象相當深刻。他說，傳統中醫已有幾千年歷史，此次到省中醫院，看中醫有沒有發現值得留意的治療非典型肺炎新方法。

據有關專家介紹，此次廣東發現的非典型肺炎的症候，符合「嶺南溫病」的特點，「溫病」是春季多發病，病因是「風熱」和「溫熱」病邪入侵。

廣東省中醫院院長呂玉波介紹，從一月七日至四月五日，該院共收治了一百一十二位非典型肺炎病人，院方邀請北京、長春、廣州中醫藥大學的全國著名老中醫和廣州呼吸研究所的西醫進行會診後，確定了該病的臨床診療方案，使用中西醫結合治療，至今八十五人已治愈出院，患者平均七天左右退燒，十八天左右出院。只有五例死亡，死者主要是引起心臟病、腎衰竭等併發症而不治。

據該院的經驗，非典型肺炎病人大多數有頭痛、持續高燒、嘔吐等併發症狀，針對這些情況，在西藥治療的同時，採取中醫藥治療的方法，可明顯改善這些臨床症狀，減輕病人痛苦，有利於康復。對於十五例早期發病的患者，及早採用中藥辯證治療，收到很好療效。另外，該症臨床表現爲肺部炎症狀蔓延較快，採用中藥治療後，肺部炎症吸收普遍比較快，減少後遺症。

經過對逾百位患者的治療，該醫院總結認爲，中醫治療非典型肺炎的機理表現爲：抗病毒作用；調整機體免疫狀態；減輕炎症反應；減輕免疫病理損害；保護組織細胞功能。中藥可改善患者症狀，首先是減輕發熱、頭痛等中毒徵狀；其次是改善噁心、嘔吐、腹瀉、食欲差等消化道徵狀；最後是增強體力，明顯減輕疲倦、乏力等徵狀。

該院根據病人臨床情況，總結出早期、中期、高峰期、後期的具體施治方案：

早期：全程使用清熱發濕，活血的藥物，促進肺部炎症的吸收，減少後遺症的發生；

中期：清化去濕；

高峰期：祛邪同時扶持；

後期：扶正祛邪，重視化濕去淤。

經過中西醫的綜合治療，治療療效明顯。

針對醫務人員集體感染的前車之鑑，省中醫院致力提高醫務人員的抵抗力，除常規藥物之外，還讓醫務人員服飲西洋參水及祛邪健脾中藥。該院曾有兩位醫務人員受染，後來採取了防護措施及飲服中藥預防後，就再沒有醫務人員中招。

對於中醫院的一整套治療方式，詹姆斯·馬圭爾頗爲欣賞，認爲很新鮮。最深印象是病人退燒時間、病人住院時間較短，與之前了解過醫院情況不同。他對該院醫務人員食用西洋參增強抵抗力一點也特別感興趣，認爲是很好的經驗。用中醫治療非典型肺炎的經驗很重要，爲進一步觀察病情提供好的經驗，日後要進一步研究。

（尚有相關消息刊 B8）

▼世衛專家詹姆斯博士與廣東省中醫院負責人交流防治非典型肺炎經驗，周圍圍滿粵港兩地傳媒記者

▲世衛專家詹姆斯聽取廣東省中醫院的非典型肺炎治療經驗

廣東省長黃華華昨晚在迎賓館會見世衛專家，就該省非典型肺

大公報
Ta Kung Pao
2003年4月 8 星期二
電話總機：25757181
採訪部：28311648 傳真：28345
廣告部：25726980 傳真：28381

‥世衛專家讚中醫抗炎報道（《大公報》，2003 年 4 月 8 日）

◎ 小結

香港自開埠起便是轉口港，到了二十世紀，參茸幼藥從世界各地運到文咸東、西街，經營這些貴價藥材的商號鱗次櫛比。為了方便採購經商，由寶壽堂統一開盤，讓會員可以率先入貨，同時為他們帶來不少利益。這些參茸幼藥經過加工後，便會在本地出售，及外銷各地。

參茸幼藥向來屬於名貴藥品，不是人人可以負擔。然而隨着社會經濟起飛，商戶引進各地的品種，運用各種推銷技巧，以及加工為不同製劑普及大眾。人們的觀念也有所轉變，這些藥材不再只作藥用而已，而是可以隨時食用而成為普及化產品。因此，相對百多年前來說，參茸幼藥也在一直轉變，以不同形式融入到每個人的生活。

第四章

香港中成藥業發展

◎ 一、中成藥的理論概念

中醫認為病人生病是因為身體內部失衡導致，醫師需要為病人用藥調理身體，方可回復平衡。中醫治療方法多元化，常見有中藥、針灸、推拿及理傷。中藥可以分為內服及外用中藥，內服中藥有多種劑型，包括湯劑、沖劑、片劑（Tablet）、丸劑及口服液；外用中藥則有膏藥、軟膏、栓劑（suppository）及洗劑等。湯劑是指經過多種藥材煎煮後服用的療法。隨着社會發展，用藥不再局限於湯劑，漸漸還出現丸劑、片劑、藥膏、膠囊、滴丸、貼膜、霧氣劑及注射劑等不同，型。這些加工製成的「膏丹丸散」，稱為中藥製劑，又稱中成藥。

什麼是膏、丹、丸、散？膏、丹、丸、散是傳統中醫藥常見的方劑類型，是經煮製的中成藥，不用煎煮便可直接服用。膏也分為將煎煮的藥汁熬成粘稠的膏型並直接服用，或把藥汁濃縮成膏；加入水、糖、蜂蜜等製成膏劑，敷於身體患處；丹是用金石煉製成的丹藥。不同的劑型在中藥的使用上有其不同的功效；丸通常是將藥材研末後加蜜煉製成圓粒狀的藥丸；散是將藥材研製成粉末，不需要經過蜜煉，可以和水服用。相較之下，水煎湯劑藥效吸收較快；而丸劑藥效通常比較緩和，藥物慢慢於體內被吸收。

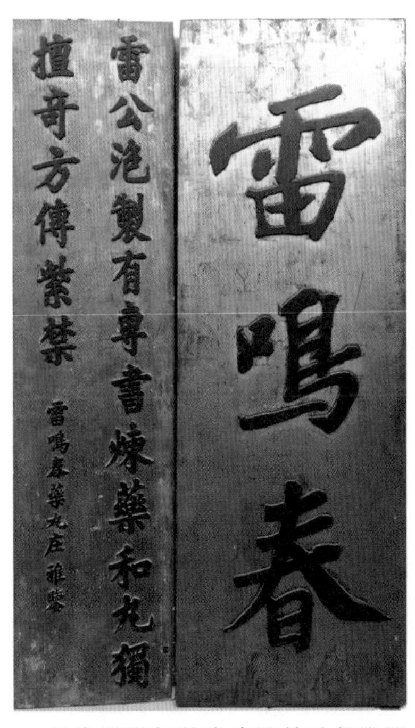
雷鳴春
雷公炮製有專書煉藥和丸獨
擅奇方傳紫禁

‥很多香港製藥老店隨着時代發展慢慢消失

另一方面，中成藥的應用在華人社會已有悠久歷史，戰國時期的《黃帝內經》是現存最早的中醫經典著作，書中不僅提出了「君、臣、佐、使」的概念，而且還記載了多個方劑，其中成藥包括了丸、散、膏、丹、藥酒等劑型，說明二千多年前已經比較普遍應用中成藥。1973 年，在湖南長沙馬王堆漢墓中出土了公元前三世紀的《五十二病方》，這是國內現存最古老的部方藥書，其中收載了丸、散等古老的成藥劑型。

東漢末年，著名醫家張仲景編撰《傷寒雜病論》，載成藥 60 餘種，包括丸劑、散劑、酒劑、洗劑、浴劑、燻劑、滴耳劑、灌鼻劑、軟膏劑、肛門栓劑、陰道栓劑等不同劑型，可見當年的中成藥發展已初具規模。

到了唐代，著名醫師與道士孫思邈，集唐以前醫方 5,300 篇，撰寫成《備急千金要方》；醫學家王燾，著有《外台秘要》，載方 6,000 餘篇。兩部書都收載大量治療內、外、婦、兒、五官等科疾病的成藥，其中紫雪丹、磁朱丸、乞力伽丸（即蘇合香丸）等，至今仍是常用的中成藥。

宋代著名的方書《太平惠民和劑局方》，是中國歷史上第一部由國家刊行的成藥典籍，也是世界最早的國家藥典，當中很多方劑和製法至今仍為傳統中成藥製備與應用時所沿用。

金、元四大醫家的興起，明、清溫病學派的創立，都對方劑學和中成藥的發展做出了較大的貢獻。明代朱棣著《普濟方》，載方 6 萬餘篇，為群方書之冠，是研究中成藥的寶貴資料。明代醫藥學家李時珍的《本草綱目》，全書收載藥物 1,892 種，方劑 1 萬餘篇，劑型近 40 種。明、清時期，私人開辦的藥店十分興盛，促使中成藥得以廣泛使用和發展。

（一）現今中成藥的常見劑型

我們的先祖，最初只懂得以單味藥材來治療疾病，經過長期的摸索、探研，逐步改良如何將兩種或以上的藥物配合使用，不但療效更佳，而且可以縮短療程，開始形成了「方劑」。中藥方劑學以中醫理論為基礎，按照「君、臣、佐、使」的組方原則，並非藥物的簡單堆砌，而是對藥物運用的科學提昇，合理配方而成。

為了充分發揮藥效，根據不同中藥的特性和臨床使用需要，前人又學會把方劑配製成膏、丹、丸、散等不同劑型，既方便服用，又易於貯存攜帶，我們將其統稱為中成藥。配製中成藥的藥材必須經過加工或炮炙，製成符合規範要求方可使用。

以下是現今中成藥常見「劑型」簡單介紹：

・丸劑：方劑細粉或其提取物，加適宜的黏合劑或其他輔料製成的球形或類球形製劑，分為蜜丸、水蜜丸、水丸、糊丸、蠟丸和濃縮丸等類型。丸劑是一種傳統的劑型，具有作用和緩、藥效持久的特點，多用於慢性或虛弱性的疾病，例如石斛夜光丸、十全大補丸等；但也有用於救急扶危的病症，例如安宮牛黃丸。

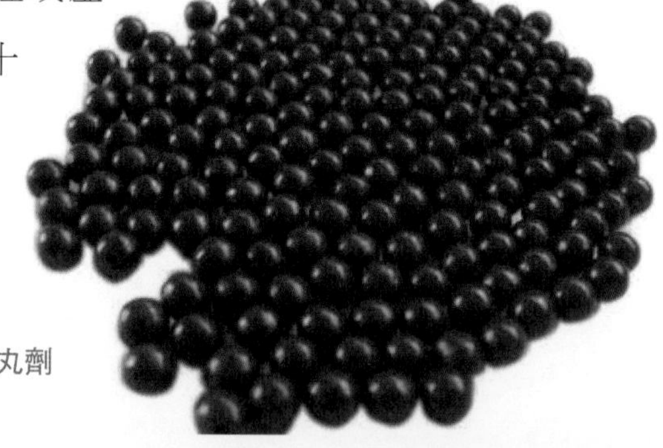

‥丸劑

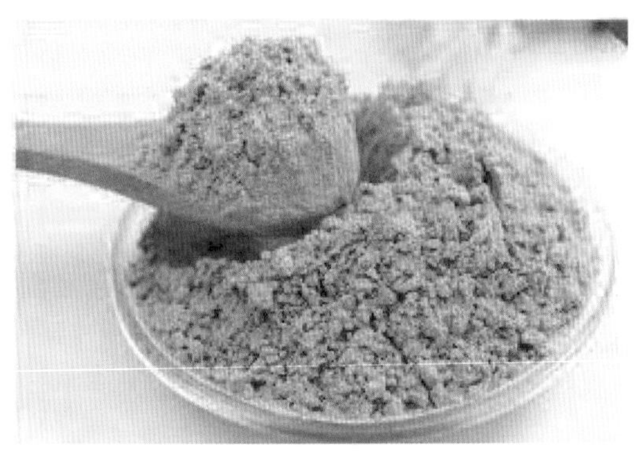

‥散劑

· 散劑：方劑或其提取物經粉碎、混勻製成的粉末狀製劑，分為內服和外用兩種。內服散劑取其易於消化吸收、藥效發揮快捷和容易服食，故常被用於兒科藥物，例如保嬰丹、猴棗散等。外用散劑則多以茶水、白酒、米醋等調勻後塗敷患處，若遇潰瘍則直接摻撒或吹敷患部，例如喉風散。部分散劑既可內服又可外用，例如雲南白藥。

· 顆粒劑：又稱沖劑，方劑細粉或其提取物與適量的輔料製成顆粒狀製劑，分為可溶顆粒、混懸顆粒和泡騰顆粒。顆粒劑以開水沖泡溶化即可服用，具有吸收易、作用快的特點。除了複方產品，近年也有專供中醫師配方使用的各種單味中藥顆粒，取其毋須煎煮、易於攜帶及貯存之便。

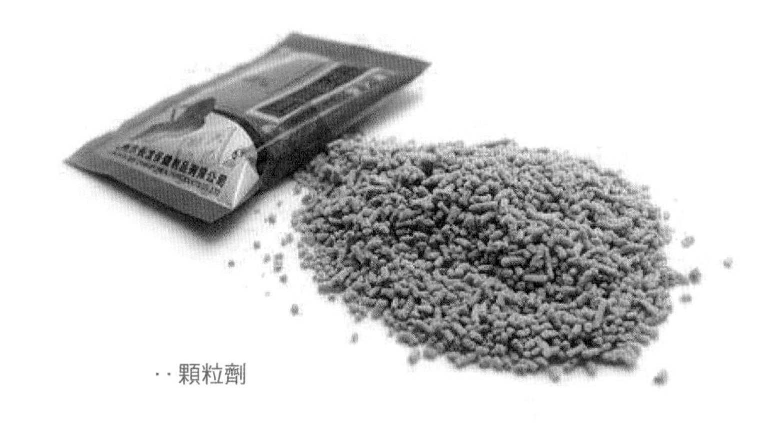

‥顆粒劑

· 片劑：方劑細粉或其提取物，加適量的黏合劑或其他輔料壓製成的圓片狀或異形片狀的製劑，有浸膏片、半浸膏片和全粉片等。片劑以口服普通片為主，另有含片、咀嚼片、泡騰片、陰道片、陰道泡騰片和腸溶片等。為增加穩定性、掩蓋藥物不良氣味或改善片劑外觀，可在藥片表面附加包衣而製成糖衣片或薄膜衣片。片劑具有使用方便、劑量準確，因此已被廣泛採用，例如板藍根片、婦科千金片等。

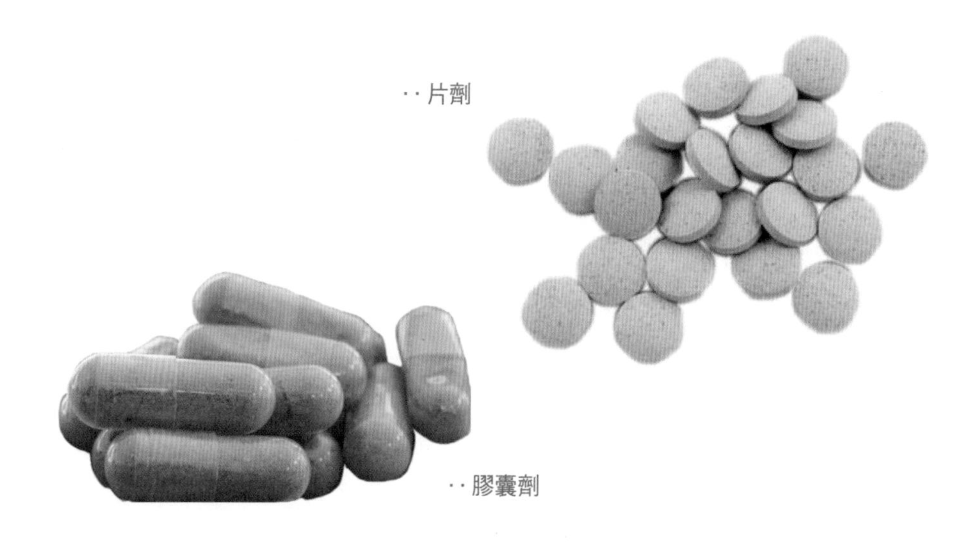

‥片劑

‥膠囊劑

· 膠囊劑：方劑細粉或其提取物加工後，載入填充於空心膠囊或密封於軟質囊材中的製劑，可分為硬膠囊、軟膠囊（膠丸）和腸溶膠囊等，主要供口服之用。膠囊劑具有能掩蓋藥物不良氣味、提高藥物穩定性以及容易吞服等優點，是近年常用的劑型之一，例如蛤蚧補腎膠囊、藿香正氣軟膠囊等。

· 煎膏劑：又稱為「膏滋」，將方劑用水煎煮，取煎煮液濃縮，加煉蜜或糖（轉化糖）製成的半流體製劑。煎膏劑具有藥性溫和、口感好、易吸收的特點，常用於滋補養生及慢性疾

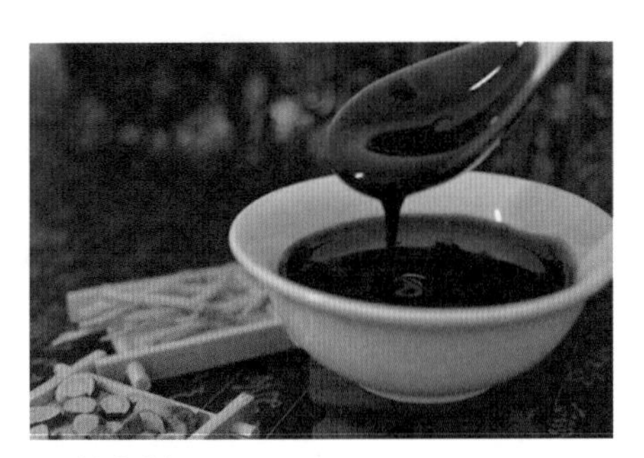
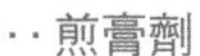
‥煎膏劑

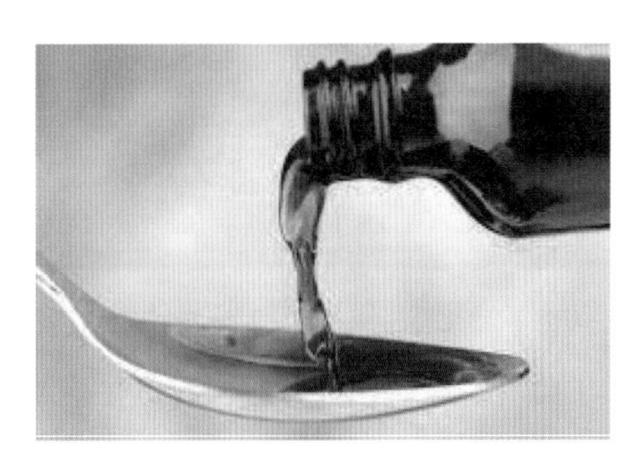
‥糖漿劑

病，例如阿膠補血膏、川貝枇杷膏等。

- 糖漿劑：指含有方劑提取物的濃蔗糖水溶液。糖漿劑一般不會發霉、發酵，因味甜故適合於小兒服用的製劑，例如小兒止咳糖漿、消食退熱糖漿等。
- 合劑：將方劑用水或其他溶劑，採用適宜方法提取製成的濃縮口服液體製劑。合劑具有服量少、吸收快、奏效迅速的特點，可用於各種保健或治療性的藥物，例如生脈飲、清開靈口服液等。
- 搽劑：為外用液體製劑，將方劑用乙醇、油或其他適宜溶劑製成，供無破損患處揉擦使用的液體製劑，其中以油為溶劑的又稱為油劑。搽劑是外用藥中最常見的劑型之一，多用於骨傷科、皮膚科或提神醒腦的藥物，例如正骨水、癬濕藥水、白花油等。

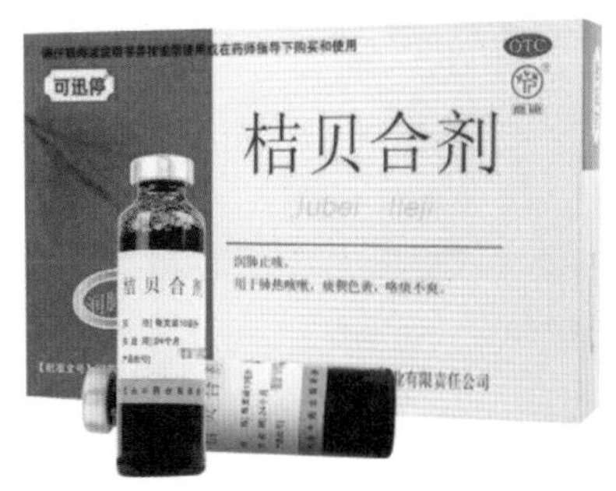

‥合劑

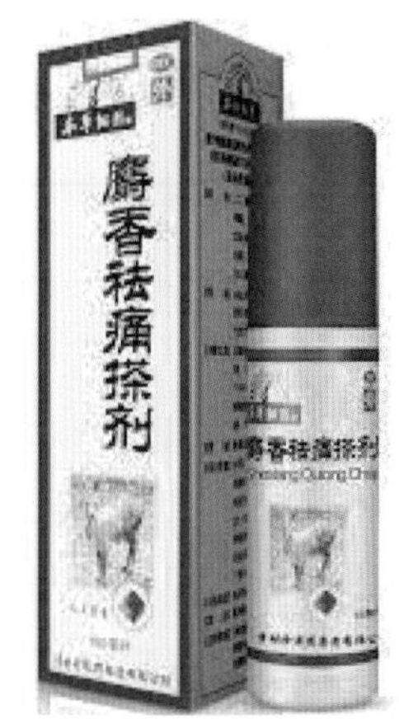

‥搽劑

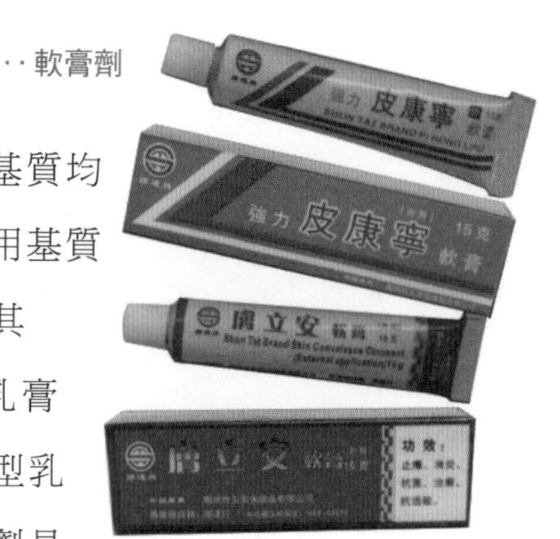

‥軟膏劑

・軟膏劑：方劑細粉或其提取物與適宜基質均勻混合，製成的半固體外用製劑。常用基質分為油脂性、水溶性和乳劑型基質，其中用乳劑型基質製成的軟膏又稱為乳膏劑，按基質的不同，可分為「水包油型乳膏劑」與「油包水型乳膏劑」。軟膏劑具有不必內服、用藥範圍易於控制等優點，多用於皮膚科或瘡癰等疾患，例如京萬紅軟膏、窮香痔瘡膏等。

・貼膏劑：方劑提取物和化學藥物混合，與適宜的基質和基材製成的供皮膚貼敷，可產生局部或全身性作用的一類片狀外用製劑，包括橡膠膏劑、凝膠膏劑（巴布膏劑，cataplasmata）和貼劑等。貼膏劑是由傳統膏藥改良而成的劑型，具有使用方便、不污衣物的優點，常用於驅風逐濕及活絡止痛等藥物，例如精製狗皮膏、跌打鎮痛膏等。

・膠劑：以動物的皮、骨、甲、角等用水煎取膠質，經濃縮凝固而成的固體內服製劑。膠劑中富含蛋白質、胺基酸等營養成分，作為補益藥，適用於老年人、久病未愈者或身體虛弱者，可單服，也可製成丸散或加入湯劑中使用。

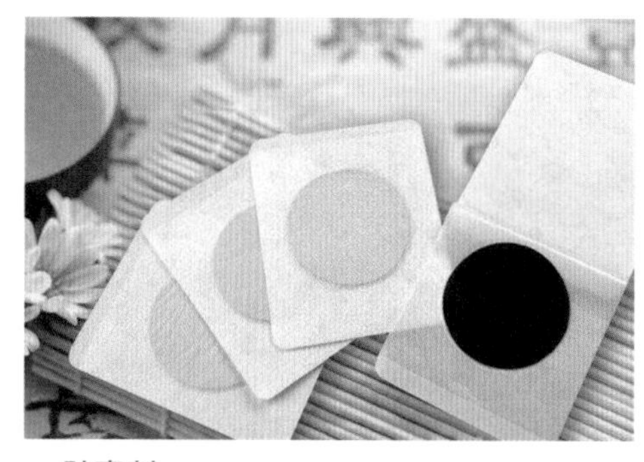
‥貼膏劑

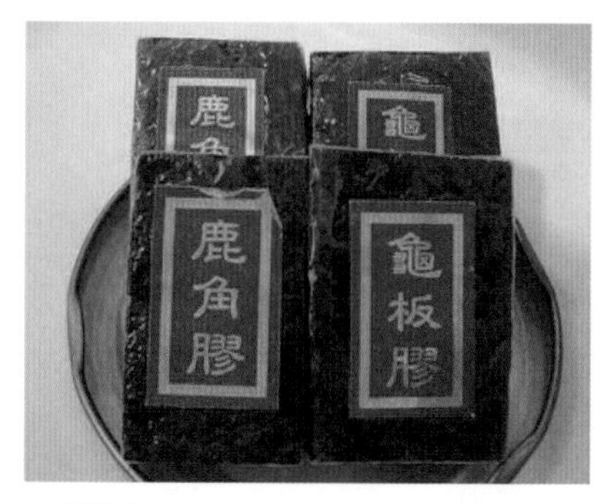

‥膠劑

總括而言，中成藥的劑型根據各種方劑的功能主治、藥味特性和施藥途徑等因素決定。除了上述常見劑型外，還有錠劑、滴丸劑、浸膏劑、流浸膏劑、茶劑、酒劑、酊劑、膏藥、凝膠劑、露劑、洗劑、塗膜劑、氣霧劑、噴霧劑、栓劑及注射劑等。

◎ 二、開埠初期的發展

1870 年成立的東華醫院，他們所購得的中藥材，會依循古法炮製，以便醫師處方用藥。此外，醫院備有各種膏丹丸散，以供醫師治療所用，並表明如非醫師指定在院內病人使用者，其他人一概不准在藥局內取用。[1]

1880 年代，隨着本地報章興起刊登廣告，中醫師及藥行陸續在報章宣傳自己獨有祖傳秘方所製的中成藥。1881 年在太平山的新會洪桂昌醫師，就有自製白濁丸予花柳病人。[2] 1883 年南北行街的廣德堂，依據秘傳良方，煉製戒煙無憂丸、烏雞白鳳丸、參茸衛生丸、鹿茸寧神丸及寧心補腎丸等。[3] 1884 年上環的宋光臣自行煉製的麻瘋解毒丸。[4] 1885 年，廣東省城西關的黃保安醫師，專治麻疹、血癬及花柳等症，他指出病人若出現「家山所發陰感，天地癘毒，潮濕燻蒸，或宿娼誤染、蚊針蠍咬，面似蟲行，兩耳浮大，肉跳心驚」，可以服用由其祖傳獨到秘方所煉製的成藥，如麻瘋保命丹、八寶三蛇捲

1 〈院內藥局規條第十一條〉，《東華醫院 1873 年度徵信錄》。

2 《循環日報》，1881 年 1 月 11 日。

3 《循環日報》，1883 年 7 月 30 日。

4 《循環日報》，1884 年 6 月 11 日。

廣德堂蠟丸

蓋自神農嘗百草金匱有良方藥丸一項各家多有不同惟本堂製造之丸俱依秘傳良方不惜資本親自揀選上品正地道藥料精工監製得法修煉成丸屢經試驗其功甚捷故敢傳於世利物濟人爲念並非希圖射利實志在遠近傳揚本堂創自同治甲戌年四月開張已歷多年曾蒙　士商遠傳中外馳名矣每月逢初二十六初九廿三日期例照原價十份減其四份實收回六成以充工費之需踰期仍照回原價發售本堂之　戒煙無憂丸　烏鷄白鳳丸　參茸衛生丸　鹿茸寧神丸　寧心補腎丸　格外精徵奧妙效若如神倘蒙　諸尊賜顧請移玉香港南北行街口第壹間廣德堂襪和軒招牌並分丸味庶不至魚目混珠則本堂幸甚矣　光緒癸未正月廿一　廣德堂謹啟

廣德堂廣告（《循環日報》，1883 年 7 月 30 日）

擅醫花柳

新會洪桂昌先生幼承家學究心岐黃尤精醫花柳症向在江門濟世藥到病瘳敝友梁善特邀來港診視現已痊愈因留寓太平山昌和堂藥材店行其仁術凡患疳疔魚口便毒白濁俱皆用內消之法不用鎅藥永無後患如患白濁即日止痛六日平復凡一切眼科瘡科等症皆能限日全愈如不奏效分文不取現逢禮拜日奉送白濁丸以行方便而彰功效焉　黃明華謹啟

中醫主治花柳廣告（《循環日報》，1881 年 1 月 11 日）

贈送痲瘋解毒丸

茲本藥房朱光臣先生所製痲瘋解毒丸經愈數人因將其丸贈送少盡濟世之心如有初患此症者請到面說病由見症送丸分文不受每逢初二十六開贈自九月刊告白之後有多人到取亦皆奏效特此佈聞
癸未年十月　香港中環杏榮春中外藥房啟

贈送解毒丸廣告（《循環日報》，1889 年 6 月 11 日）

雲丹及透骨殺蟲丸等。[5] 從這些廣告可以看到一些共同點，他們是以祖傳秘方煉製的丹丸為宣傳賣點，而且這些丹丸都是對應當年的常見病症。此外，可以了解開埠期間本地藥材貿易網絡，如參茸衞生丸及鹿茸寧神丸，參茸及鹿茸都不是粵港地區所生產的藥材，需要靠外地進口。

香港的藥業發展，主要靠洋行、藥房、中藥行、藥廠。其中最早可見於 1841 年在香港開設的香港藥房。香港藥房，其後以創辦人屈臣氏（A. S. Watson & Co. Ltd）命名屈臣氏藥房，1850 年在廣州設店，1860 年在上海設店，並建立藥廠，生產及經營各類傳統藥品，包括丹、膏、丸、散，例如解煙丸，亦代理法國花露水等產品，當年更得到李鴻章題寫「妙手回春」牌匾。[6] 早在二十世紀初，在全國各地分店已逾 20 多間，為全國較有名的大型藥房。該公司最著名的產品，莫如疳積花塔餅，它通行超過百年，至二十世紀九十年代左右才絕跡。藥房業務方面，其後為和記黃埔收購，發展至今成為大型連鎖藥店，分店超過一百間。

早年香港對藥業、藥品未有過度管制，主要由於當年香港殖民地角色明顯，港英政府對香港的管制純粹為方便英國商貿需要，於是藥房、藥商一般是直接向該原發源地的政府機關註冊，例如屈臣氏。其運作模式，同樣並非根據中國本地情況，而是根據註冊地的法規運作，這是與當時中國的關稅、法權等落入列強手上有關。

香港藥房的出現，見證了香港，以至中國藥業的發展已具雛型，

5　《循環日報》，1885 年 2 月 25 日。

6　《香港華字日報》，1897 年 10 月 6 日廣告內文提及，現時該牌匾仍藏於屈臣氏公司門口。

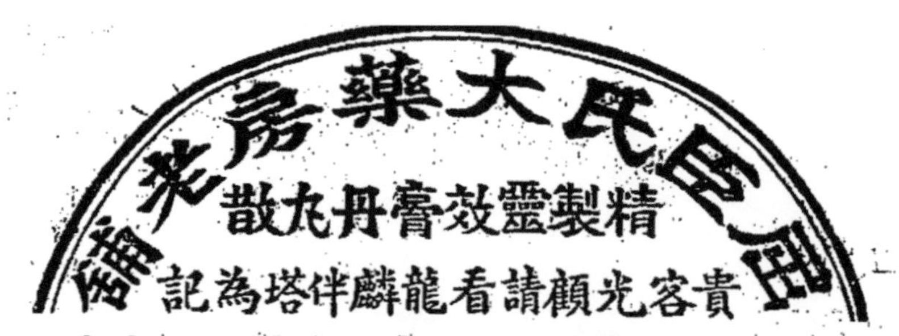

‥大藥房廣告（《香港華字日報》，1897 年 10 月 6 日）

西式藥品包裝傳入中國，並透過商業形式傳播，影響了中國商人、傳統藥商的思維，於是十九世紀有中國商人建立藥店、藥廠，傳統數百年的老字號亦改革經營模式，以新的手法推出藥品，此外，由於海上交通發達，加上香港在 1841 年宣佈除煙酒以外，商品免稅進出，於是遠至南洋地區的中國藥商涉足至香港及中國大陸，發展藥業市場。換言之，香港的藥商品不少發源自內地，再將生產線遷到香港。當然亦有本地原創的藥廠。按分類主要有：

（一）上海

上海著名的中國藥商，有黃楚九開設中法藥房；夏梓芳於 1911 年開設五洲大藥房，生產最新西藥，原在香港開設分號，負責採購原

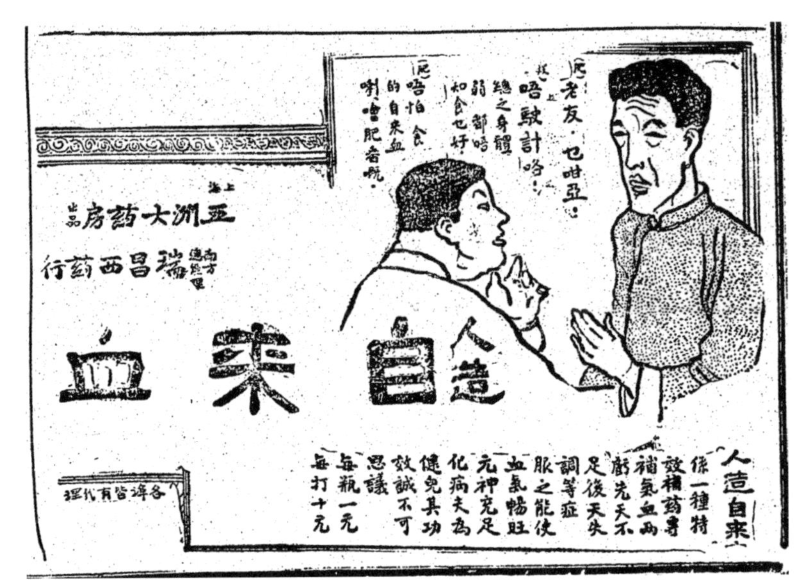

‥人造自來血廣告

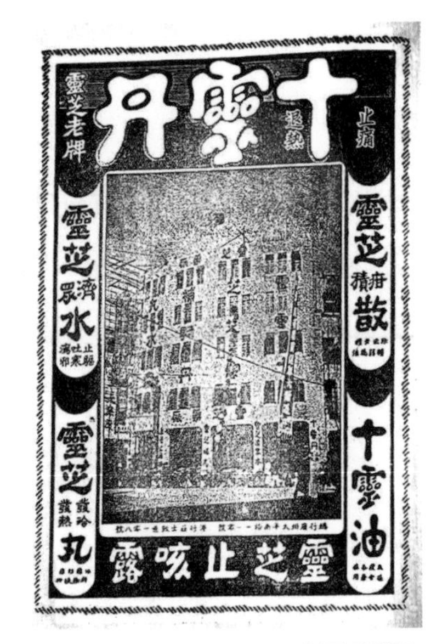

‥十靈丹廣告

料，至抗戰時期改為在香港開設工廠，生產「人造自來血」供應東亞地區[7]；其中唐拾義（1874-1939），三水人，青年時學習西醫，1924 年先在上海設廠，其後在廣州、天津、香港設廠，以生產西藥為主，發跡後曾經在家鄉開設學校，其中在香港馳名至今的有唐拾義增肥丸。二戰以後，唐拾義在內地被併入其他藥廠，僅剩香港的藥廠，可惜至今亦已結束；靈芝藥廠，先後在上海、廣州設廠，馳名者有十靈丹。[8]

（二）廣東

廣東地區主要的藥業經營，以廣州、佛山兩地為主。由於廣州早年對外開放，與佛山同樣位處珠江口地區，水路方便了外商洋行經營藥劑部，順理成章有進口銷售窗口。此外，廣州為五個首批通商口岸

7 《上海近代西藥行業史》（上海：上海社會科學院出版社，1998 年），頁 269。
8 《香港工商日報》，1934 年 4 月 4 日。

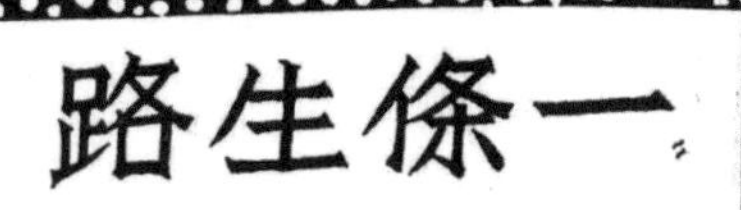

‥位元堂養陰丸廣告

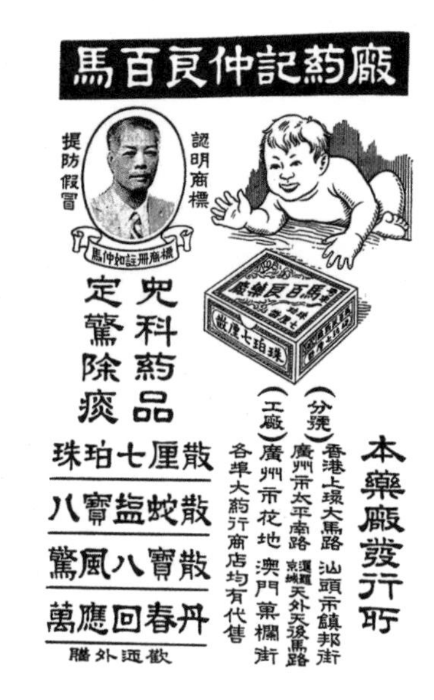

‥馬百良藥廠廣告

香港
陳李濟藥廠

古方正藥

歷史悠久

理中丸 理肺療咳
蘇合丸 驅風辟寒
牛黃丸 清心除痰
烏金丸 去瘀生新
衛生丸 補血養顏

七厘散 定驚除痰
白鳳丸 婦科良藥
寧神丸 固氣提神
正氣丸 疴嘔肚痛
保和丸 外感發熱

發行所：香港大道中弍〇六號 電話：H四三六三〇壹

製造廠：香港西環卑路乍街壹五九號 電話：H四六一四一壹

‥陳李濟藥廠廣告

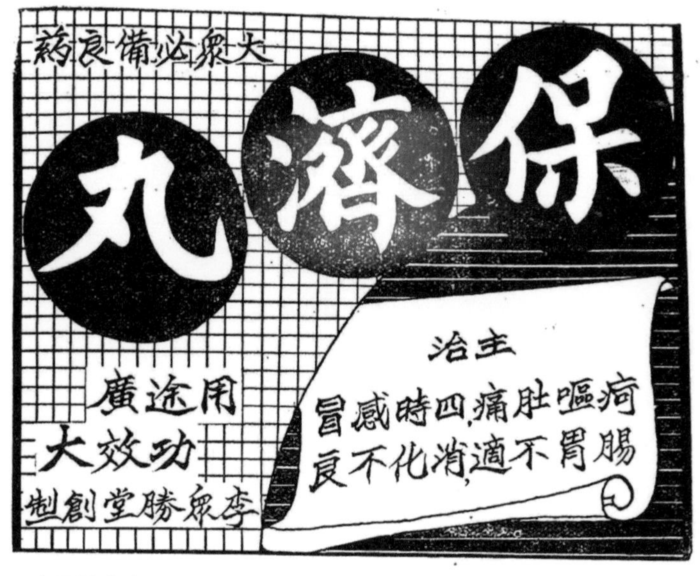

‥李眾勝堂廣告

之一，傳教士從此進入中國，並開設西醫院培訓華人西醫，很多華人西醫均在日後相繼發展成為藥廠商，例如梁培基、唐拾義等[9]當然，當地的百年老號比比皆是，例如陳李濟、位元堂、馬百良、源吉林、李眾勝堂等，均在二十世紀初期在香港開設分店，並在香港報章賣廣告宣傳。

（三）南洋

南洋包括星加坡、越南等地，當時位於星加坡永安堂的胡文虎、余仁生的余東旋、和興白花油的顏氏，以及越南的二天堂數家，早年已在當地發展商業，包括藥業，例如余東旋早年在當地經營橡膠，純為照顧當地員工在濕熱環境多病的緣故，經營余仁生藥店，並在香港開設分店；至於永安堂，主要是胡文虎、胡文豹兩位閩籍兄弟組成，以「虎標」作為藥品商標，並分別在新加坡設立《星洲日報》，在香港建立《星島日報》[10]，為產品提供了宣傳作用，同時發展多元化事業；二天堂藥行由越南華僑韋氏創辦，1930 年在香港開設藥廠，當時除了生產藥品外，亦有生產化妝品，1930 年在皇后大道開設藥行[11]，更曾經參與工展會[12]；至於和興白花油，則由原籍福建的顏玉瑩於 1927 年在檳城設廠，民初分別在香港、廣州設立分店，經銷其

---

9 葉能成，〈廣州新藥業及安亞製藥廠〉，《廣東文史資料》，第三十輯。http://www.gzzxws.gov.cn/gzws/gzws/fl/gs/200809/t20080916_7966.htm

10 Cochran Sherman *Chinese medicine men: consumer culture in China and Southeast Asia*, Cambridge: Harvard University Press, 2006, pp. 134-135.

11《香港工商日報》，1930 年 8 月 25 日。

12《大公報》，1964 年 12 月 6 日。

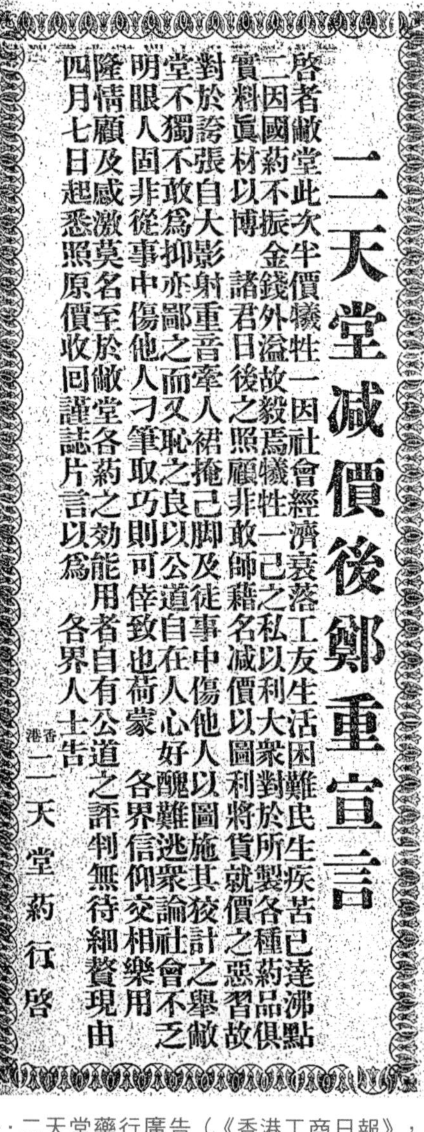

二天堂減價後鄭重宣言

啓者敝堂此次半價犧牲一因社會經濟衰落工友生活困難民生疾苦已達沸點
二因國葯不振金錢外溢故殺為犧牲一己之私以利大眾對於所製各種葯品俱
實料眞材以博　諸君日後之照顧非敢師藉名減價以圖利將貨就價之惡習故
對於誇張自大影射重音牽人裙掩己脚及徒事中傷他人以圖施其狡計之舉敝
堂不獨不敢為抑亦鄙之而又恥之良以公道自在人心好醜難逃眾論社會不乏
明眼人固非從事中傷他人刁筆取巧則可倖致也荷蒙　各界信仰交相樂用
隆情顧及感激莫名至於敝堂各葯之効能用者自有公道之評判無待細贅現由
四月七日起悉照原價收回謹誌片言以為　各界人士告

香港 二天堂葯行啓

‥二天堂藥行廣告（《香港工商日報》，1933年4月12日）

藥油，至 1950 年才在香港設廠[13]；由商人陳少泉建立的普濟藥行，早於二十年代已遷至香港經營[14]，風行南洋等地，為人記得的產品則是「檸檬精」。

（四）香港

相對內地、南洋的大藥商，當時香港藥業的名氣和規模不及外地藥商，例如 1907 年由郭柱南建立的保心安藥廠，將保心安油推廣至澳門、廣州、南洋等地，直至二次大戰後，僅餘香港銅鑼灣及上環店。二十世紀後期，保心安藥廠在香港仔自置廠房，並在九十年代通過澳洲 TGA 認證。[15] 1921 年何世昌在香港建立藥廠，何世昌，祖籍南海，早年隨馮平山經商，憑藉何世昌早年在印尼經營中藥材生意，便以印尼作為主要的藥品出口市場，全盛時期有二十多個產品，可惜現在已經式微。

13《大公報》，1960 年 12 月 26 日。

14《香港工商日報》1941 年 10 月 4 日廣告介紹。

15 http://www.posumon.com.hk

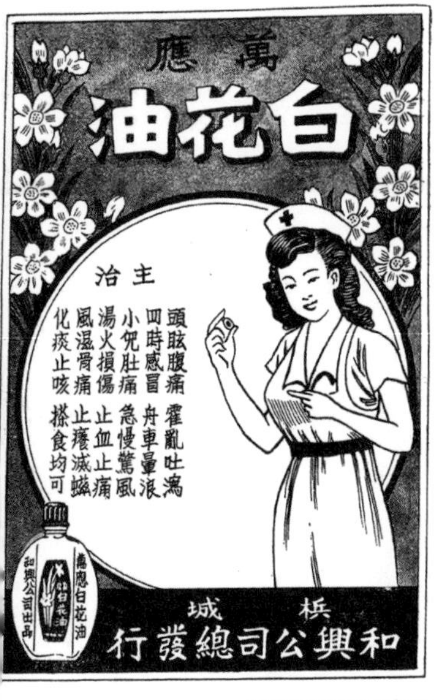

‥和興白花油廣告

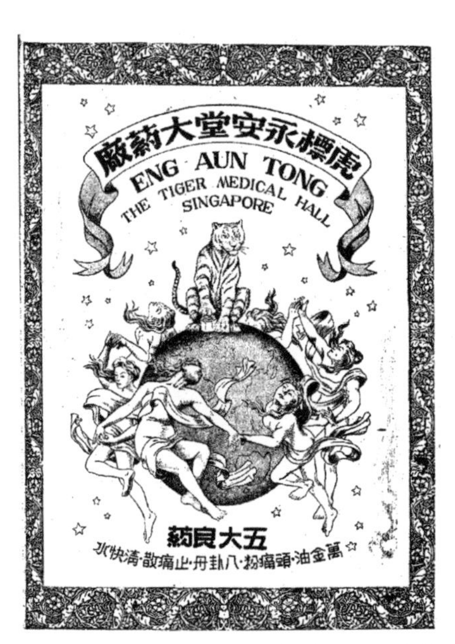

‥虎標永安堂廣告

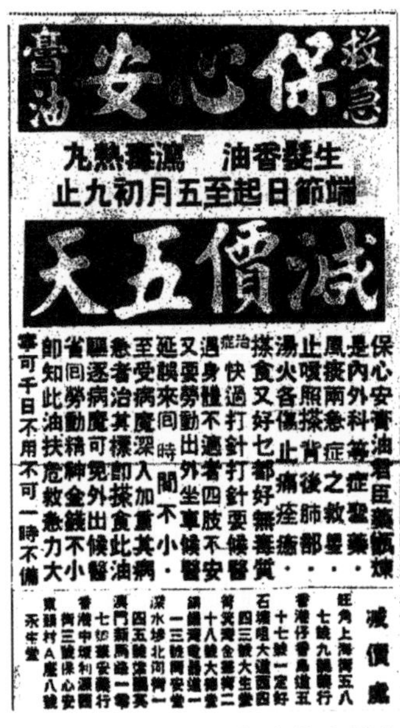

‥保心安藥廠廣告

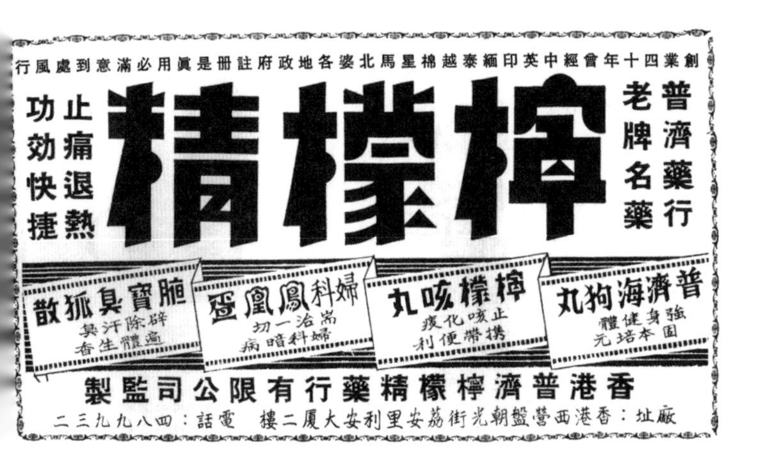

‥普濟藥行廣告

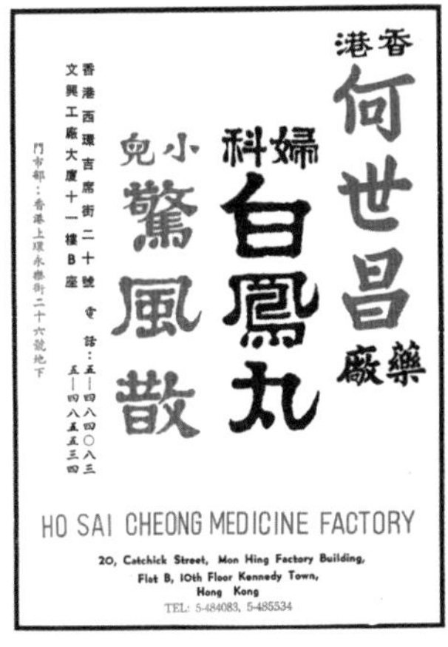

‥何世昌藥廠廣告

◎ 三、香港的藥業經營規模

民國初年，很多藥商只在香港設立分店，利用香港的貿易中轉地位作為銷售點而已，本土藥商的活躍程度並不太大，反而經過香港水路交通，將藥品傳入大陸、外地，數量不少。根據統計資料，二十世紀初期，香港建立的製藥廠只有黃耀南藥行（始於 1865 年）、保心安藥廠（始於 1907 年）、陳李濟藥行（在香港建於 1920 年）、回春閣工場（始於 1925 年）、和平製藥有限公司（始於 1928 年）、永華藥廠有限公司（始於 1930 年）、二天堂藥品化妝品香品廠（建於 1930 年）。[16] 其他知名的藥商，例如李眾勝堂、位元堂、唐拾義（1930 年代才在香港設廠）等，均在香港進行出入口批發自家產品而已，在香港並無進行大型的生產作業。

根據中國海關資料，民國初年時所有藥品（除了鴉片），包括花塔糖、中西成藥等，一律按藥材計算，到 1920 年代才正式有藥品的計算資料，但主要是指西藥，一般藥材既是指生藥材，亦包括中成藥。[17]

1930 年代，香港受內地形勢影響，與內地藥品之間的往來市場起了重大變化。早於 1928 年，內地國民政府基本上統一了中國，並與列強（日本除外）簽訂了關稅協定，從此中國關稅自主，所有外來貨品，一律直接向國民政府繳稅，並於 1930 年開始，實施以徵收金幣作為關稅[18]，即是所謂「金本位」措施。三十年代，正經歷世

16 劉蜀永：《20 世紀的香港經濟》(香港：三聯書店，2004 年)，頁 138。

17 詳見中國海關貿易年刊。

18 葉瑋：〈30 年代初期國民政府進口關稅征金改革述論〉，《民國檔案》，2001 年 第 3 期。

界經濟大蕭條之時，當中國實行「金本位」徵收關稅的同時，英國政府卻放棄「金本位」政策，影響匯率浮動[19]，由於當時金價高企，令經常將香港貨品輸入中國大陸的商人被迫支付因兌換差額而變相增加了的關稅。根據資料可見，當時的成藥與生藥同作藥材進入中國大陸是大幅度減少的。

不過，據 1934 年香港貿易調查委員會的報告，當時製藥業的投資達到 594 萬元[20]，佔當時華資企業投資額相當的比重。這些數字見證香港的地位愈來愈重要，當 1937 年中日戰爭爆發，中國藥商紛紛遷到香港，以香港作為生產大本營，從中國出口發展為香港製造，例如新亞製藥廠。[21]

中日戰爭影響了香港的發展，當日軍佔領廣州後，香港與廣東的水路交通近乎中斷，當時中港的藥品運輸，走私反而成為了主要途徑，走私是暗地裏的道路，所以無法統計正式數字，但中港貨品間的來往說明並不是輕易中終斷。[22] 1941 年日軍佔領香港，由於市道蕭條，很多藥廠不得不關門停產，部分更被日軍搶奪物資、肆意破壞，更有藥廠被日軍佔領。

1945 年，二次大戰結束，正當國共將要開戰，加上內地剛剛復原，早於三十年代遷港的藥商，並沒有因抗戰勝利而回遷內地，而是繼續在香港經營生產。當中共建國時，他們索性結束內地的業務，內地的廠房被中共安排合併或國有化，從此分家經營，例如李眾勝堂、

19 張曉輝：《香港華商史》(香港：明報出版社有限公司，1998)，頁 58。

20 同上注，頁 59。

21 張曉輝：《香港近代經濟史 (1840-1949)》(廣州：廣東人民出版社，2001 年)，頁 424。

22 同上注，頁 410。

‥保茲堂潘務菴藥行廣告

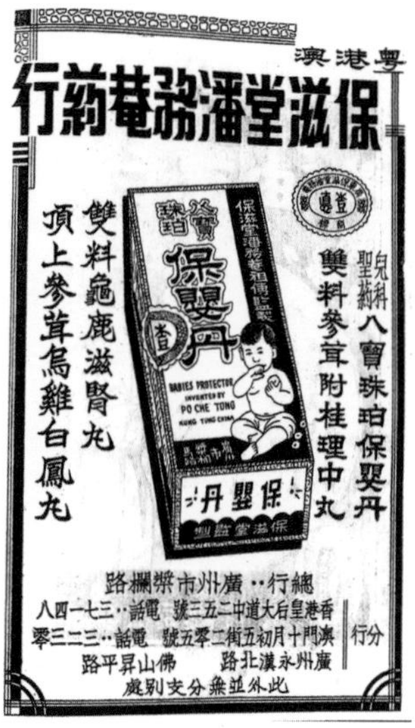

陳李濟、潘高壽、保滋堂潘務菴等百年老店。更有內地藥商不甘內地基業被併，原本沒有在香港建立的藥業，也遷至香港，例如馬百良、位元堂等。那些藥商因而在香港生根、生產、經營，行銷香港、澳門、東南亞等地，繼續其濟世事業。

此後，隨着香港經濟發展，藥品的商品化情況較二三十年代中國的藥業發展有過之而無不及，例如參加工展會、電台、書刊廣告外，進一步將藥品的消費品地位確立。

◎ 四、二十世紀初的中成藥業（1900-1940）

十九世紀末，不少記錄均描述民間中醫以祖傳秘方自行研發成藥。自二十世紀開始，有規模的商號及藥廠陸續從內地來到香港設立分行及分廠，他們以中成藥為廣告招徠，例如 1906 年，庶和堂始創的化毒膠（此膠藥味甘和，不寒不燥、不瀉不墜，凡毒必解，有益開胃，能解遠年近日毒入筋骨，四肢灼痛、花柳、瘖疔、雜症，無毒服之可保平安，孕婦可服等）、秘製淋濁止痛丸、萬應化毒膠、白濁止痛丸、培元止濁丸、調經止帶丸、內毒消解丸、扶元補腎丸、消毒止丸散、外洗消毒塊、化腐生肌膏及外施生肌散等。[23] 1922 年，創立於明朝萬曆二十七年（西元 1599 年）的陳李濟藥廠，分別在香港皇后大道中及西環皐路乍街開立分號。此外，另一中國著名成藥商標唐

23 《華字日報》，1906 年 2 月 28 日。

個服諸家之丸藥不愈者請不妨一試
庶和堂始創化毒膠　解毒得法　有益莫云
此膠藥味甘和不寒不燥不瀉不墜凡毒必解
有益開胃能解遠年近日毒入筋骨四肢爍痛
花柳𤺥疔雜症無毒服之可保平安孕婦可服
統治酒濕隱精傳染受毒小兒胎毒一切寒毒
熱毒均皆奏效外埠採買另有鑵載久貯不壞
○就近採買本堂並可隨時代煮化毒膠到服
解毒兼能健體須至深重之症亦能卻病保安
庶和堂秘製淋濁止痛丸
不論男婦傳染花柳酒濕敗精五淋等症均能
立刻見功且無辛苦瀉墜之虞又能扶元開胃
誠特別之第一藥也服後精神加倍大有奇功
庶和堂專家創製
各症丸藥　別開庸醫一格　非比尋常之藥
萬應化毒膠　白濁止痛丸　培元止濁丸
調經止帶丸　內毒消解丸　扶元補腎丸
消毒止痛散　外洗消毒塊　化腐生肌膏
外施生肌散　以上各種俱皆得法
鋪在香港上環大馬路門牌壹百九十九號將
近中環水車館　佛山監製人吳鑑清謹啓

‥庶和堂廣告（《華字日報》，1906 年 2 月 28 日）

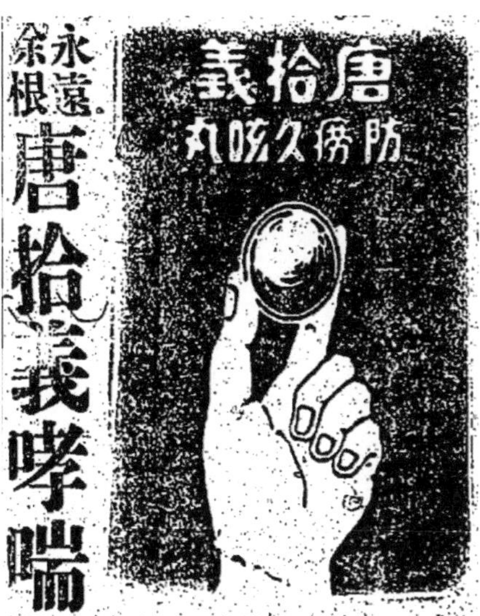

‥唐拾義哮喘丸廣告

拾義也在同年來到香港發展。[24] 唐拾義醫師來港開設唐拾義藥房，增設工廠自行生產成藥，包括久咳丸、發熱丸、發冷丸，後來創製瘧疾丸、哮喘丸及疳積散，此三種與享負盛名的久咳丸合稱為唐拾義的四大良藥。[25] 1931 年，藥房更引入自動化製藥機，大大提高製藥的生產力。陳李濟及唐拾義選擇在香港建立分號具有重要的意義，因為他們會到不同地區進行成藥貿易，所以需要一個政治穩定及四通八達的貿易樞紐，香港正好符合他們的需要。

從十九世紀末開始的報章可見，部分

24 唐拾義醫師（1874 年－1939 年）為廣東三水人，年少時學習中醫中藥，後改研西醫醫理。由於成藥包裝上每每印有鮮明的「唐拾義」三個大字，故醫師的名字逐漸成為藥品商標。

25 劉智鵬：〈唐拾義—香港藥業老字號〉，《am730》，2012 年 6 月 22 日。

香港人向來都有服用中成藥的習慣，而且大多都選擇由本地煉製的中成藥，因而很少出現入口或外銷的中成藥廣告。自 1930 年代起，日本大規模侵略中國，南方局勢相對穩定，因此藥材商人經香港銷往東南亞，香港外銷藥材業務越顯重要。內地及東南亞的中成藥廠商人傾向與香港合作，或選擇開設分店，本地售賣的中成藥種類也變得繁多。從 1931 年，誠濟堂老藥行出售兒科保嬰丹、黃紹良皮膚止痕藥粉。[26] 到 1939 年，粵港康健藥廠煉製了「九七四白藥膏」，主治去腐、消毒、胎毒、傷口爛肉、埋口及一切皮膚潰爛諸症，以及「九七四注射水」，主治利尿止痛等。[27] 本地中成藥不再局限於膏丹丸散，而是趨向相當多元化發展。

另外，1900 年代，越南華僑韋少伯於越南堤岸埠所創辦的二天堂，以「佛嘜」為商標，生產二天油、二天膏、癬藥膏及拔毒生肌藥等。1930 年，為統籌佛嘜產品分銷至各地，二天堂在香港開設分店，並向香港引入二天油，為最早期由外地引入香港的中成藥產品。[28] 根據 1939 年二天堂為二天膏刊登的報章廣告，標明此膏（油）可「提神醒腦，辟暑辟疫，防禦一切時行癘瘟，霍亂吐瀉諸症」。[29] 香港作為重要的轉口港，經常進行海上貿易，工人暈船的情況相當普遍，加上氣候濕熱、蚊蟲滋生，容易引起身體不適。二天堂的藥油與西方芳香療法的精油相似，而且相對於其他藥品，二天堂的藥品容易製造及外敷使用，因而相當受大眾歡迎。二天堂的目標對象明確，全是向大眾提供居家必備的藥油產品。除了二天堂外，戰前戰後都有以

26《香港工商日報》，1931 年 8 月 14 日。
27《華字日報》，1939 年 8 月 20 日。
28 以義堂口述訪問。
29《華字日報》，1939 年 8 月 20 日。

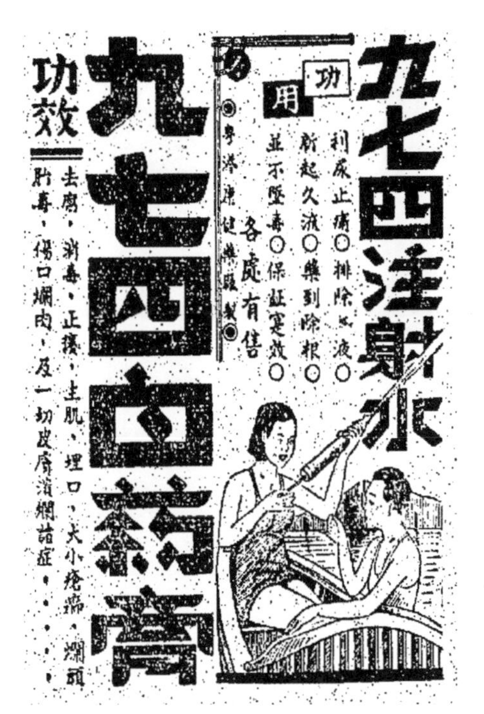

‥九七四白藥膏、九七四注射水廣告（《華字日報》，1939 年 8 月 20 日）

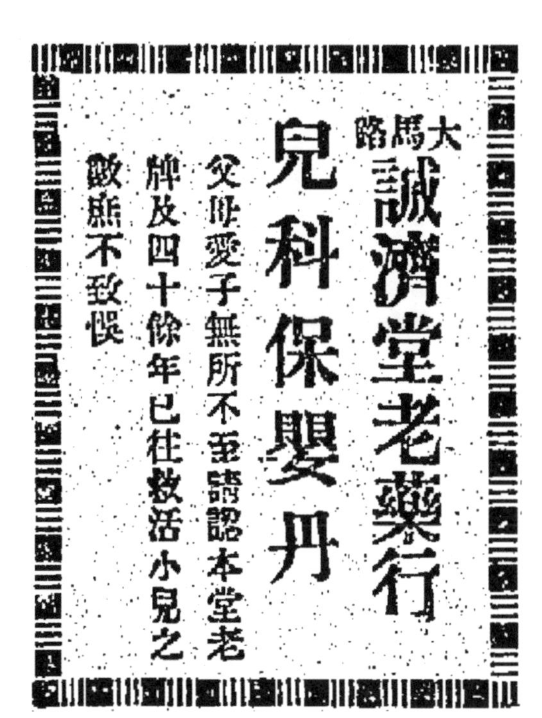

‥兒科保嬰丹廣告（《香港工商日報》，1931 年 8 月 14 日）

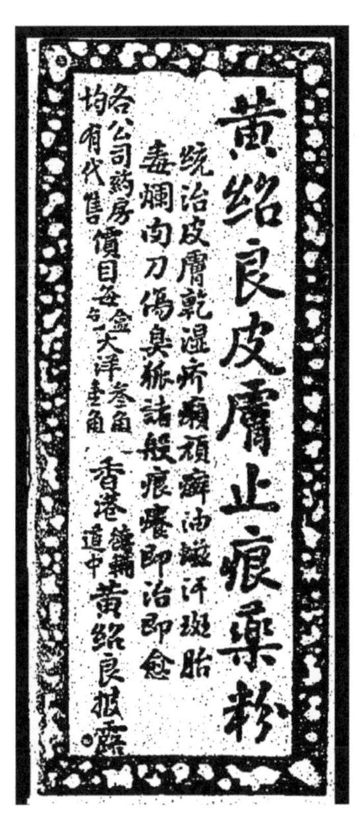

‥皮膚止痕藥粉廣告（《香港工商日報》，1931 年 8 月 14 日）

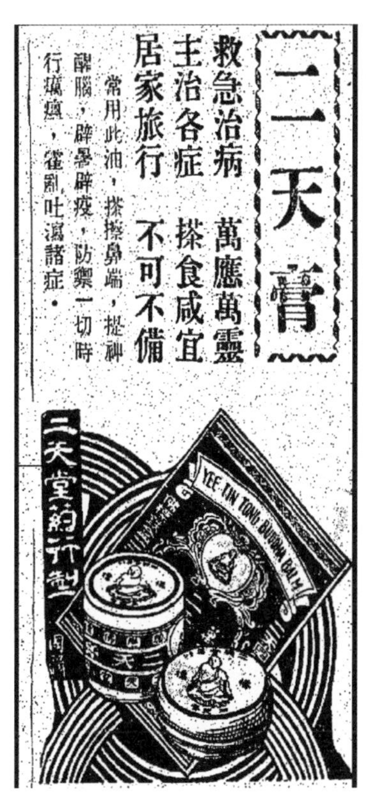

‥二天膏廣告（《華字日報》，1939 年 8 月 20 日）

必得勝丹
痧嘔肚痛百發百中
總發行所 香港德輔道中一八四號
必得勝藥行謹啓

‥必得勝丹廣告（《華字日報》，1939 年 8 月 20 日）

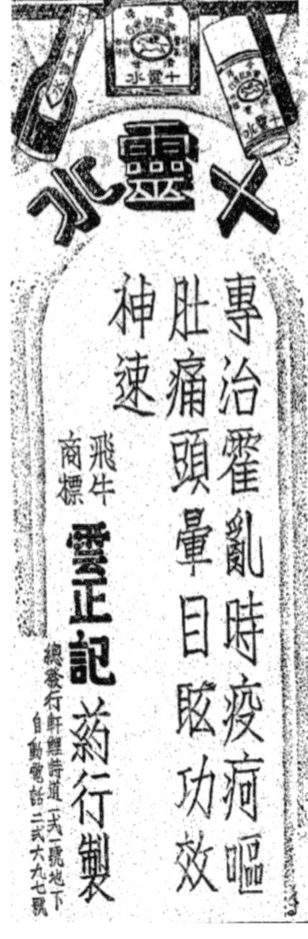

‥十靈水（《香港華字日報》，1939 年 3 月 6 日）

瑞芬氏
註冊商標
廣嗣藥露
瑞芬氏萬毒無畏寶
本無畏寶統治毒症最
速效最安全之聖葯
一治傳染一切之毒症
一治陰疽及婦人乳瘡
一治大腸毒及痕瘡
一治丹瘡及皮膚血毒
凡患上開各症如屬初起者每隔日服一次限三服
本藥房設在油蔴地彌敦道
瑞芬氏全權總經理香港同文街十五號巧明披露圖

‥瑞芬氏萬毒無畏寶廣告（《華字日報》，1939 年 8 月 20 日）

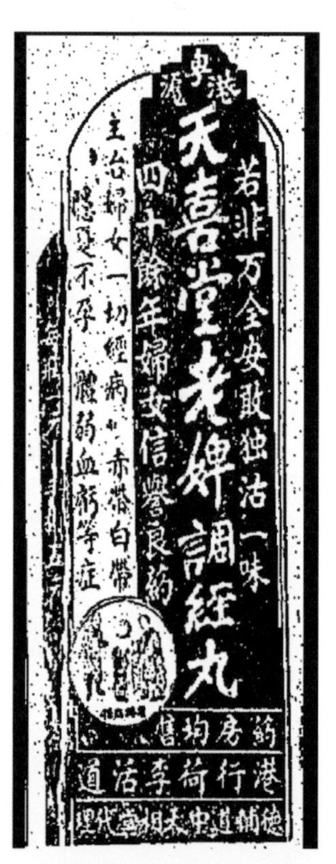

‥天喜堂老婢調經丸廣告（《華字日報》，1939 年 8 月 20 日）

林則徐虎門銷煙導致鴉片戰爭，清政府戰敗簽訂《南京條約》割讓香港島，整個社會陷入了前所未有的危機，當時中醫藥出現戒洋烟的藥方，幫助大眾戒毒。英國利用鴉片侵略中國，長期吸食鴉片引起免疫力衰退，成癮者易感染各種疾病，精神頹廢，過量吸食更會引起急性中毒而死亡。

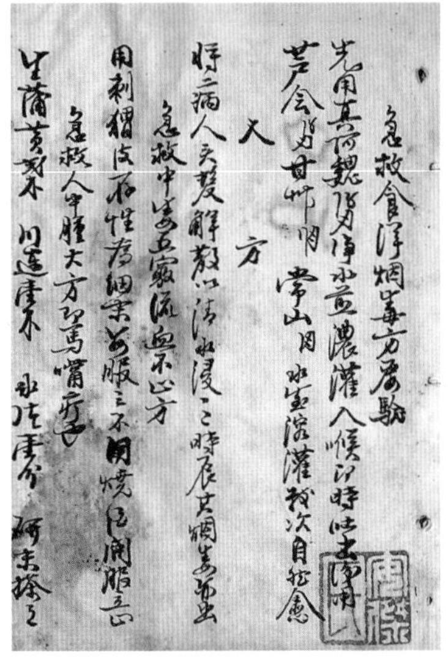
急救食洋烟毒方屢驗

‥《醫宗秘訣》一書收錄急救食洋煙毒處方

香港 雲正記藥行啓事

啓者本號所製戒烟藥水功効如神銷流甚廣乃近竟有敗類之徒魚目混珠假冒本號之戒烟藥水發現市面者甚多且在各埠銷售者正屬不少本號以維持信譽計幷請顧客免受其愚特此登報倘有人再將僞冒本號之戒烟藥水銷售者嚴拿送官究辦庶免累人累己今將本號之戒烟水特點如下請各分銷處及購者留意庶不致誤

本號主人已抑星調查作有別項証據再行奉告

本號正式戒烟藥水

壹 嘜頭鐵盖上之嘜頭現淺紅色

弍 飛牛翼等之花紋其點線分明

叁 眞正之貨其藥水特別係金紅色澄清可愛

四 眞正之貨外便招紙其四方邊緣刊有畫欵白紙底印藍色幷在其上方有雲克標水印像作據

五 內外封條其花紋與僞貨微有不同惠顧諸君稍爲留意便可分別

注意 僞冒本號戒烟藥水

壹 嘜頭鐵盖係深紅色在

弍 內招紙乃白紙印紅字四方邊緣幷無畫欵在

叁 藥水質地其色深灰其濁可悲

民國卅年弍月廿五日（本南）

‥雲正記戒煙水（《香港華字日報》，1939 年 7 月 30 日）

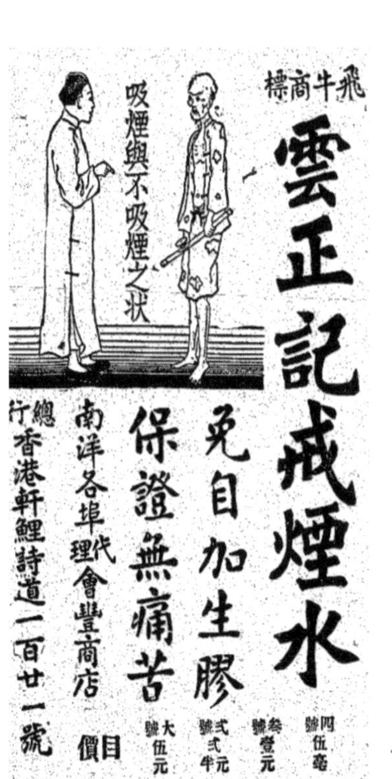

‥昔日馳名品牌都碰到冒牌出現的苦惱（《南洋商報》，1941 年 2 月 26 日）

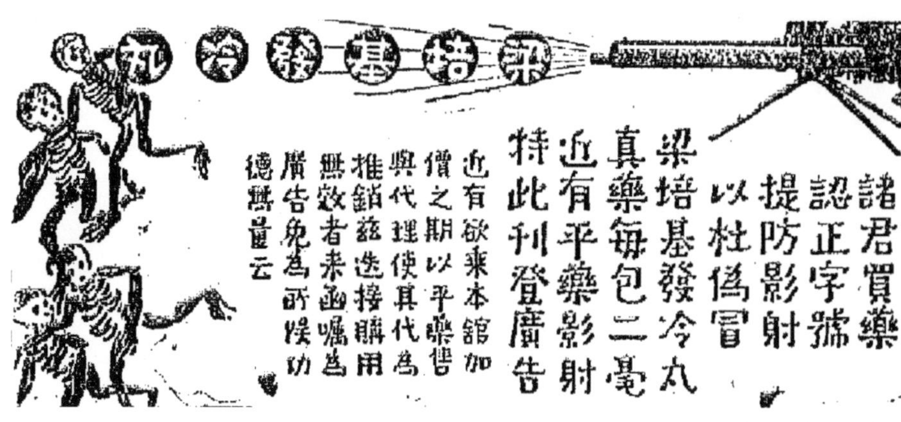

‥梁培基藥行廣告

潘高壽川貝枇杷露
正治方咳
到處風行
正藥效宏

‥潘高壽廣告

醫師或藥廠研發的藥油在香港出售，包括黃道益活絡油、紅花油、安美露、便治文獅子油等，以供各種療效之用。

此外，藥品亦開始見到「南洋各埠代理」（雲正記戒煙水）、「總發行」（必得勝藥行的必得勝丹）、「代理」（天喜堂老婢調經丸）及「註冊商標」（瑞芬氏萬毒無畏寶）等字樣，特此保證藥品的來源及商號的權益。當時不少廠商會沿用老牌廠號，在香港設廠或設置分店，將產品分銷至東南亞、中南美及非洲等世界各地，有關在香港設立的中成藥廠名單茲見下表：

1930 年代以前香港的中成藥廠[30]

藥廠	主要產品
陳李濟藥廠	寧坤至寶丹、六味地黃丸及極品寧神丸等，並首創蠟丸以延長丸藥的貯存期
佛山李眾勝堂	保濟丸

30 謝永光：《香港中醫藥史話》，頁 62-63。

（續上表）

藥廠	主要產品
廣州唐拾義藥廠	久咳丸、瘧疾丸、哮喘丸、疳積散
廣州梁培基藥廠	發冷丸、止咳丸
廣州馬伯良藥廠	古方成藥如安宮牛黃丸、烏雞白鳳丸、追風蘇合丸。兒科成藥如八寶鹽蛇散、珠珀七厘散等
廣州敬修堂	跌打萬花油、回春丹、追風透骨丸等
廣東保滋堂潘務菴	八寶珠珀保嬰丹、煖臍膏、理中丸、益母丸
廣州宏興藥廠	鷓鴣菜
廣州黃祥華藥廠	如意油
廣州錢澍田藥號	白樹油
廣州王老吉涼茶	涼茶包
廣州馮了性藥號	風濕跌打藥酒
廣州何明性藥店	紅丸
廣州何濟公藥廠	止痛退熱散
廣州潘高壽藥廠	川貝枇杷露
廣州位元堂	養陰丸（或稱扶正養生丸）、猴棗除痰散、安宮牛黃丸
虎標永安堂	萬金油、八卦丹、頭痛粉、清快水
二天堂	二天油、二天膏
保心安藥廠	保心安油、保心安膏、追風活絡油
崇佛氏藥廠	健步虎潛丸、十全大補丸
天喜堂藥廠	天喜（調經）丸
賴耀廷藥行	烏雞白鳳丸、婦科調經丸、婦科赤白丸

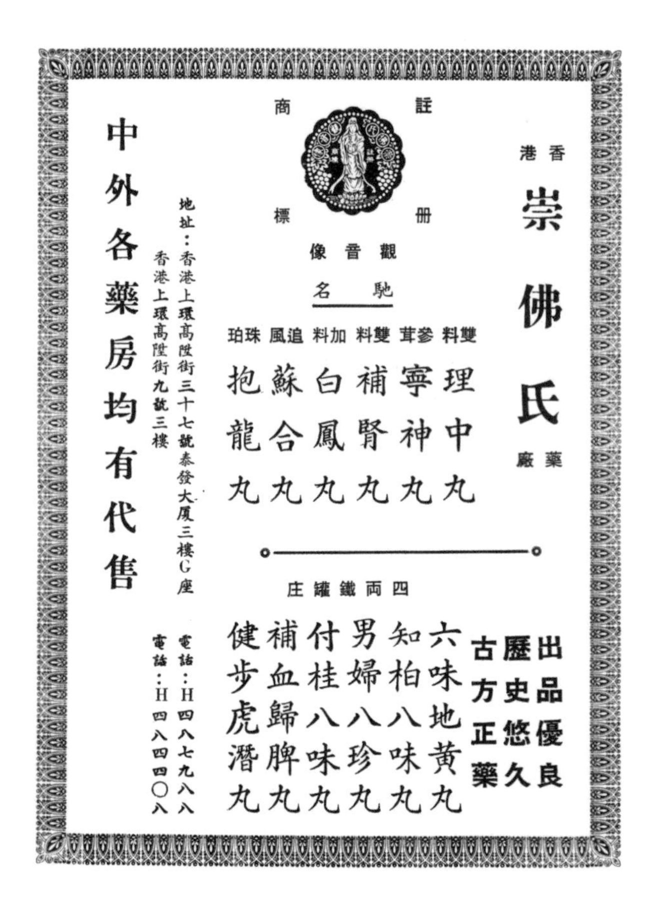

‥崇佛氏藥廠廣告

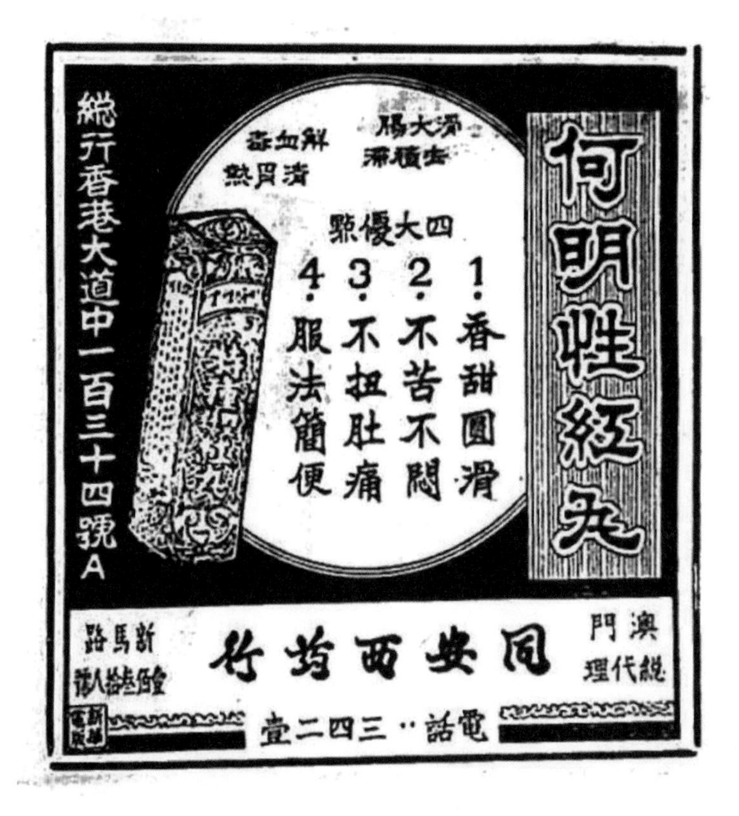

‥何明性藥店廣告

逢痛必止・逢熱必退

何濟公

止痛散

何濟公藥廠出品

‥何濟公藥廠廣告

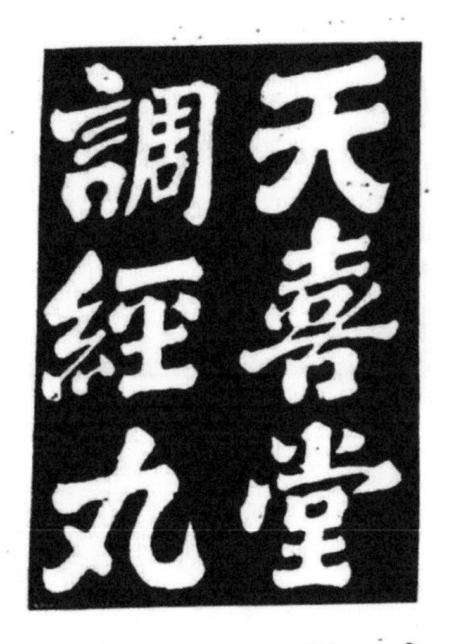

‥天喜堂藥廠廣告

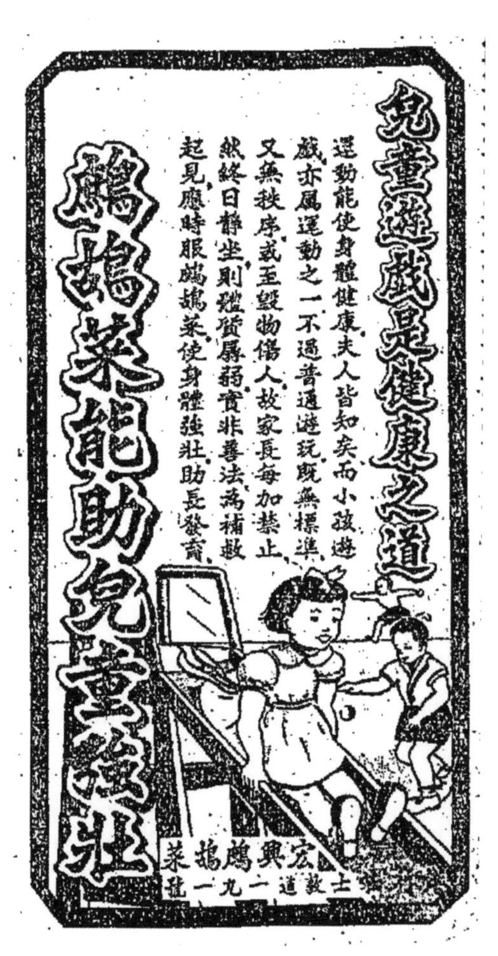

‥宏興藥廠廣告

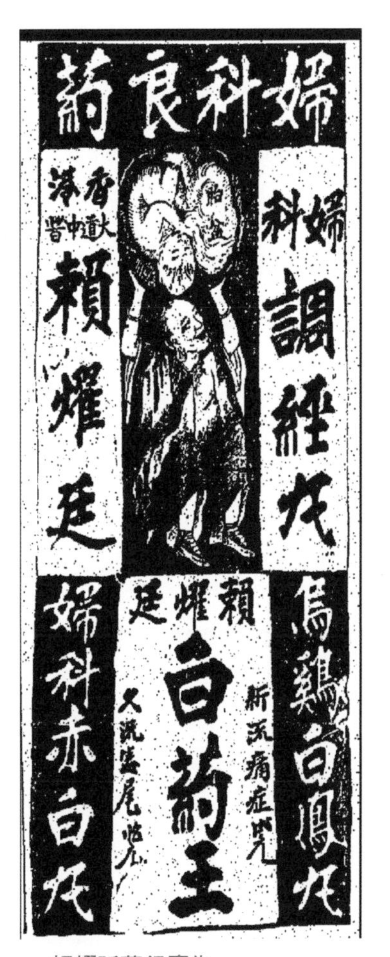

‥賴耀廷藥行廣告

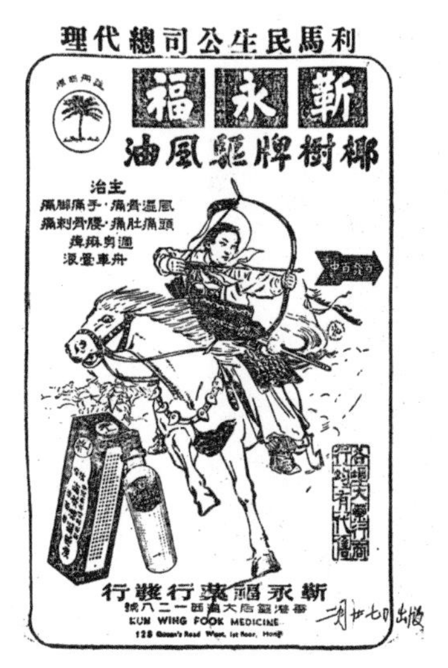

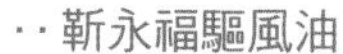
‥靳永福驅風油

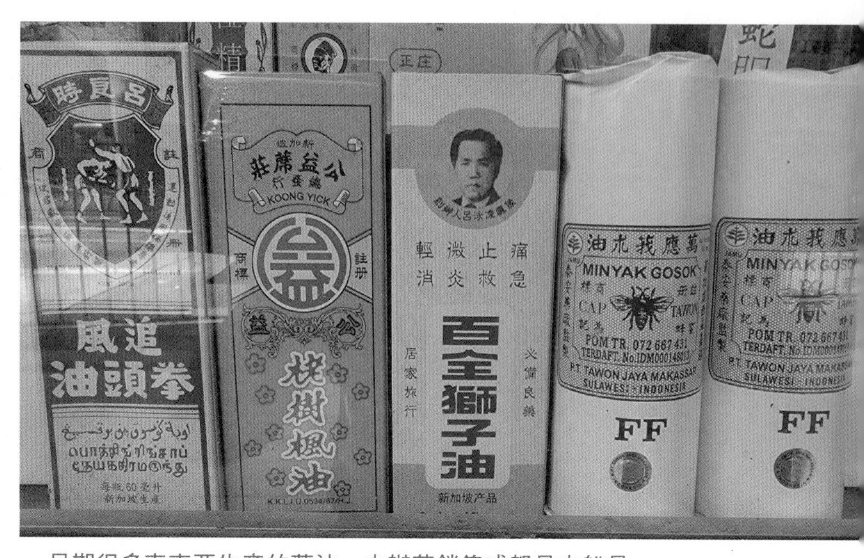

‥早期很多東南亞生產的藥油，由辦莊銷售或都是由船員以外快形式帶來香港藥舖寄賣。

最後有關藥油，藥油是不少人的居家良藥，可備不時之需，解決日常的小毛病如蚊叮蟲咬、頭暈肚痛、舟車暈浪。藥油功效顯著，副作用少，將藥油按摩患處，藥效持久，直達肌膚深層，具有祛風散寒、舒筋活絡、解毒消腫、止血止痛等作用，可以應急，起到紓緩作用。

香港市面上有很多家喻戶曉的上乘藥油，包括活絡油、驅風油等，嚴格按傳統古方製造。二十世紀初，中醫藥在華人社區仍然擁有主導地位，但由於藥材昂貴，勞動階層難以負擔，而一支中草藥油，可針對風寒頭暈、咳嗽肚痛等多項輕症，價廉物美，因而漸受歡迎。

◎　五、日佔時期的中成藥業（1941-1945）

日佔時期，海陸兩路運輸困難，內地中藥材來港供應不穩定，雖然有本土藥材作為替代品，但藥材始終不足以應付龐大需求。當時，普遍人營養不足，抵抗力下降，以致出現各種疾病，包括玉蜀黍疹、腸熱症（傷寒）、痢疾、瘧疾。另一方面，中醫又提高診金，使民眾難以負擔。因此，只要不是患上奇難雜症，他們多會服用中成藥如保濟丸（紓緩痾嘔肚痛及各種腸胃不適）、濟眾水（治肚痛、吐瀉及溽暑等）、七星茶（治嬰幼兒腸胃熱氣）、午時茶（祛風解表、化濕和中）及廿四味（清熱毒）等。

當時，東華三院仍然提供有限度診療服務，可是日軍認為煎煮中藥過於繁複，因此只讓廣華醫院提供中醫門診。雖然醫院中藥庫存大概足夠一年之用，但運輸所限，故限制每天只為 200 人診治。[31] 同時為了節省煎煮中藥的方式，時任東華三院主席李耀祥倡議編撰《備用藥方彙選》（又名《驗方集》）。《驗方集》內收錄藥方八十一條，

霍亂救星

施德之濟衆水

大量供應市面

據施德之藥廠發表稱：施德之神功濟衆水，歷史悠久，風行數十年，向為各界稱頌，專治霍亂、疴嘔、肚痛等症，功效神速，[illegible]，誠霍亂之救星也。近因市[illegible]霍亂症，此藥搶購一空，一度斷市，施德之藥廠主人，濟世為懷，竭日夜之力，趕工趕製，現又大批供應市上渴求，決維持原價，此藥僑胞可自由帶回大陸。本港代[illegible]六十五號信興藥行，九龍代理北河街五十號A[illegible]興藥行，各處藥店均有出售云。

‥霍亂藥水廣告

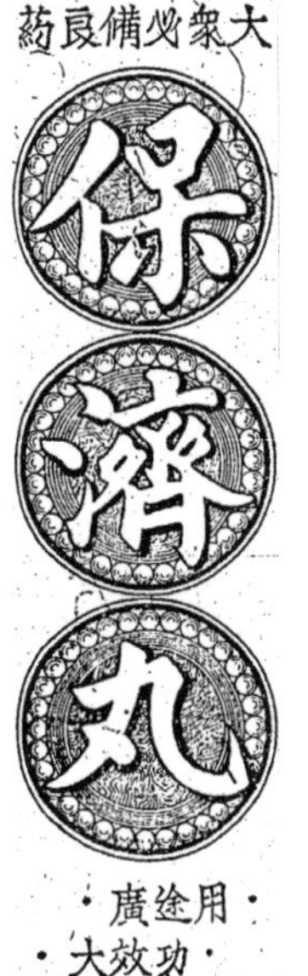

‥保濟丸廣告

31　謝永光：《香港中醫藥史話》，頁 40。

分「內科方劑」、「內科膏丹丸散方」及「外科跌打內服膏丹丸散方」，藥方編定後，院方將藥材研成藥粉，病人就診後，駐院醫師就會按編號開出所需的藥包，病人只需用熱水沖注藥散服用或直接吞服，便可以發揮藥力。

內科膏丹丸散方

21
大補丸
主治：諸虛百損・五勞七傷・頭痛昏暈・耳鳴目眩・口舌生瘡・牙齒不固・心煩作渴・喘嗽呃逆・羸瘦不食・胸腹悶痛・氣攻脊骨・經絡拘急・夢遺便泄・足膝無力。
川芎 一両　炙草 五錢　白芍 四両　防黨 二両　白朮 一両半　雲苓 二両
熟地 四両　當歸 二両　北耆 二両　桂心 一錢

22
腎氣丸
主治：虛勞腰痛・及男子消渴・小便多・婦人轉胞・不得溺。
熟地 四両半　淮山 二両四　雲苓 両八　牛七 一両　桂心 三錢　澤瀉 両八
萸肉 二両四　丹皮 両八　車前子 一両　附子 六両

23
六君丸
主治：胃虛弱・不能運化・胸滿腹脹・大便溏泄等症。
防黨 八両　雲苓 八両　白朮 八両　法夏 八両　大棗 四両　千薑 二両
陳皮 四両　炙草 四両

24
理中丸
主治：中焦脾胃虛寒・不能運化・嘔吐泄瀉・不飲不食・胸痺胸痞・腹痛痰多

—18—

東華三院《備用藥方彙選》

◎ 六、現代香港中成藥發展（1946-2000）

五十年代，內地中成藥開始運港銷售，從前香港中成藥多數是省城廣州產品。1949 年後，成藥行業老前輩黃長水先生有一次返內地觀光，眼看北京同仁堂成藥興旺，便嘗試運港銷售。初時市場反應極為冷淡，以義堂資深前輩劉錦慶（錦叔）等一眾成藥業「開荒牛」，逐家藥材店去推銷，經過一段時間才被香港人接受。六十年代後期成藥發展步伐加快，一時間成為全港家庭作為「看門口」必備之物，例如家有嬰孩，保嬰丹、回春丹、驚風散等更不可或缺。

六、七十年代可說是經營中成藥的黃金時期，當時無論成藥或藥酒都是獨家經銷，如正南行有限公司的六神丸、利源長有限公司的至寶三鞭酒等，皆只此一家別無分店，令用家有信心的保證。[32]

此外，七十年代本地商人加入藥業，為業界注入新血。1979 年，黎昇博士成立黎昇中藥廠有限公司，是現今本地一所具規模及代表性的中成藥廠。黎博士祖籍東莞，父親是清朝武狀元，有傳授醫方及贈醫施藥，提供五時腸胃丸，解決病人腸胃不適。[33] 五十年代，黎博士從內地南遷香港，以經商為主曾經接觸多個行業，見人煙酒致危害健康，故毅然放棄當時業務，決心研究中藥，並在荃灣購地開山闢石，興建藥廠。[34] 經過翻閱家傳醫書及十多年研究，期間曾出售跌打丸、膏藥及跌打散等十多款藥品，最終成功研究成百靈藥酒，成為該廠的招牌商品。[35] 百靈藥酒主要用處有舒筋活絡、活血止血、消腫

---

32 以義堂口述訪問。

33 黎氏藥廠口述訪問。

34 同上注。

35 同上注。

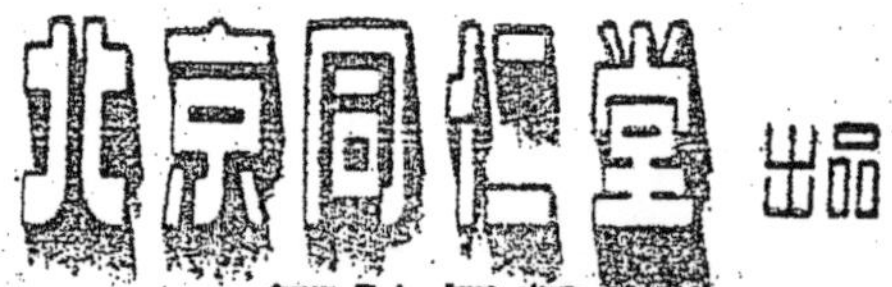

各种名药

安宮牛黃丸　牛黃清心丸

主治：神昏譫語 斑疹內閉　主治：驅風化痰 清熱鎮痙

活络丹　再造丸

主治：身體麻痹 筋骨疼痛　主治：痰迷氣阻

人参鹿茸丸　狗皮膏

主治：氣血兩虧 血虛頭眩　主治：腰腿疼痛 跌打損傷

香港独家经销处：泉昌有限公司

（地址：永楽西街150号．电話：2.2395电报：1472）

香港代理处：　德信行有限公司

总经销：　中國土産出口公司天津分公司

‥北京同仁堂廣告

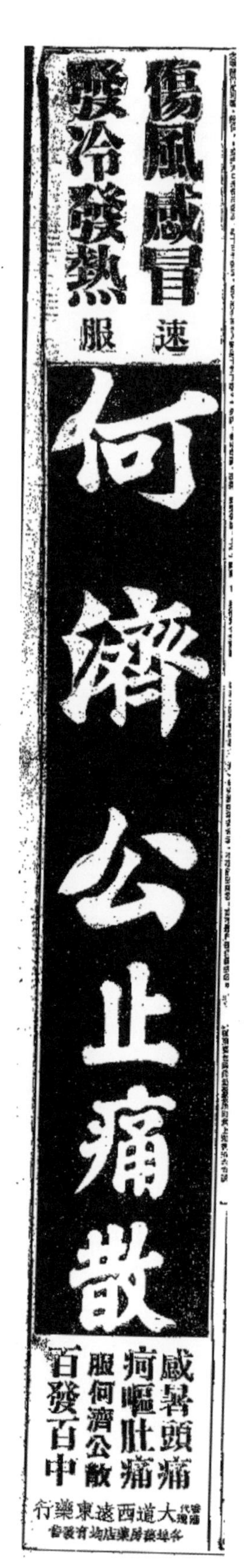

‥何濟公止痛散廣告

祖傳秘方

香港 雷允上誦芬堂

六神丸

功效：

1 清凉解毒
2 消炎退腫
3 急慢驚風
4 熱瘡熱癤
5 乳蛾喉痛

雷允上誦芬堂藥舖有限公司

總公司 香港香港仔山村道四十九號 電話：九二四五八

發行所 德輔道中永安人壽大廈七樓六〇七室 電話：二九四〇二

‥六神丸廣告

羊城牌五花茶 由廣州運抵港

據稱對濕熱病有顯著療效

【本報訊】廣州特產羊城牌「五花茶」，由忍冬花、槐花、雞蛋花、厚朴花、木棉花按方配製而成。真材實料，份量充足，每盒十小包。功能解熱毒，清濕痢，對春夏之交的氣候所引起之濕熱、下痢、瘡癤、濕疹等症有顯著療效，為家庭常備良藥之一，曾一度缺市。現經銷商中國宏興藥品公司已起運到貨，國貨公司、各藥行均售。

‥五花茶廣告

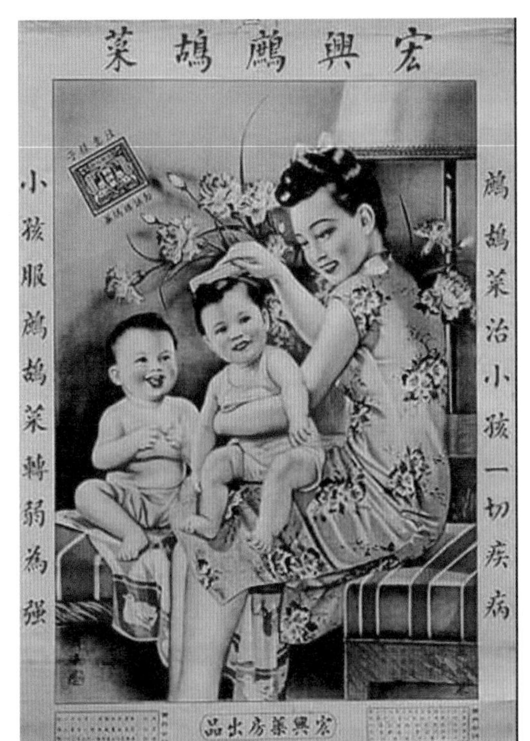

‥宏興鷓鴣菜

止痛、祛風、消炎殺菌，對紓緩一切舊患發作、關節痛、筋骨麻痺及皮膚痕癢等症甚有療效。[36] 及至 90 年代，黎博士成功研製出鼻敏皇，同是藥廠的招牌商品。[37] 鼻敏皇針對鼻敏感症狀，包括流鼻水、鼻塞、鼻水倒流、打噴嚏等。[38] 現在藥廠由第二代接手，除了出售藥品，也會捐贈藥酒予長者，對社會作出不少貢獻。[39]

六十至七十年代期間，香港曾經興起服用由廣州藥廠供應的中藥水。製作方法是先將中藥煎成湯，再入玻璃藥水樽，為便於保存，更會在藥水中加入酒，在服藥前，需要先將藥水點燃以揮發酒精。然而基於昂貴運費，香港沒有製造，也逐漸被淘汰。[40]

八十年代初，各行號花費於成藥及藥酒的廣告支出數以千萬計，可見當時這兩種業務的興旺。中國改革開放後，內地出口公司開始與香港藥廠合作。每間出口公司都有特別商標，廣東地區著名的有羊城牌，很多藥廠卻不用出口公司的品牌而選擇另建品牌，以其他品牌代替。在中港兩地有緊密合作，其中一家最著名的藥品公司便是同仁堂。八十年代中期，同仁堂授權香港的美國華僑陳香梅成立香港同仁堂（零售店舖）。[41] 泉昌有限公司則以香港總代理身份代理北京同仁堂產品，包括兩大著名藥品：安宮牛黃丸及片仔王。

36 〈黎昇百靈藥酒〉，黎氏藥業，2021 年，檢索於 2021 年 8 月 23 日。網址：http://www.laismedicine.com/product.php?id=2

37 黎氏藥廠口述訪問。

38 〈鼻敏皇 純中藥噴劑〉，黎氏藥業，2021 年，檢索於 2021 年 8 月 23 日。網址：http://www.laismedicine.com/product.php?id=1

39 黎氏藥廠口述訪問。

40 林家榮中醫師口述訪問。

41 陳香梅（1923 年－2018 年），祖籍廣東南海市，為飛虎隊陳納德將軍遺孀。

◎ 七、二十一世紀中成藥新面向：邁向科學及專業化發展

（一）《中醫藥條例》下的中成藥

2003 年 12 月，香港中醫藥管理委員會開始接受中成藥註冊申請。中藥法例規管措施，包括中藥材批發商、中藥材零售商、中成藥批發商、中成藥製造商的領牌，及中成藥註冊。理論上，「任何人」均可以申請中藥材的零售或批發牌照，但註冊中成藥則需要有一定條件。[42] 如果是香港製造，應由本地製造商提出申請；如由外地進口，則由進口商或外地製造商的本地代表或代理提出。而且，條例也有定義中成藥的範圍，根據《中醫藥條例》第 549 章：

中成藥指任何符合下述說明的專賣產品：

1. 純粹由下述項目作為有效成分組成 ——[43]
   a. 任何中藥材；或
   b. 慣常獲華人使用的任何源於植物、動物或礦物的物料；或
   c. 第 a 及 b 節分別提述的任何藥材及物料；
2. 配製成劑型形式；及
3. 已知或聲稱用於診斷、治療、預防或紓緩人的疾病或症狀，或用於調節人體機能狀態。

42 中藥材零售商的申請人，除必要的檔外，亦需要一名監管配發中藥材及不多於兩名副手的提名；批發商牌照則沒有提名人之限。

43 在《條例》中指的有效成分，是就任何中成藥而言，指在中成藥的製造中所使用或擬使用的且促成該中成藥的一種或多於一種的藥效的物質或合成物。

只要產品同時符合上述定義的中成藥，必須向醫藥管理委員會轄下的中藥組申請註冊，經過審批後，方能在香港進口、製造及銷售。

（二）中成藥廠及中成藥技術的變化

關於中藥成分的變化，首先，中成藥從傳統的九蒸九曬技術，逐步蛻變為新配方及提取的科學技術。傳統本地製造中成藥有多種，包括是以父子或師徒方式、土法、山寨，或一些內地老字號品牌移師香港發展，他們的製藥過程都有獨特的秘方，然後經過九蒸九曬轉化的老技術製成各種藥品。八十年代，中國和台灣都已經為中藥作科學化試驗，可以說是對中藥的優化。直至《中醫藥條例》生效後，中藥需要現代化、標準化、科學化，從設計配方、提取方法、成為劑藥、包裝出品，過程均參考西醫西藥的方式處理，包括製造方法，運用數據化管理及實證證明，例如甘草提取甘草酸，薄荷提取薄荷腦，提取物都不可以低過 2%，以適應嚴格的法規。科學製造的中成藥，大大縮短了以往九蒸九曬的時間，只需要數天便能製成。[44] 而且種類趨向多元化，包括搽劑、酒劑、叮劑、油膏、軟膏、片、膠囊、滴丸、膏貼、糖裝、煎膏劑等。

中醫藥條例生效後，中成藥需要在包裝上列明「確認中成藥過渡性註冊通知書」（簡稱 HKP）及「中成藥註冊證明書」（簡稱 HKC）。他們的分別在於 HKP 只是過渡性階段，而 HKC 需要藥廠向香港中醫藥管理委員會提交符合安全、品質及成效的測試報告及資料，在法規上較為嚴謹。自 2003 年開放註冊後，HKP 由一開始

44 李明志口述訪問。

的 15,000 多種中成藥以上，銳減至 HKP 和 HKC 合計只有 7,000 種藥。[45] 藥廠也由 400 多間減至 200 多間，以中小企業規模為主。[46] 一些著名的品牌也相繼倒閉，例如保滋堂潘務庵、何人可、鷓鴣菜及雷鳴春等。

條例通過實施不足二十年造成大批藥廠及中成藥減少，涉及多個原因。首先，傳統藥廠初期都不願意透露秘方或藥材成分資料不足，在申請中成藥註冊時，沒有將成藥成分悉數記錄，以致當衞生署詢問時藥廠未能回應，最終只能取消註冊，不能出品。其次，一些藥廠出品的成藥，即使藥廠悉數提供成分，但一些成分經過九蒸九曬後，例如薄荷製成為薄荷腦會自然揮發，當衞生署檢查時未能發現，以致藥廠再次「觸礁」。再者，部分老品牌難以適應新條例，不懂填寫申請表，尤其是配方一欄，欄位只仿效西藥配方，因此他們初時都無所適從，要聘請一些具有西醫或藥劑師資歷的相關專業人士或公司，進行代工生產服務（Original Equipment Manufacturer，OEM），包辦整個流程，然而此舉卻使藥廠成本迅速增加，最後無奈放棄部分註冊。另外，一些假藥或害群之馬走法律灰色地帶，在包裝印上食物營養標籤及商業登記註冊，試圖以假亂真，讓包裝與真正的註冊中成藥包裝相似，結果引致輿論四起，政府需要更頻密檢查中成藥廠，審查時更要藥廠連番補交文件及解釋成藥成分，加重了政府和藥業的行政負擔，最終導致老品牌結業。另一方面，藥廠因為是前人的心血結晶，後人捨不得在這一代結業，故以其他生財方式，盡力補貼以維持藥廠營運。[47]

45　同上注。

46　同上注。

47　李明志口述訪問及黎氏藥廠口述訪問。

藥廠普遍對支持條例通過，只認為現階段仍有很大的進步空間，因為社會生活正在改變，衛生和權益意識都日益增加，條例有效杜絕不良商人，加上本地中成藥要進入其他地區市場，必須提高質素，以 HKP 為第一階段，HKC 為第二階段，最後應以藥品優良製造作業規範（Good Manufacturing Practice，GMP）為最終目標，方能拓闊到香港以外地區，包括大灣區、東南亞，以及海外華人市場。現時在 200 多間藥廠裏，只有 20 間是有 GMP 認證，因此政府和藥廠必須緊密合作，提供更多支援，利用香港仍然保留很多老成藥的優勢，彌補與鄰近地區的實力差距。[48]

◎ 小結

開埠初期，中成藥多是由醫師自行研製或經祖傳秘方煉製，以丹丸為主，主要提供給本地人士服用。踏入二十世紀，廣東藥廠因應時局，陸續來到香港設立工廠及分號，製造膏丹丸散外，也有藥粉及藥膏，除了在本地出售外，更外銷到世界各地。東南亞地區的商人看準香港優勢，引入藥油，也成為家傳戶曉的必備藥品。這些品牌陸續在香港發展，並日趨成熟，因此需要建立商標保障權益，杜絕當時抄襲配方的問題。另外，一些新進藥商也會尋求代理及發行，有利加入市場競爭，中成藥已經成為必不可少的商品。二戰期間，由於物資缺乏，藥材不敷應用，中成藥方便攜帶及服用，因而成為主要治療的藥品，地位大大提高。戰後至 1990 年代期間，香港人生活由艱難到逐漸富足，一些本地商人本着救濟大眾之心，願意放棄原來的生意改為

48 李明志口述訪問。

從事藥業，藥品除了出售，也會與醫師合作贈醫施藥。此時，本地成藥的種類也趨向多元化，提供不同種類供市民服用。隨着中國改革開放，內地吸引外商合作，包括本地商人與內地藥業公司合作，引入內地品牌，加強中港商貿往來。

二十一世紀，政府通過的《中醫藥條例》，對中成藥廠而言有翻天覆地的變化。一些傳統品牌不堪衝擊而倒閉或縮減藥廠規模以繼續維持家業，這種陣痛是在所難免的。他們需要追求更高質素及科學化以適應時代的發展。另一方面，政府也應該聆聽業界心聲，提供政策支持，方能追趕與市場的差距，全面進入國際市場，讓人們都相信香港製造的中成藥是有信譽保證的。

第五章

香港養生保健品文化發展

◎ 一、養生保健與「治未病」觀念

養生保健是經常提出的課題，在中醫理論層面是指「治未病」，最早源自於《黃帝內經》:「上工治未病，不治已病，此之謂也。」當中的「治」，為治理的意思，簡單來說是採取措施，預防疾病發生或發展。治未病有三個核心思想，包括未病先防、既病防變及病後防復。未病先防是指未患病時，保持強健體魄以免惹患疾病；既病防變是指患病初期及早治療，在控制疾病的同時，治理未受影響的器官，以防疾病惡化傳變到各個器官；病後防復是指痊癒後要病後調理，防止復發。

中醫藥保健養生有內治法、外治法及其他方法。內治法及外治法是指透過內服、外敷及針刺，亦即食物、藥物或準藥品（quasi-drugs）及針灸，平衡身體機能。其他方法如多做運動，保持心境開朗，進行情緒管理及心理輔導等，都是養生的方法。治未病的養生基本上講求全身調理，很少會針對個別疾病症狀，甚至沒有直接處理患處，因此需要持之以恆，方能有延年益壽，強身健體的效果。

◎ 二、「藥食同源」：人體與自然的均衡關係

「藥食同源」是指大多數食物既可作平日食用，也可以成為藥物，透過藥食達致預防疾病的效果。根據台灣張漢釗醫師所著的《原始點健康手冊》，藥食以其寒熱偏性來調治身體，當中普遍以溫熱性藥食具有保健功效，而寒涼性的藥食雖有治療功效，但會影響身體組織運作，消耗熱能，所以以寒涼性的藥食的方法只算作治療，相反，溫熱性的藥食可以調節體內熱能，增強體力，屬於保健功效。以內治服用藥食而達致的保健功效，則是以「因」改善身體機能，主要為保養身體的熱能入手。與治療的區別就是，以溫熱養護熱能時，選方的配伍並不特別考慮，而在治療的過程中，由於辯證時考慮到體質及症狀，在選方上就需要講究配伍，這是以「果」治病的醫理。至於外治法，其保健養生的功效，與內治法相似，均是以「因」解症，在選對導致症狀的體傷位置進行溫敷，再配合相應的內治法，才算適當的保健養生方法。[1]

◎ 三、本地養生文化發展

中醫的養生觀念一直存在於民間的生活習慣，靠經驗累積起來，根據大自然的環境、氣候及社會氛圍，自成一種本地獨有的養生文化。隨着本地人口增長及市民經濟力提升，香港的養生保健的文化與方式日趨五花八門，大致可以分為藥物、食品、成藥保健品、衞生保健品、氣功等種類。

1 張釗漢：《原始點健康手冊》（台灣：財團法人張釗漢原始點醫療基金會，2016 年），頁 39-43。

（一）藥物

1. 藥材湯（補湯）

保健養生的藥湯與藥酒，最能吸引顧客，它們往往是一些貴價而顧客不會陌生的藥材，以藥材的珍貴度為銷售重點。這些養生補品的配料都會出現「八珍」，包括當歸、川芎、白朮、熟地、甘草、伏苓、黨參（人參）及白芍，至於如何使用這八珍，則有常見的四物湯、四君子湯、八珍湯及十全大補湯。

	材料	功效	宜忌
四物湯	當歸、川芎、白芍及熟地	補血、養血、調血	體質燥熱及腸胃不佳者不宜飲用
四君子湯	黨參、伏苓、甘草及白朮	補氣、治療氣虛	
八珍湯	以上兩種湯結合而成，合共有八種藥材	補氣，補血，促進血液循環，增強免疫力	宜用於病後調理，月經及感冒期間不宜飲用
十全大補湯	八珍湯加上黃耆及肉桂兩味	補氣血、驅寒	

這些藥湯都以補氣血為主，藥性甚重，若有長期病症或身體不適時，需要在醫師的指引下服用。

2. 補健藥酒

中國人自古以來愛好在喜慶宴會上喝酒，釀酒技術更到達爐火純青的地步。古人嘗試運用各種中草藥、動植物、花、果為主要成分浸酒。在《黃帝內經》更有〈湯液醪醴論篇〉討論用藥之道，「醪醴」便泛指酒類。補健酒主要採用蒸餾酒或發酵酒為基酒，針對寒、熱、

麥鴻記國藥行

香港皇后大道西七十五號六樓 電話：五・四八三六六六

MAK HUNG KEE

75, Queen's Road W. 5th. fl. Hong Kong

TEL.5-483666

武溪蛤蚧大補茶

本號主人對此方細心參訂揀選地道藥材配製凡操勞過度諸虛百損等症服之能轉弱為強延年益壽功效卓著 諸君欲身體強健者請常服之

▲茲將本號武溪蛤蚧大補茶方列▼

大蛤蚧	一對	補腎滋陰 壯陽固精
正綿芪	四錢	補氣健胃 諸氣虛損
大防黨	四錢	補中益氣 壯陽健腎
西當歸	四錢	補血液長 肌肉養顏
棗杞王	四錢	補腎生精 滋肝明目
雲茯神	四錢	開智寧神 健脾袪濕
淮山藥	四錢	滋陰益腎 補肺歛精
飯白朮	四錢	健脾袪濕 溫中補氣
大熟地	一兩	滋腎水補 眞陰活血
炙甘草	二錢	補三焦元 氣解百毒
巴戟天	四錢	強筋健骨 補腎益陰
川杜仲	五錢	強筋骨止 腰痛健腎
川續斷	五錢	補肝益腎 強筋健骨
川木瓜	五錢	驅風袪濕 舒筋活絡
大黃精	五錢	益氣養臟 填精壯骨
金狗脊	五錢	舒筋活絡 治腰膝痛
骨碎補	五錢	續筋骨止 腎泄補肝
女貞子	五錢	補腎治虛 損黑髮鬚

▲用清水六碗慢火煎至一碗微溫服▼

‥金山莊印製藥材湯單派予客人列名功效和煎煮方法

香港華民政務司註冊

僑港中醫公會備案

三代祖傳統理男婦兒科 香港復旦中醫學院深造畢業

香港復旦中醫學院針灸科畢業

中國新醫華學研究院中西醫學畢業

世醫陳贊雄處方箋

清水 碗 分 温服 再診携回原方

一九七 年 月 日

姓名：

‥中醫師開補酒藥方

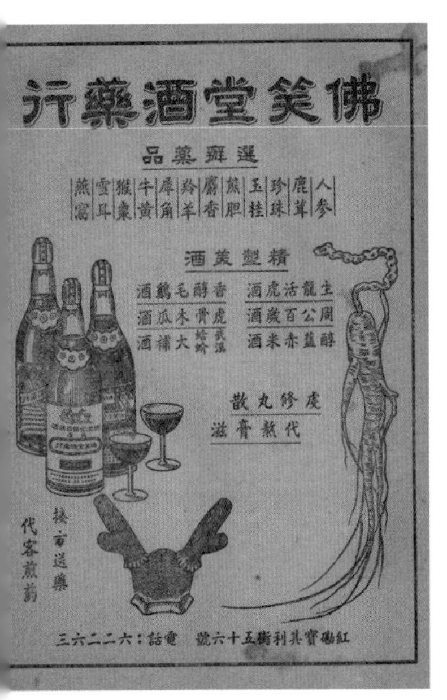

‥笑佛堂藥酒廣告

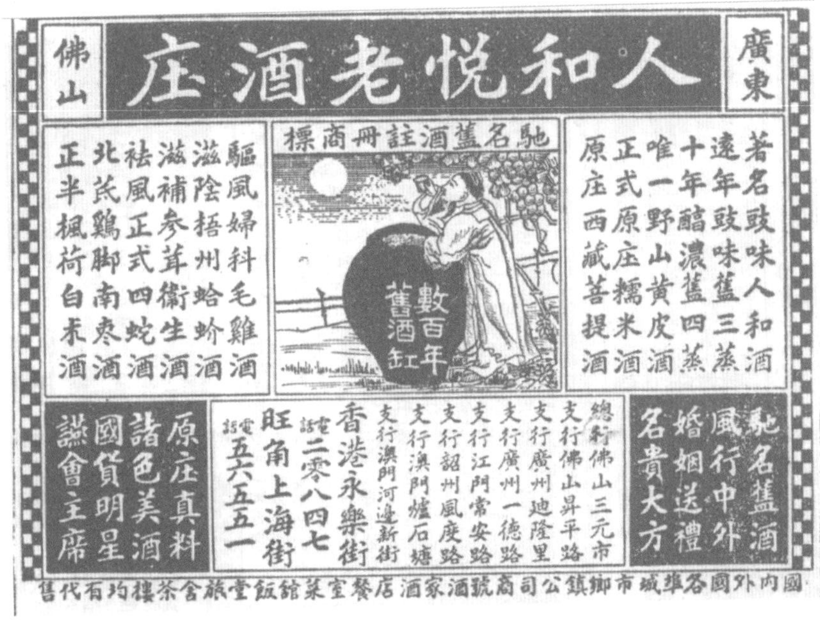

‥人和悅老酒莊廣告

溫、涼等不同藥性，選擇各類單味藥材或複方，可以達到三十多種藥材，經過浸泡、高溫、覆蒸等方法製成，並多以藥材或功效來命名。酒作為溶液浸泡藥材，能有助釋放某些藥材的藥性，人們每日飲一至兩次，每次 30 毫升至 60 毫升，飲時逐少品嚐，能達致活血行氣、祛風散寒、暢通血脈、強心提神等，具有很好的療效。

昔日華人多從事勞動工作，特別容易傷及氣血，然而他們無力購買昂貴的滋補成品，往往以傳統方法浸泡補酒，由於藥材配伍可多可少，任憑用家自行配選，豐儉由人，加上製法簡易，堪稱為最便宜和便捷的補健品。本地較常見的自泡補酒有老鼠酒、三蛇酒、北芪酒等，除了自家浸製，亦有中醫師或蛇舖浸製各種補酒應市。二十世紀初期，有酒業公司在本地生產補健藥酒產品，例如 1905 年創立的永利威酒業有限公司，其著名的保健酒為五加皮酒及玫瑰酒，五加皮酒的「酒底」為陳年高粱，配以五加皮、女貞子、川獨活、野生人參、熟附子、川芎等三十多種藥材配製而成，其功效為行氣活血、驅風祛濕及舒筋活絡。及至 1970 年代，廣東佛山南海人李禧創立的三生中西酒業公司，主要生產及經銷三生牌補酒及中西酒批發，業務相當多元化，多年來的對象都是以基層市民為主。

所謂補健酒，是酒類中特別的種類，主要採用蒸餾酒或發酵酒為基礎，配以各種中草藥、動植物、花、果為主要成分，利用浸泡、高溫、覆蒸等不同方法製造。針對各種不同體質的人士，補酒大約可分寒、熱、溫、涼等不同藥性：

- 氣血不足、腎陽虛、全身虛弱，可選擇飲用補陽功效（含鹿茸類）的補酒，例如鹿茸大補酒、鹿尾羓酒、三鞭酒、海狗鞭酒等；
- 血虛者面色蒼白、睡眠不酣、眩暈昏花，可選擇飲用補益氣

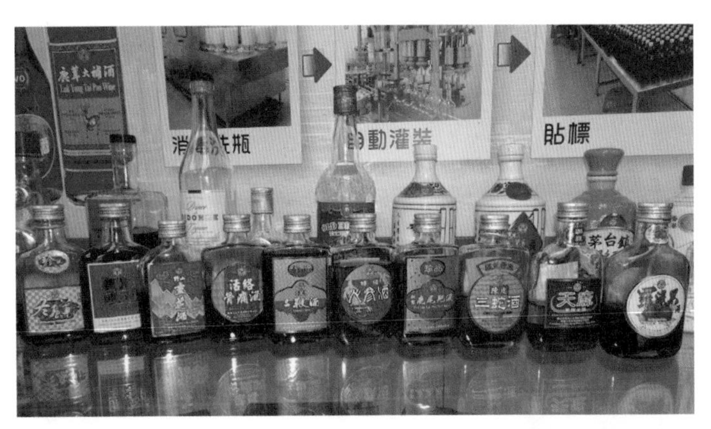

‥藥廠製補健藥酒

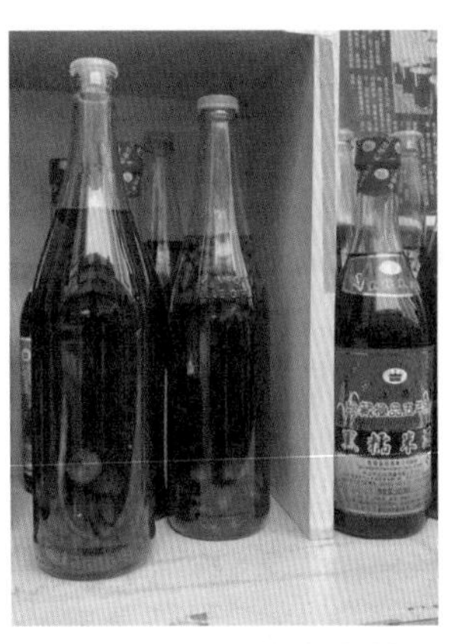

‥自製浸泡補酒

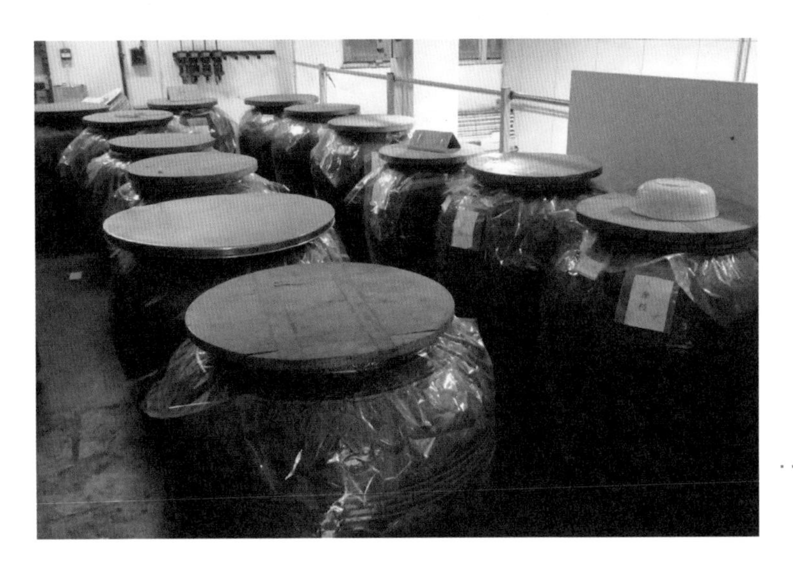

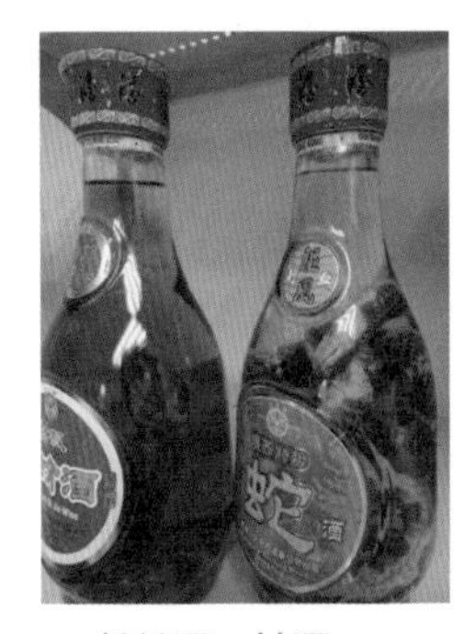

‥蛤蚧酒、蛇酒。

‥酒作為溶液浸泡藥材，能有助釋放某些藥材的藥性。

補血功效的補酒，例如野生靈芝酒、冬蟲草酒、杜仲黑糯米酒等；

· 病後體弱、氣血失養、面色無華、氣短乏力、眩暈自汗、形寒肢冷，可選擇飲用含人參為主要成分的補酒，例如特級人參酒、杞圓黨參酒等；

· 腰酸背痛、筋骨不健，容易疲勞，可選擇飲用舒筋活絡、強壯筋骨功效的補酒，例如活絡骨痛酒、舒筋活絡酒、鹿筋酒等；

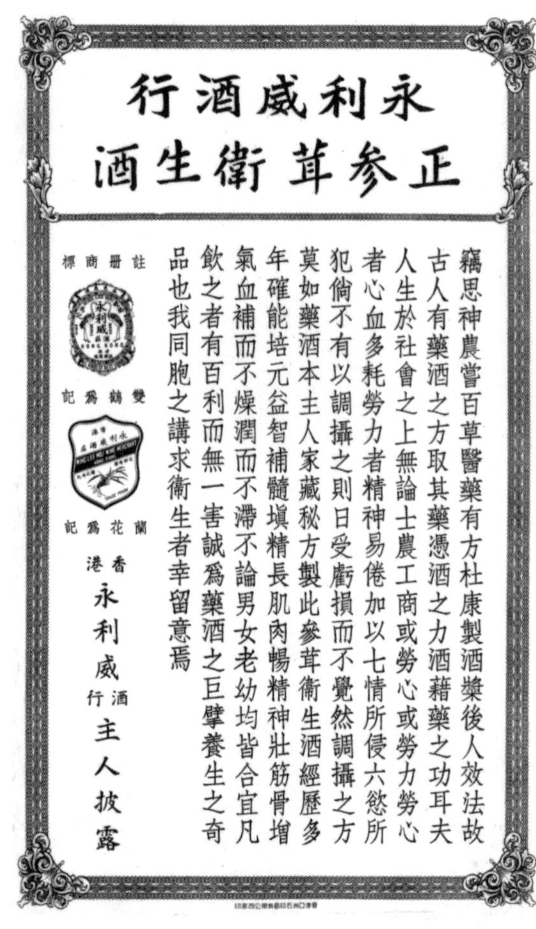

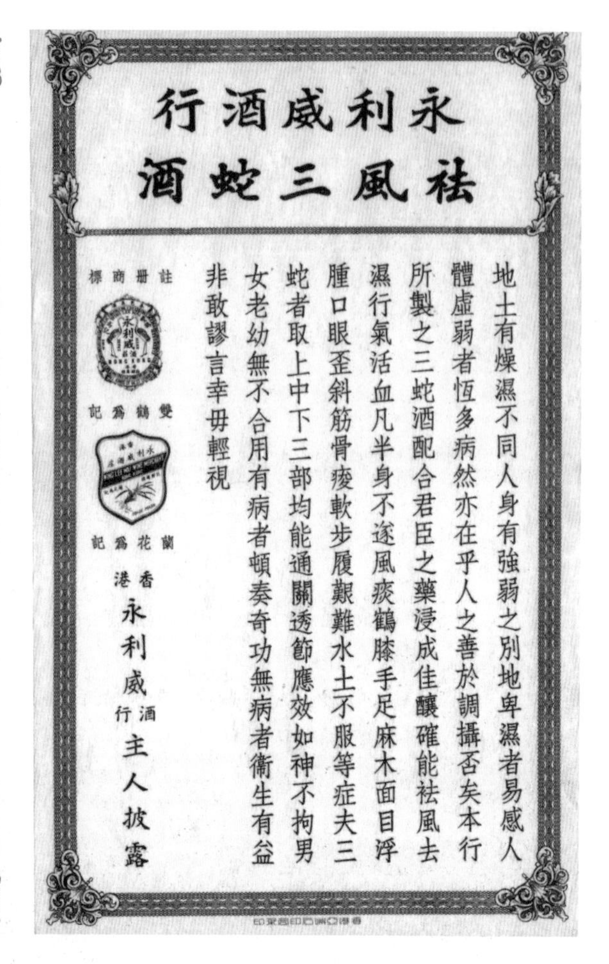

‥永利威酒行招紙

・風寒濕痹日久、痰濕內停引起之關節筋骨疼痛、肢體麻木或浮腫、腰膝無力，可選擇飲用祛風除濕、化痰通絡、益氣健脾的補酒，例如陳皮三蛇酒、陳皮三蛇膽汁酒、廣西特級蛇酒、特級蛤蚧酒、田七蛤蚧酒等。

此外，在1970年代期間，香港經濟起飛，港人開始注重養生保健，所以商行舉辦展覽介紹藥酒。1971年，尖沙咀星光行中國出口商品陳列館舉行了一個中成藥及藥酒展覽，分為兩個展區，藥酒部分有近七十種，包括補酒、蛇酒、風濕跌打酒等。[2] 1978年，德信行及

2 《大公報》，1971年6月26日。

我國中醫中藥科學研究發展迅速

成藥藥酒五百多種 今起在陳列館展覽

包括對肝炎有療效的雞骨草丸及中草藥

滿山紅提煉而成的消咳喘等新藥品

【本報訊】一個相當規模的成藥、藥酒展覽，今（二十六）日起在尖沙咀中國出口商品陳列館公開展出，由下午一時半至六時開放，不收門票，歡迎參觀。

中醫中藥，是我國珍貴科學文化遺產的一部分，已有幾千年的悠久歷史。解放後，在中國共產黨和偉大領袖毛主席的英明領導下，在毛主席醫療衛生路線指引下，中醫中藥和其他進步事業一樣，獲得了新生。國家設立了專門研究機構，進行整理、挖掘和科學實驗，使這古老的科學遺產，獲得了很大的改革和提高，特別是在文化大革命後，發展得更為迅速。這次展出的中國成藥、藥酒共五百餘種，其中好些品種是最近幾年才面世的新藥品，如對肝炎有顯著療效的雞骨草丸、專治氣管炎用中草藥滿山紅提煉而成的消咳喘、感冒退熱沖劑、人參蜂王漿、椰盧晶、牛黃消炎丸、銀黃片、解毒消炎丸等。

這次展出的中國成藥、藥酒五百多種，分成十五個科目陳列，即：補益科、補心安神科、傷風感冒科、痰喘咳嗽科、跌打傷科、風濕筋骨科、瘟邪科、腸胃科、婦科、小兒科、眼耳鼻喉科、瘡瘍皮膚科、消炎退熱劑、清涼劑及其他成藥等；藥酒近七十種，分補酒、蛇酒、風濕跌打酒以及其他等五類。

在此展覽期間，港九新界五十多家國貨公司對一般成藥（除特價品外），都以優待價格介紹。

中國成藥、藥酒展覽，每日開放時間為下午一時半至六時，逢星期二

‥成藥展覽廣告（《大公報》，1971 年 6 月 26 日）

南北藥材行以義堂商會合辦「中國藥材成藥藥酒展」，藥酒種類已是五花八門，例如龜齡補酒（固本益腎，適用於陽痿早洩、筋骨疼痛等）、松鶴補酒（滋補肝腎、益氣安神）、金雞鐵樹酒（補血、行氣、健脾）、當歸北芪酒（補血和血、調經止痛、潤燥潤腸）、萬年春酒（補氣、健脾、祛風活血、健筋骨）等。[3] 展覽免費贈送介紹各種藥酒的書籍，以及設有試飲，如松鶴補酒、菊花露、人參補酒、天津虎骨

3 《大公報》，1978 年 7 月 8 日。當時展覽中仍有虎骨酒，虎骨酒在 1993 年中國簽署國際法《生物多樣性公約》後，頒佈了《關於禁止犀牛角與虎骨貿易的通知》，取消了虎骨相關產品的製造與銷售。

德信行與南北藥材行以義堂商會合辦

中國藥材成藥藥酒展
今日起在星光行舉行

觀眾可看到百年野山人參及鹿胎黃連等

公司、香港南北藥材行以義堂商會聯合主辦的中國藥材成藥藥酒展覽，今日起在尖沙咀星光行三樓中國出口商品陳列館展出。

昨日下午三時至五時，展覽會舉行開幕酒會，到會來賓有工商界、航運界、醫藥界、電影界、教育界、體育界和新聞界等一千餘人。星、馬、泰和澳門地區的中藥經銷商均派出代表組團專程來港參觀。一些外國人士也出席了酒會，氣氛熱烈。

展覽會場分藥材、成藥和藥酒三個部分。藥材展品中，難得一見的有一百年以上的野山人參、小如拳頭的鹿胎，以及各種標本，包括原株田七、淮山、桔梗、羅漢果、地黃、靈香草、朱苓、白朮、浙貝、黨參、延胡索、黃芪、丹皮、當歸、刺五加、蟲草、白芍、大黃和盆栽黃連等。此外，還有六百多種中藥的實物樣品和不少珍貴圖片。在成藥、藥酒方面，展品琳瑯滿目，有補益的，有治痰喘咳嗽的，有治消化道疾病的，有治風濕骨痛和跌打傷科的，有治中風、高血壓的，有治皮膚、痔漏科的，也有治婦兒科、五官科的等十多類，其中保健飲品更合天時。

不少來賓稱讚這個展覽比較全面地介紹了我國出口的藥材、成藥和藥酒，既使人們提高對中藥的認識，也使人們在選擇藥物上有所參考。一些做了幾十年藥材業務的人也驚嘆於能夠看到如此罕有的藥材標本。

展覽會至本月廿三日止，每天下午一時半至六時開放。展覽會中，設有小賣部，除特價品外，其餘藥品九折發售。小賣部還供應附有片仔癀的小藥包。展會免費贈送印刷精美的中藥材、中成藥和藥酒的書籍。在展覽期間，每日都在場內舉辦試飲，今日試飲的飲料有菊花露、龜齡補酒、松鶴補酒；明日有菊花露、金鷄餓樹酒、人參補酒、當歸北芪酒；後日有菊花露、天津虎骨酒、萬年春酒。

展場內設有電視，播映有關蟲草鷄精、蜂乳精、人參精和中草藥的彩色科學片。

‥成藥展覽廣告（《大公報》，1978 年 7 月 8 日）

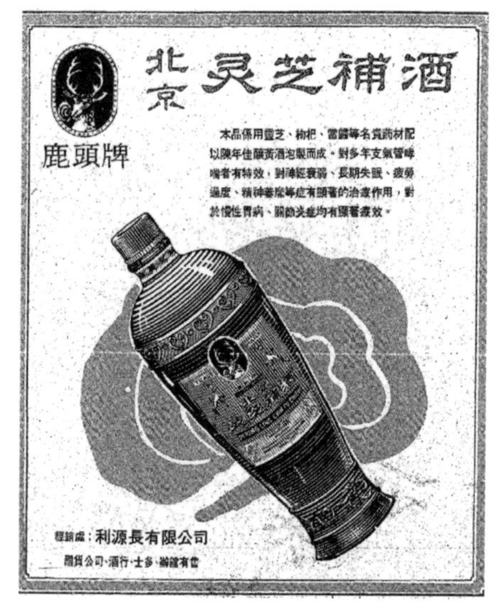

‥靈芝補酒廣告（《大公報》，1978 年 7 月 8 日）

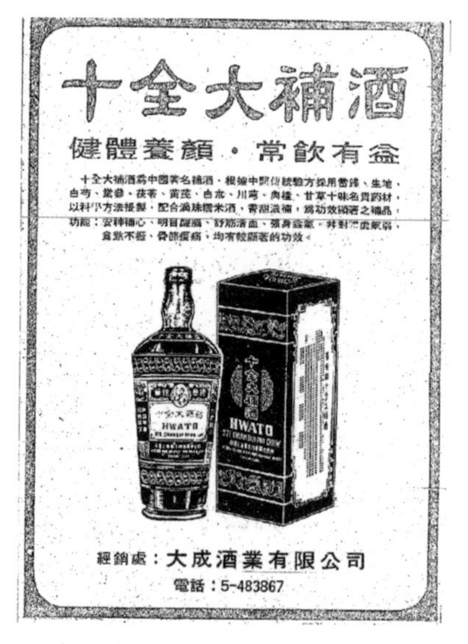

‥十全大補酒廣告（《大公報》，1978 年 7 月 8 日）

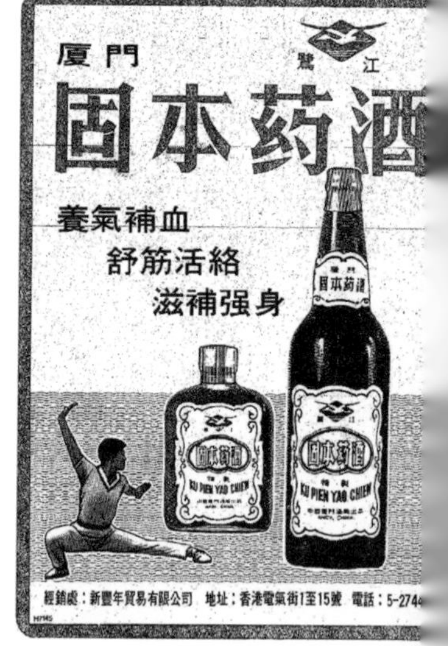

‥固本藥酒廣告（《大公報》，1978 年 7 月 8 日）

酒、當歸北芪酒及龜齡補酒等。[4] 展覽有助提升人們關注養生觀念，從藥酒品種繁多來看，相信當時的藥酒銷量是節節上升，激發酒商出品不同種類的藥酒。

民眾對中藥的概念是向治未病、補身發展，而不再局限於治病，因此對大部分香港人來說，補健藥酒已經不再陌生，而且融入生活，補酒在一般超級市場都有出售，例如鹿茸大補酒、養命酒等，均為家傳戶曉的補藥酒之一。用家更以享受的態度作為日常飲用習慣，在喜慶日子作為送禮用途。現存藥酒的大品牌有三個，包括悅和醬園有限公司、三江行酒業公司和三生中西酒業公司。

（二）食品

1. 涼茶[5]

華南地區潮濕炎熱，屬海洋性亞熱帶氣候，容易產生瘴氣。潮濕的天氣影響人體，濕氣可以積聚在體內，對不同體質人士造成不同的影響，可使人疲倦、身體浮腫、胃口變差或胸悶等，較嚴重者則會導致肚瀉、濕疹等。因此，廣東、廣西、香港等地的人，尤其是夏季，當空閒或身體稍有不適時，會以一些性味寒涼的道地藥材煎煮涼茶先自行調理，這些藥材對身體無害，主要有消暑、清熱、祛濕、解毒等功效。雖然是民間的醫療智慧，卻符合中醫治未病觀念對養生保健的實踐。涼茶由一味或多味草藥煲製，為介乎於湯與藥之間的地方保健飲料。以五花茶為例，雖然沒有固定配方，但多數會用金銀花、菊

4 《大公報》，1978 年 7 月 8 日。

5 2006 年，涼茶被列入第一批國家級非物質文化遺產代表性項目名錄。

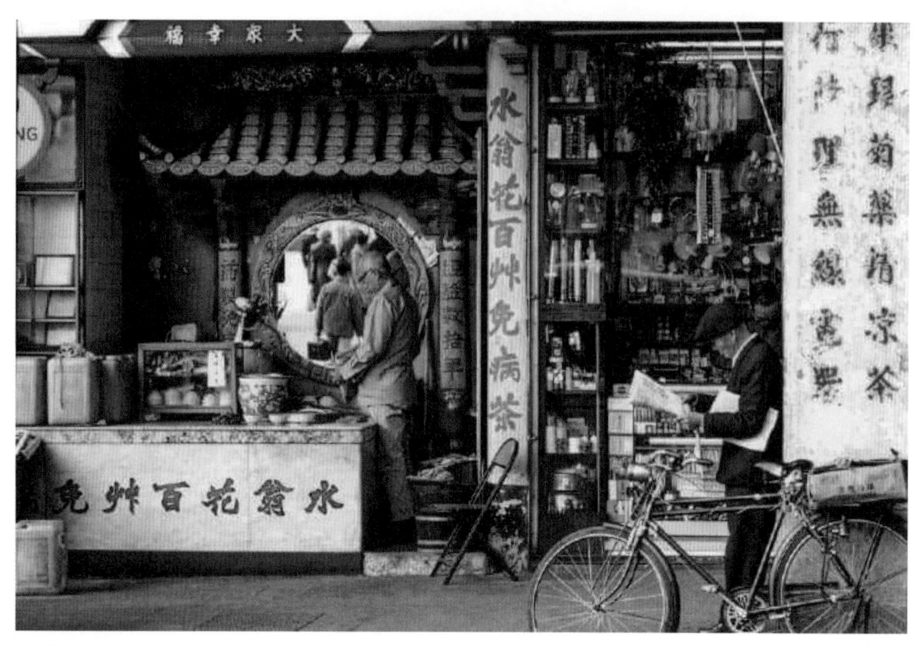

‥昔日涼茶店

花、槐花、木棉花和雞蛋花煲製。從中醫藥理論來看，五花茶具有清熱解毒、消暑祛濕、利尿、涼血等功效，透過服用後身體排出汗液及大小二便，去除有害的熱及濕，能夠增加免疫能力，有效預防感冒及流行性感冒。除了五花茶外，香港人經常飲用的涼茶有廿四味、神曲茶、合仔茶、雞骨草茶及夏枯草茶等，解決氣候帶來的不適與毛病，成為華南地區獨有的風俗文化。

香港開埠後，涼茶店集中在上環一帶的華人聚居地。1897 年，王老吉創始人王澤邦的後人在文武廟直街（今荷李活道）開設「王老吉遠恆記」，是香港有記錄以來最早出現的涼茶店。王老吉是華人社會家傳戶曉的涼茶品牌，分店遍及中國、東南亞及美國。王澤邦（1813-1883），乳名阿吉，廣東鶴山人，本務農為生，相傳當時地區爆發瘟疫，他帶着妻兒上山避疫，得到一位道士傳授藥方，藥方需要的都是嶺南地區的道地藥材，內容包括水、白砂糖、仙草、雞蛋花、布渣葉、菊花、金銀花、夏枯草及甘草。他依方煮藥為百姓治病

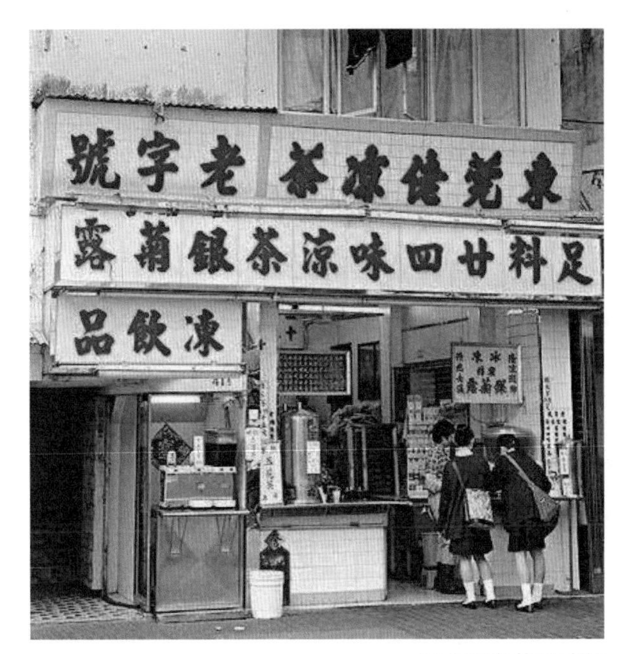

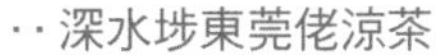
‥深水埗東莞佬涼茶

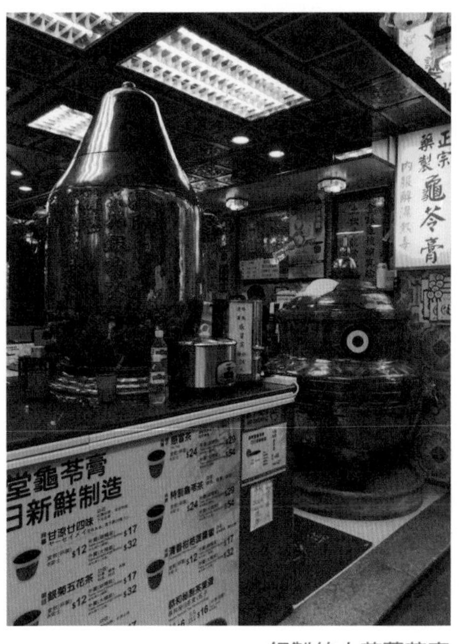

‥銅製的大葫蘆茶壺

後，患者得以痊癒。清咸豐二年（1852 年），皇帝聽聞坊間有涼茶能夠防治疾病，於是傳召王澤邦入宮煮製涼茶給文武百官飲用，廣獲好評，他更被賜封為太醫令，獲贈銀五百兩，衣錦還鄉。翌年，他在廣州十三行靖遠街（今靖遠路）取用自己乳名開設王老吉涼茶舖。

1883 年，王澤邦去世，涼茶業務交予兒子王貴成、王貴祥及王貴發三人，兄弟商議後決定分頭發展。王貴成到涼茶的藥源地江蘇江都，開設「王老吉成記」；王貴祥遷往澳門，開設「王老吉祥記」。王貴發則留守廣州，1889 年帶着長子王恒裕到香港發展。1897 年，王恒裕在香港文武廟直街（今荷李活道）開設「王老吉遠恒記」，並註冊王老吉「杬線葫蘆」為商標，成為香港首間註冊的華商商標。當時訂明，以後凡是王老吉遠恒記的子孫，均可將王老吉出口到英國各地。適逢南洋爆發特大流感，缺少醫藥，王老吉涼茶供不應求，王老吉遠恒記因為有出口註冊商標的優勢，生意更為興旺，涼茶成為分銷往海外的中藥製品之一。1915 年，王老吉遠恒記由文武廟直街遷往

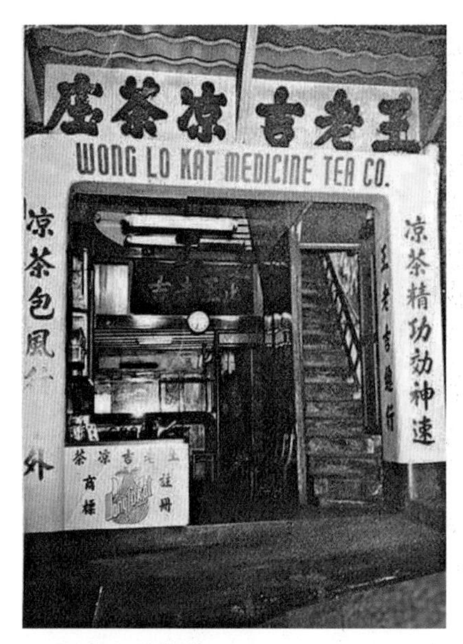

‥王老吉涼茶莊

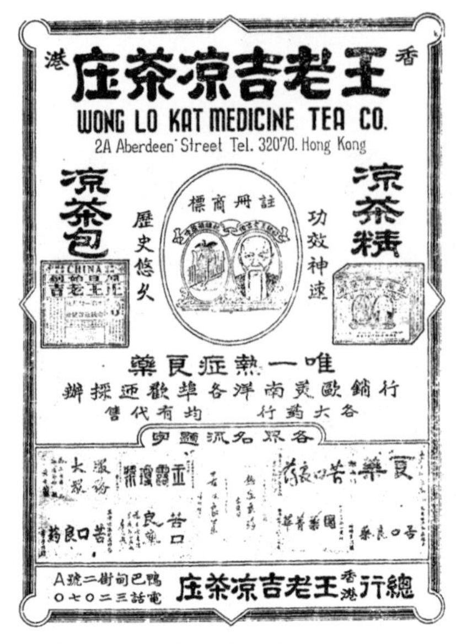

‥1948 年王老吉涼茶廣告

中環鴨巴甸街。1925 年，香港王老吉涼茶被邀請往倫敦參加中國產品展覽會，他們展出涼茶包，會上參觀者陣容鼎盛，有英王、公主及紳士名流，使王老吉的聲譽和地位日隆，外銷生意更上一層樓，因此香港王老吉赴英參展亦是香港中醫藥最早期的國際交流活動。戰後初期，由於王老吉的品牌早已享譽中外，重開之後接到大量訂單，人手不敷應用，於是推出「涼茶精」，只要用沸水浸泡數分鐘即可飲用，大大減少煲煮涼茶的時間，致使此產品更受大眾歡迎。

另一方面，大多涼茶舖採用銅製的大葫蘆壺盛載涼茶為標誌，有些更是由藥材店兼做涼茶生意。店內的涼茶大多提早煎好，一般有苦（廿四味）及甜（蔗水、五花茶及火麻仁等）兩種，一律稱作涼茶，顧客可因應自己的需要即時飲用，其中廿四味被喻為最有代表的涼茶之一。早期有兩家藥材店供應廿四味，一為上環荷里活道的海記藥材行，另一家為南北行永生號藥材行。廿四味味苦性涼寒，有清熱解毒之效，不同的涼茶舖都有各自的秘方，而且按當時的氣候，藥材的選用及分量都略有不同，所以廿四味不一定有廿四種藥材，有時只有十多種藥材或出現「廿八味」。海記的廿四味配方為：崗梅根、金櫻根、

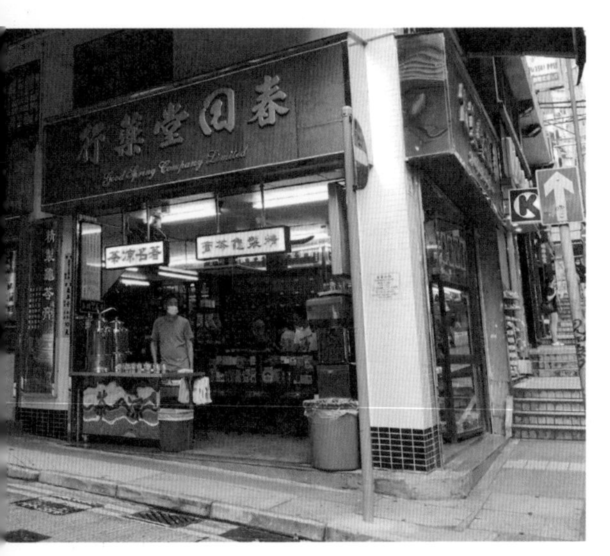

‥中環春回堂

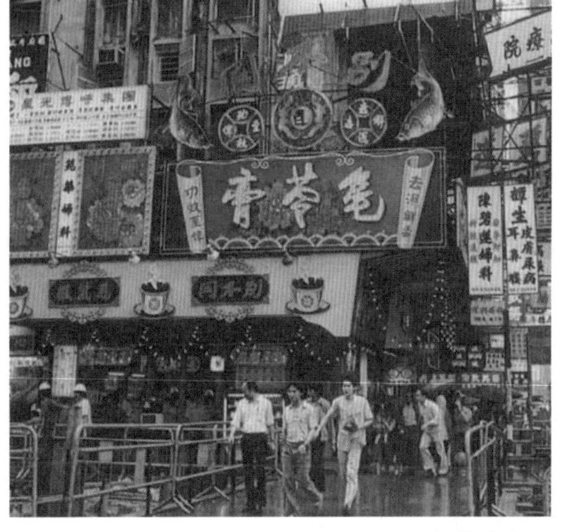

‥龜苓膏廣告

布渣葉、黃牛木、金錢草、水翁花、苦瓜乾、鴨腳皮、木槵根、九節茶、山芝麻、火炭母、冬桑葉、救必應、相思藤、露兜根、五指柑、三丫苦、千層紙、地膽頭、葫蘆茶、白茅根、淡竹葉及海金砂，並於夏天暑氣盛時加上荷葉、香薷及青蒿。永生號的配方，則會以毛麝香、大頭陳、桑白皮及榕樹鬚入方。[6]

雖然現時可知的文獻，未有詳細記載二戰以前香港涼茶店的發展情況，但相信當時業界已經具有一定規模。1941 年春，有業內人士籌組港九生草藥涼茶業商聯總會，可惜在年終因為日佔而停頓，直至 1945 年香港重光後才恢復運作，據說總會在鼎盛時期有會員逾四百人。[7] 1950 至 1970 年代的涼茶舖，已不單是飲涼茶的地方，而是社交休閒的場所，店內設有點唱機電視機，使顧客飲涼茶治未病外，也伴隨其他享受。

雖然今天舊式涼茶舖的規模已不復當年，但是仍有商人批量生產

6 謝永光：《香港中醫藥史話》，頁 80-81。

7 回春堂口述訪問。

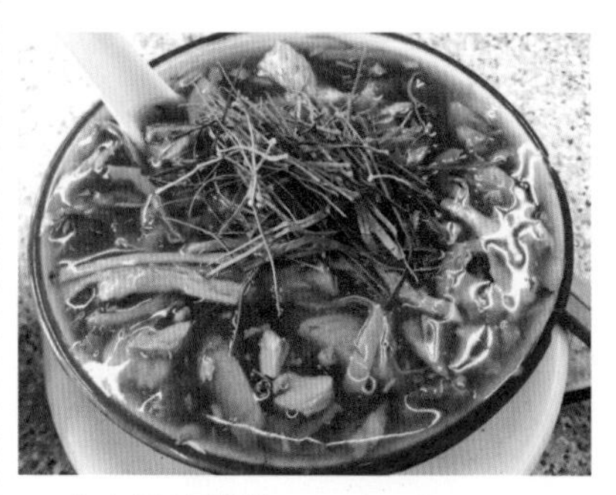

‥太史五蛇羹湯

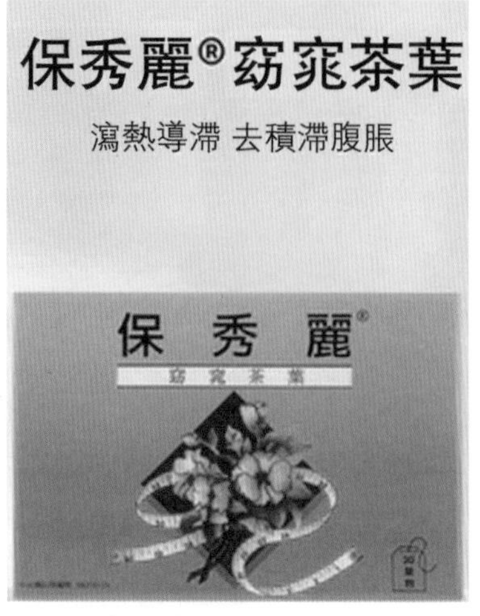

‥保秀麗窈窕茶葉

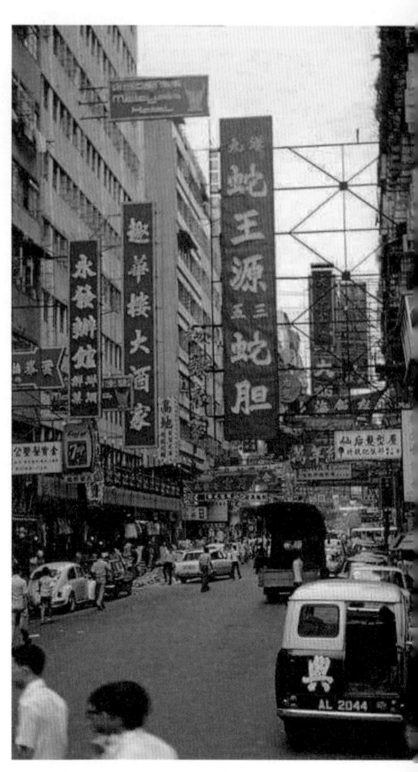

‥旺角蛇王源

蛇羹合時
外國遊客有同嗜
天寒中價格稍貴

【本報訊】據酒樓業人士稱，蛇羹日益受歡迎，不特北方人，即日本人等外國人，亦漸多嗜此。由於需求與天氣漸冷，價錢亦稍爲增加，每一栞式約加一二元。目前本港約有二十家以專售蛇羹知名之酒家，去年輸入五十萬條蛇，約值二百萬元，今年供應正常。除在宴席中的蛇羹外，有些酒樓在茶市中售蛇羹，每碗計値，亦受茶客歡迎。

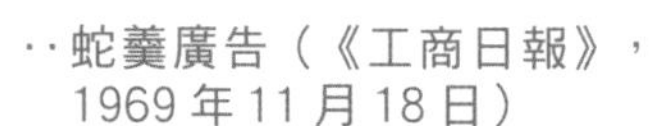

‥蛇羹廣告（《工商日報》，1969 年 11 月 18 日）

涼茶。他們將涼茶以瓶裝飲料的方式出售，及研發涼茶顆粒沖劑，如五花茶、夏枯草沖劑等，比上世紀四十年代東華三院的《驗方集》，以及王老吉的涼茶精更方便和科學化，這反映涼茶隨社會發展與時並進，已成為香港人生活的一部分，因此這種保健養生的傳統文化，相信會一直持續下去。

2. 蛇羹

蛇羹又稱「太史五蛇羹」，本是廣東蛇宴的一道菜色。「五蛇」是指中華眼鏡蛇（飯鏟頭）、金環蛇（金腳帶）、細紋南蛇（過樹榕）、三索錦蛇（三索蛇）、百步蛇（百花蛇），煮法是先將五蛇切頭及扯開蛇皮，蛇肉配以蛇骨、老雞、金華火腿、豬骨、薑絲、杞子、花椒、八角熬湯，使蛇不會腥臭並能突出蛇的香味，再以舊陳皮、雞肉絲、木耳絲、冬菇絲、筍絲等食材製作成羹，過程需要六小時。一些店會加入花膠、鮑魚等名貴食材。熬製期間，着重食療的店舗更會按時令加入不同的中藥材，既能解決氣候帶來的不適，又能豐富蛇羹的味道，以香港的蛇王良為例，「春季加雲苓、白朮、薏米；夏季加沙參、玉竹；秋季加北芪、黨參；冬季加淮山、杞子、當歸。」[8] 吃蛇羹時，可以加入多種配料，包括蛋散碎、檸檬葉、薄荷葉或白菊花瓣等，再以白胡椒粉、芝麻油、浙醋調味。

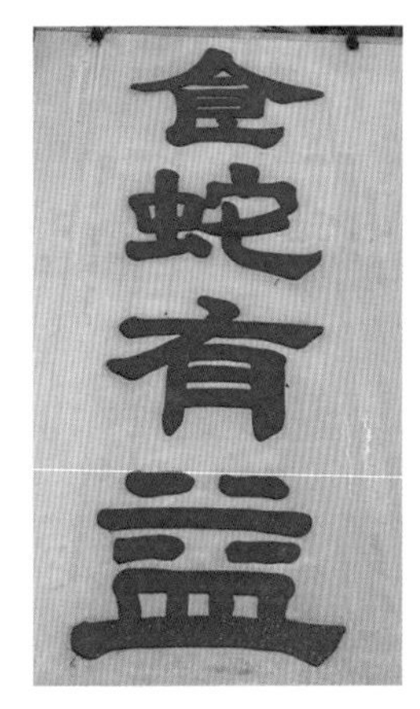

‥食蛇有益

蛇羹被譽為平民的滋味補品，廣東俗語「秋風起，三蛇肥」，指秋冬的時候最適合食蛇暖身。根據中醫學角度，蛇肉具有祛風通絡的功效，紓緩風濕痹痛等也有一定療效。[9] 若加入川弓、當歸等藥材熬煮，更可行氣活血。[10] 從西方營養的角度，蛇肉含豐富蛋白質，而且低脂、低膽固醇、低熱量，所以偶爾食用，對身體有益。因此，對於氣血不足的人士，食蛇是補品，有養生功效。然而，並非任何人都適合食蛇羹，而且進食時需要注意。例如孕婦和幼兒不宜食用，雖然蛇羹的蛇肉已經煮熟，但是蛇始終有很多細菌，假如處理不當，會增加健康風險，影響幼兒成長。而且，痛風患者及尿酸高人士也不應食用，因為它屬於高嘌呤（Purine）食物，有機會

8 〈必比登推介：蛇王良〉，米芝蓮指南，2020 年 1 月 10 日，檢索於 2021 年 9 月 1 日。網址：https://guide.michelin.com/hk/zh_HK/article/dining-out/bib-gourmand-she-wong-leung

9 駱煥琳：〈4 間老字號蛇羹推介附中醫談食蛇進補好處蛇羹可壯陽養顏？〉，《香港 01》，2019 年 12 月 4 日，檢索於 2021 年 9 月 1 日。網址：https://www.hk01.com/ 食玩買 /405304/4 間老字號蛇羹推介 - 附中醫談食蛇進補好處 - 蛇羹可壯陽養顏 ?utm_source=01webshare&utm_medium=referral

10 同上注。

加重病情。再者，燥熱體質及虛火人士食用後，容易加重症狀如牙肉腫痛、流鼻血等情況。相反，虛寒怕冷體質的人士食用後，不應進食生冷食物，否則抵銷蛇肉的功效。另外，任何體質的人士食蛇時，避免食用其他辛辣和刺激的食物，否則會由偏溫變為燥熱，引致身體不適。[11]

香港人想吃蛇羹，一般都會選擇蛇店。二十世紀初，已有捕蛇人士用竹籮出售蛇羹，及後逐漸變得有規模，便開設店舖，將蛇處理後賣給酒樓。蛇店皆以「蛇王」為稱號，如蛇王林、蛇王芬、蛇王海、蛇王協、蛇王良等，有些取姓名的一字，有些為對店的期望。舖內除了賣蛇，也附賣其他食品，例如蛇湯、蛇羹、蛇酒、蛇膽酒等，也賣其他野味，如果子狸、穿山甲等，更有糯米飯。1950 年代至 1970 年代是香港蛇店的鼎盛時期，蛇店以批量購買，每次來貨約有 2,000 至 3,000 條蛇，日賣過千碗蛇羹。[12]

然而，近二十年來，蛇店經營正面臨萎縮。隨着物質富裕，新一代年青人已有其他食品或補充品，可以代替食蛇補身的功效，故蛇店連蛇羹的銷情逐漸走下坡。而且，2019 冠狀病毒期間，有蛇店每天僅賣出二十碗蛇羹，單靠本地人而沒有外國旅客支持，蛇羹生意是難

11 謝雅寶：〈燥熱體質咪食蛇〉，《晴報》，2020 年 10 月 27 日，檢索於 2021 年 9 月 2 日。網址：https://skypost.ulifestyle.com.hk/article/2786281/%E7%87%A5%E7%86%B1%E9%AB%94%E8%B3%AA%E5%92%AA%E9%A3%9F%E8%9B%87

12 有線新聞：〈上環百年蛇舖首度停業蛇王由 16 歲做到 70 歲：舊時兩星期劏二、三千條蛇〉，Youtube，2020 年 4 月 30 日，檢索於 2021 年 9 月 2 日。網址：https://www.youtube.com/watch?v=dg9luZqlPVM；BusinessFocus：〈【香港製造】賣千碗蛇羹風光不再，蛇后：好難同內地商「爭蛇」〉，Youtube，2019 年，檢索於 2021 年 9 月 2 日。網址：https://www.youtube.com/watch?v=MG2Drr8c51o

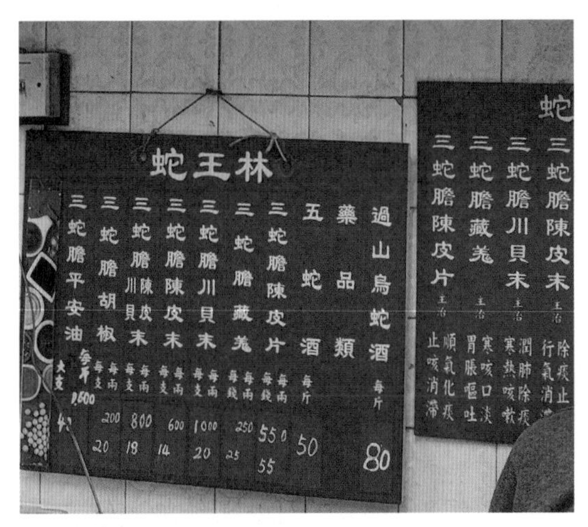

‥蛇店商品

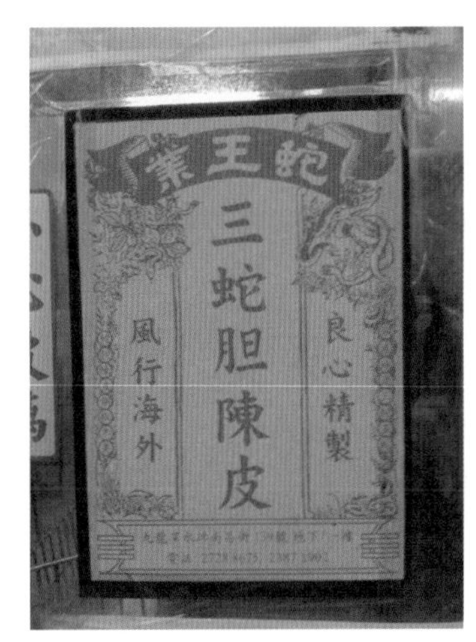

‥三蛇胆陳皮

以維持。[13] 因此，蛇店以蛇為主題，推出不同特色的菜式吸引顧客，甚至嘗試採用其他地方的蛇，例如蛇王協在一次往東南亞搜購野生蛇時，發現馬來西亞及印尼等地方，有種海蛇熬湯後很清香，便加進蛇羹，自始成為該店的特色。[14]

同時，在來貨方面，香港蛇商也難以從外地批發購進野生蛇。2003 年出現非典型肺炎，內地一度禁止出口野生動物，直至約 2009 年才放寬，惟供應香港的貨源相當緊張，城市發展急速令野生蛇大大減少，內地消耗量本身已經足夠而不需外銷，港商怕內地飼養的蛇有激素，即使往東南亞購買，惟內地已經穩佔東南亞甚至非洲的

13 有線新聞：〈上環百年蛇舖首度停業蛇王由 16 歲做到 70 歲：舊時兩星期劏二、三千條蛇〉，Youtube，2020 年 4 月 30 日，檢索於 2021 年 9 月 2 日。網址：https://www.youtube.com/watch?v=dg9luZqlPVM

14 箭廠 ArrowFactory Doc：〈「職人魂」與蛇共舞 48 年，「香港蛇女王」的光輝歲月〉，Youtube，2019 年 3 月 28 日，檢索於 2021 年 9 月 2 日。網址：https://www.youtube.com/watch?v=5M_HsWEmVeA

出口市場，他們將巨大的貨量運到中國，香港蛇商實在難以競爭。[15] 因此，現在蛇店不一定用該五種蛇為蛇羹，一些店由五種蛇減少至四種，或以水律蛇取代原有的三索蛇、百花蛇。[16] 香港蛇店紛紛以「執生」方式解決本地蛇業萎縮及市場競爭的問題。

3. 湯水

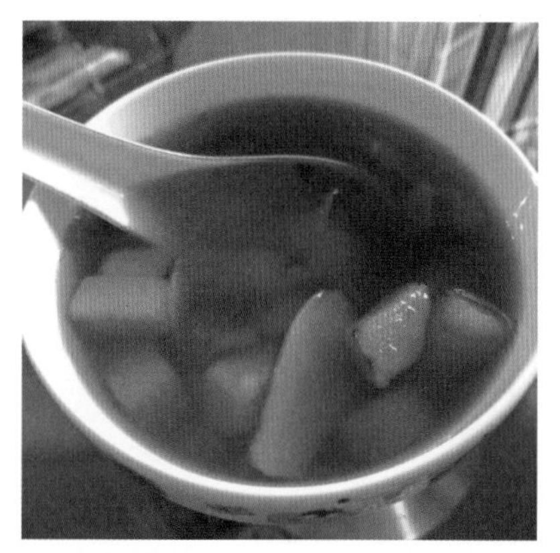

‥老火湯

不論春夏秋冬，一般香港家庭吃飯時，餐桌上總有湯水，用於解決氣候帶來的疾病，以及中和煎炸或油膩的食物。湯水又稱老火湯，是由水和普通食材組合而成，熬煮期間，食材會釋出精華及營養。每個季節的湯水、材料組合都不盡相同，與中藥配伍相似，大可分為植物及果實類、動物類及副食品三種，家常湯水少以礦物類為食材，常見的湯水材料如下：

- 動物類：瘦肉（豬）、唐排（豬）、豬𨃩、豬骨、豬腱、老雞、烏雞（竹絲雞）、鴿子、老鴨、鵪鶉、魚類、章魚、鱷魚肉等；
- 植物及果實類：冬瓜、節瓜、老黃瓜、蓮藕、羅蔔、馬鈴薯、蕃茄、粟米（及鬚）、綠豆、薏米、無花果、雪梨、粉葛、淮

15 BusinessFocus：〈「香港製造」賣千碗蛇羹風光不再，蛇后：好難同內地商「爭蛇」〉，Youtube，2019 年，檢索於 2021 年 9 月 2 日。網址：https://www.youtube.com/watch?v=MG2Drr8c51o

16 蘋果日報：〈蛇羹的歷史〉，Youtube，2014 年 10 月 5 日，檢索於 2021 年 9 月 2 日。網址：https://www.youtube.com/watch?v=TnO5-ZxUo2U

山、枸杞子等；

· 副食品：豆腐、陳皮、蜜棗、花膠等。

除了食材組合，當有感身體不適時，亦會以藥材入饌，以下列舉數種常見的養生保健湯水，以及一些有指定功效的湯水。

各種湯水及其材料與功效

湯水	材料	功效	注意
蓮藕綠豆湯	蓮藕、綠豆、薏仁、赤小豆、蓮子、荷葉	利水、消暑、清熱、解毒、祛濕、健脾	易瀉及女性值生理期時不宜飲用。
老黃瓜茯神湯	老黃瓜、茯神、粉葛、陳皮、蜜棗、生熟薏米	祛濕、改善失眠、增進食慾	
雪耳潤膚湯	雪耳、紫蘇葉、沙參、玉竹、雪梨、陳皮、瘦肉	潤肺、滋陰、理氣、護膚	易瀉、值感冒及女性生理期時不宜飲用。
辛夷花無花果淮山湯	辛夷花、白芷、防風、無花果、淮山、黨參、瘦肉、蜜棗	通鼻塞、紓緩鼻敏感、健脾、補氣	
粉葛鯪魚湯	粉葛、鯪魚、赤小豆、扁豆、蜜棗、瘦肉、薑	清熱、祛濕、去骨火	
王不留行鯽魚湯	王不留行、通草、鯽魚、豬腱、花生、薑	通乳腺、紓緩孔房腫脹	適合產後少乳用
蘿蔔胡椒排骨湯	白蘿蔔、白胡椒、粟米、排骨	溫胃、散寒、清熱	
栗子花生淮山湯	栗子、淮山、花生、粟米、瘦肉	補腎、益氣、養陰	適合孕婦及胎兒發育之用
夏枯草杞子湯	夏枯草、合歡花、馬蹄、杞子、瘦肉	清肝熱、明目、安神、解鬱	
烏梅山楂湯	烏梅、山楂、生薑、紅糖	治療痔瘡	

各種湯水雖然沒有固定組合，主要按個人喜好、需要、醫師建議，以及香港的氣候環境而調整，但是中醫也強調湯水需要「喝對」，要對應時令、體質及身體狀況，例如春夏之際就要祛濕清熱，冬天就要平和溫補。有些湯水孕婦、或某類人士不宜飲用，例如尿酸高或痛風症患者不宜喝肉湯，因為含有嘌呤（Purine）。糖尿病患者避免飲用湯水含有過多糖分的材料，例如水果、淮山、蓮藕、栗子等，以免影響病情。

熬製湯水需一小時或更長時間，對於追求高效率和工時長的香港人來說，實在難以做到。而且，若湯水存放過久或再翻滾，無益之餘，還有機會釋放有害物質，特別是一些含有硝酸鹽成分的食材如紅蘿蔔、蓮藕等，使之還原為亞硝酸鹽，增加致癌風險。因應都市人的生活習慣，商人看準商機，成立湯品店及設計真空湯包，顧客只需進店便可以飲用，或購買回家後用十多分鐘翻熱即可。一些藥材舖則製作湯料包，顧客依據包裝指示熬製便可以，節省購買湯料的時間。有些生產商則為產婦推出「月子真空湯包」的滋補湯水，減輕坐月期間的負擔。

湯水與涼茶，前者日常生活飲用，後者以藥食為主要目的，他們的發展背景和原理非常相似，都是嶺南文化的一部分，以地道的煎煮方法，積累由古至今的民間經驗，發展出食療及保健的理論。後來經過商人改良，設計一些相對簡易輕便的產品在超級市場或便利店出售，讓顧客可以隨時隨地飲用，使中藥可以在社會上繼續發展。

4. 糖水

糖水起源於嶺南地區，北方稱為甜湯，已有相當悠久的歷史。糖水既可以當作飯後甜品，也可以是養生食品。它運用不同食材，例如

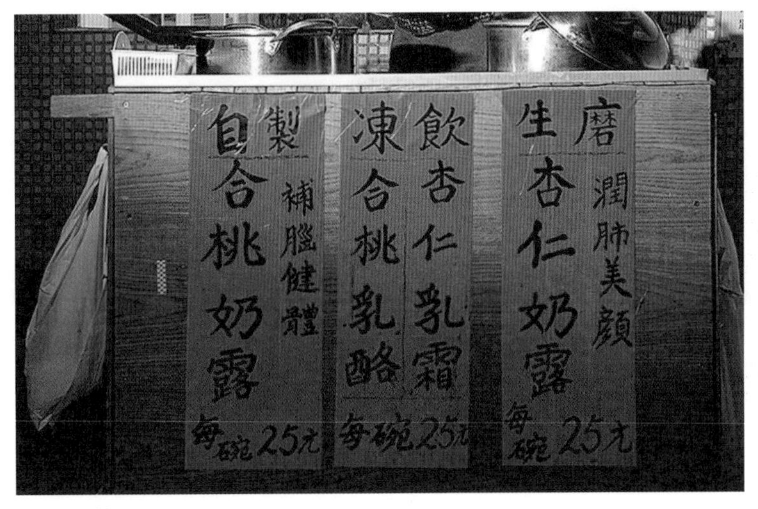
自製
合桃奶露
補腦健體
每碗25元
凍飲
杏仁乳霜
合桃乳酪
每碗25元
生磨
杏仁奶露
潤肺美顏
每碗25元

‥糖水檔販

豆類、水果、藥材，按材料配以砂糖、紅糖或冰糖熬製而成。香港的糖水發展也源遠流長，由小販用肩挑擔售賣以熱食為主的糖水，到開設專門的糖水店，以雪櫃冷藏，使凍食糖水逐漸普及。每間糖水店都會有稱為「二沙三糊」的固定糖水款式，二沙是指紅豆沙和綠豆沙，三糊是指芝麻糊、杏仁糊和核桃糊。即使是酒樓，也會提供糖水為飯後甜品。糖水款式眾多，依照個人體質和氣候食用，都各有療效，款式大致分為清熱類、潤燥類、補氣活血類、滋補類。

清熱類	潤燥類	補氣活血類	滋補類
海帶綠豆沙	雪耳木瓜	芝麻糊	雪蛤膏
豆腐花	杏仁糊	核桃露	冰糖雪梨燉燕窩
涼粉	薑汁蕃薯糖水	紅豆沙	薑汁撞奶
龜齡膏	腐竹白果雪耳糖水	桑寄生蓮子蛋茶	銀耳桂圓蓮子糖水

以上的糖水例子只佔整體種類的一小部分，香港尚有很多傳統中式糖水店提供不同種類的養生糖水，例如在九龍城經營超過五十年的潮州合成糖水，主售各款清心丸糖水，包括綠豆邊清心丸、綠豆邊蓮子薏米百合、腐竹薏米清心丸等；在西環經營超過 166 年的源記甜

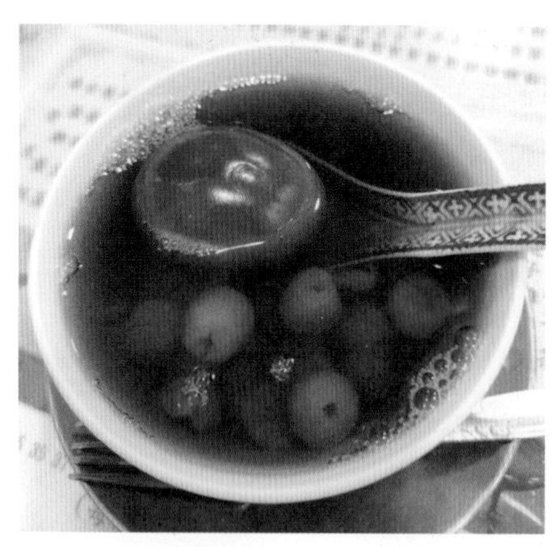

‥桑寄生蓮子蛋茶

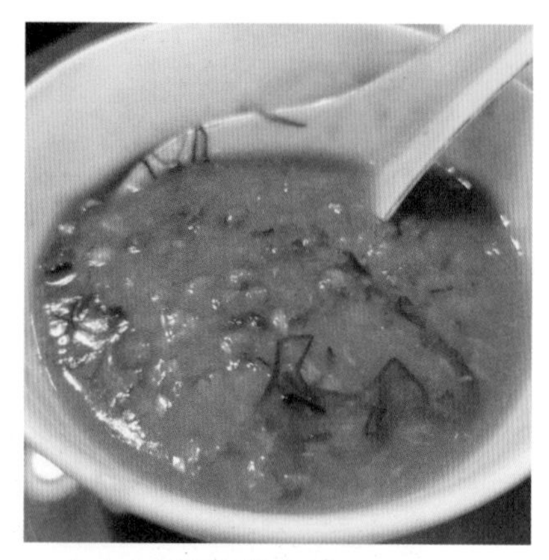

‥家中自行烹煮糖水

品專家，招牌糖水有蓮子桑寄生茶、窩蛋杏仁霜；在深水埗經營超過三十年的綠林甜品，主售各款鮮奶燉蛋白，包括紅豆、蓮子和桃膠等配料；在新蒲崗經營超過十年並獲米芝蓮指南推薦的華園甜品專家，招牌甜品有芝麻燉鮮奶、合桃燉鮮奶和蓮子燉奶等。[17] 除了堂食外，更有商人推出各類即食糖水包，例如銀杏士多推出的桃膠紅棗雪耳糖水包、鴻福堂推出的清熱排毒正品唧唧龜苓膏、日清美味寶推出的雪耳蓮子杏仁露糖水等，使人隨時都可以吃到糖水。

5. 蜂蜜

蜂蜜，根據《本草綱目》記載：「蜂蜜入藥之功有五；清熱也；補中也；解毒也；潤燥也；止痛也。生則性涼，故能清熱；熟則性溫，故能補中；甘而和平，故能解毒；柔而濡澤，故能潤燥；緩可去急，故能止心腹、肌肉、瘡瘍之痛；和可以致中，故能調和百藥而與甘草同功。」尤其在春天服用，更有顯著效果。

香港養蜂場自釀的蜂蜜及蜂膠都是平民養生品，例如位於粉嶺的

17 許慧恩：〈夏至飲食 —— 全港 4 間中式糖水推介必食源記滋補蓮子桑寄生茶 $39〉，《香港 01》，2020 年 6 月 21 日，檢索於 2021 年 9 月 6 日。網址：https://www.hk01.com/ 食玩買 /487737/ 夏至飲食 - 全港 4 間中式糖水推介 - 必食源記滋補蓮子桑寄生茶 -39?utm_source=01webshare&utm_medium=referral

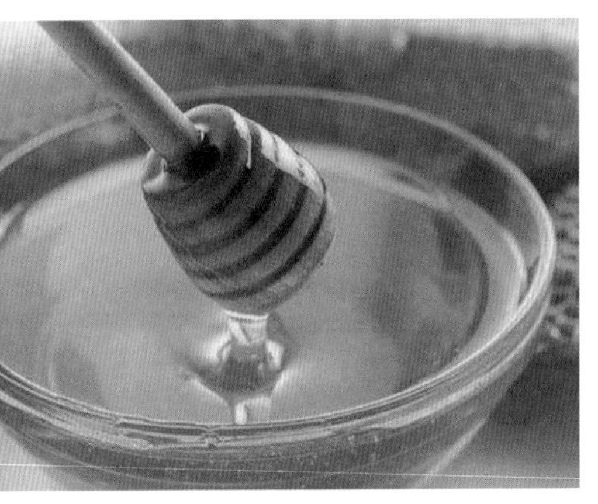

‥蜂蜜

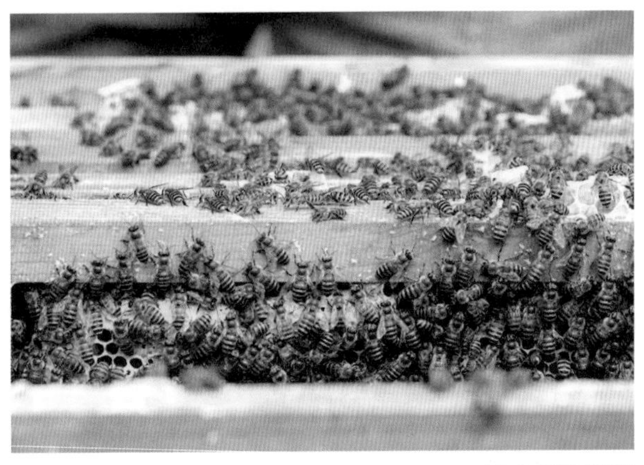

‥蜂蜜製作技藝

寶生園經營超過九十年蜂蜜生意，是香港首家養蜂場，另有沙田的永和蜜蜂場，經營接近四十年，還有其他私人養殖的微型養蜂場等，他們都標榜自家產品以純天然精製，絕不含香料、色素及防腐劑。香港養蜂場的採蜜技術，已達到爐火純青的地步，並錄入了《香港首份非物質文化遺產清單》5.98 項〈蜂蜜製作技藝〉，蜜蜂的產品更是五花八門，包括冬蜜、龍眼花蜜、荔枝花蜜、槐花蜜、百花蜜、蜂巢蜜、蜂王漿、野山蜂蜜、蜂臘、蜂巢及蜂巢素等。

（三）中成藥保健品

中成藥是普遍的保健養生產品，種類五花八門，一般市民會預先購買各類成藥，以備不時之需。早在開埠期間，香港已有藥店出售針對特定部位或對象的藥品，如烏雞白鳳丸、寧心補腎丸、姑嫂丸和珍珠末等。[18] 若要強身健體、補益氣血，有參茸衞生丸、十全大補丸等；祛濕解毒，有牛黃解毒片、藿香正氣丸等；養護咽喉，有藥品川貝枇杷膏，除了可以化痰止咳平喘外，平時服用亦有護喉利咽之效。

18 〈廣德堂蠟丸〉，《循環日報》，1883 年 7 月 30 日。

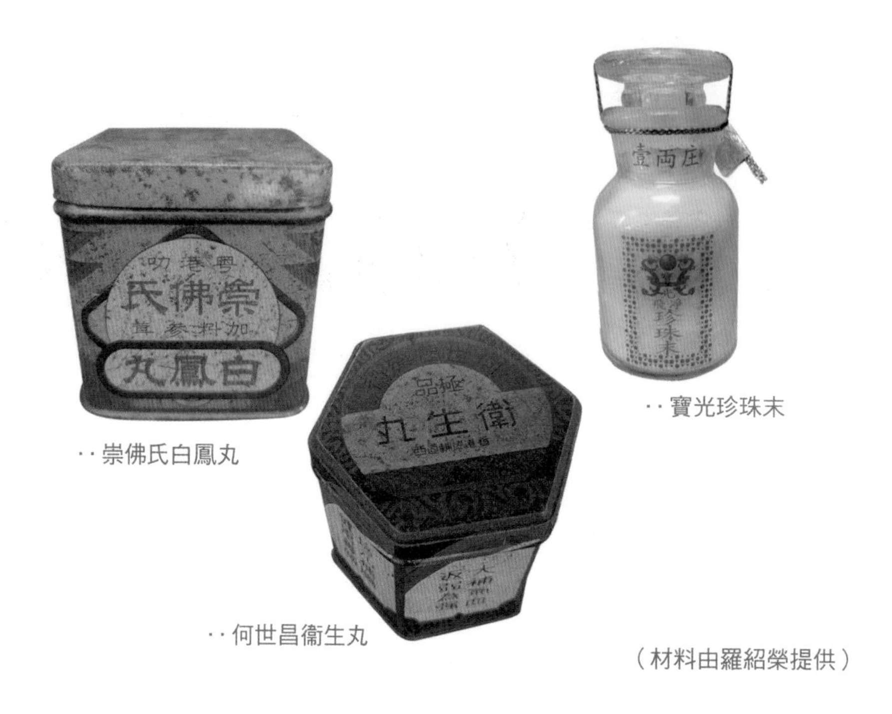

‥崇佛氏白鳳丸

‥何世昌衛生丸

‥寶光珍珠末

（材料由羅紹榮提供）

此外，1980 年代期間，香港十分流行北京蜂皇精。蜂皇精是口服液劑，以海瓶牌金裝北京蜂王精（30 支裝）為例，成分有鮮王漿（每支含有 250 毫克）、五味子、黨參、枸杞子、蜂蜜。該產品聲稱適合體重減輕、食慾不振、病後或產後的身體虛弱的人士，對滋補營養、改善腦力活動，恢復精神、體力及健康都有功效。[19]

近年，市民關注健康的問題都逐漸轉變，於是保健中成藥商推出的商品，大多針對提升免疫力、改善失眠、解決脫髮、更年期，或針對大量應酬、夜睡、煙酒過多的問題，例如靈芝孢子膠囊、烏絲素、養肝產品等，回應市場需要。即使有病痛，服用後都有調理身體的作用。

19 〈海瓶牌金裝北京蜂王精（30 支裝）〉，裕華網店，2021 年，檢索於 2021 年 9 月 6 日。網址：https://zh.shop.yuehwa.com/products/hoi-ping-pai-peking-royal-jelly-30-bottles-box

（四）衞生保健品

香港氣候使人們經常積聚濕氣和熱氣，身體的反應也會表現在肌肉、筋骨及皮膚。因此，除了持續進行身體內部調理，也需要關注外部保健，可以分為土法與中藥方法兩種。

土法是指在日常生活中，以低成本和低敏感性的用品達致保健的功效。這些方法主要用於輕微症狀，使用後一般不會產生其他副作用，而且經口耳相傳，現今受到醫師或專業人士的解說研究而肯定。

一些保健「土法」

物品	功效
洗米水	減少頭髮打結、改善髮質、加速頭髮生長、舒緩頭皮不適、增加頭髮的黑色素
香蕉皮	治高血壓（煎湯服）、解酒（煮水飲）、潤膚、治腳氣、加速傷口癒合、防治嬰兒奶癬
西瓜皮	美白肌膚、祛痘消炎、淡斑、潤膚
荔枝殼	產後口渴不止、舒緩食用荔枝後所產生的腹脹

然而，土法始終存在不確定性，成效、保質期、衞生、便利性等都是考慮因素。因此，醫學及科技的進步使商人開始將中藥融入到各類衞生用品，而且成分各有不同，既有保健效果，也有治療作用，逐漸取代土法，開拓了新的中藥保健商品市場。

香港常見中藥衞生用品

種類	產品或成分[20]	功效
護膚品	花露水	消毒、舒緩蚊叮蟲咬之痕癢、防中暑、防熱痱
	雪花膏	保濕、潤膚
	爽身粉	防痱、保持肌膚乾爽
洗頭水／皂	何首烏、當歸、蕁麻葉、椰子油、山茶花油	舒緩頭皮不適、促進頭髮生長、平衡油脂分泌
牙膏	西瓜霜及一般牙膏成分	改善牙齦腫痛、出血、牙周炎、口腔潰瘍等
藥皂／皂液	蛇床子、地膚子、乳香	濕疹、牛皮癬、香港腳
	艾草粉、抹草粉、芙蓉粉等	消炎、寧神安睡
	杏仁油、杏仁粉、羊奶等	美白、潤膚
	老薑、椰子油、薑精油等	潤膚、產後坐月適用

（5）氣功

氣功可以分為動功與靜功。動功如「導引術」，是一種以肢體運動配合呼吸吐納的養生方法，長期鍛煉既可以舒展筋骨、健身治病，更可以延年益壽。「導引」最早見於2000多年前的戰國時期，《莊子・刻意》：「吹呴呼吸，吐故納新，熊經鳥申，為壽而已矣，此道引之士，養形之人，彭祖壽考者之所好也。」西漢初期的《導引圖》是現存發掘最早有關「導引術」的作品。「導引」包括點穴術、叩齒法、鼓漱咽津法、鳴天鼓、干梳頭、乾洗臉、揉耳運目、擦腳心、兜外

20 以商號披露的成分而定，並非所有成分屬單一品牌。

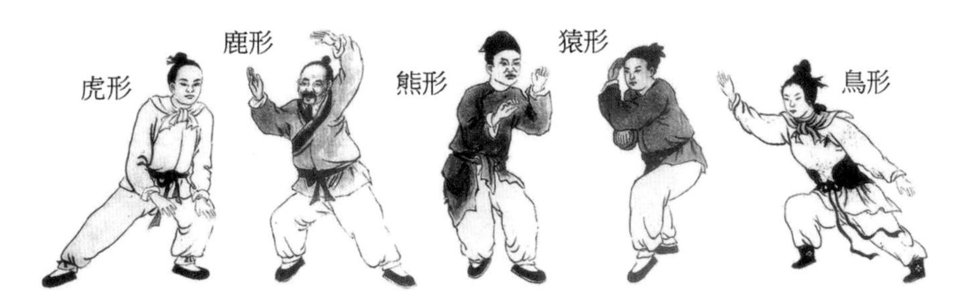

‥五禽之戲

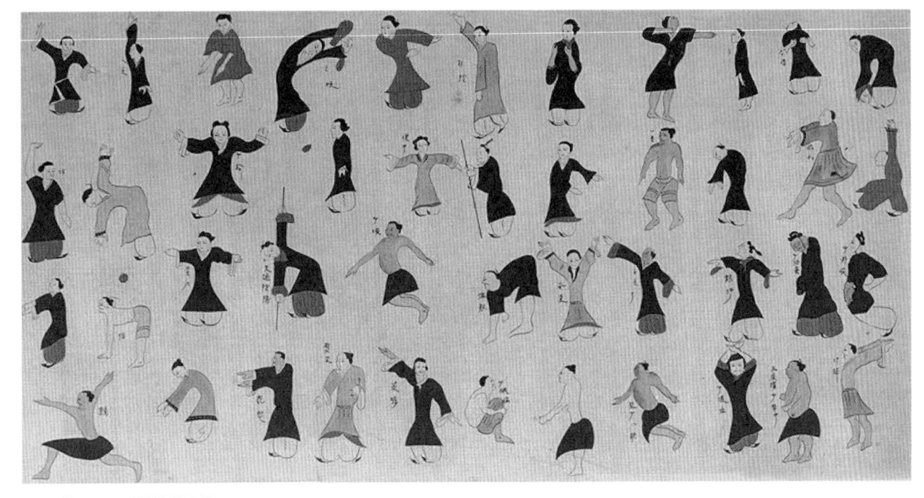

‥漢馬王堆導引圖

臂、自發動、周身拍打等，常與服氣、存思配合，組成系列功法。[21] 隨着「導引」不斷發展，逐漸衍生多套功法，其中以東漢時期華佗分享的「五禽之戲」，為其中一套最悠久及廣為流傳的功法，此後又出現八段錦、十二段錦、易筋經、太極拳等。

「五禽之戲」是集合各家導引術而設計的功法，根據《後漢書・方術列傳・華佗傳》記載：「人體欲得勞動，但不當使極耳，動搖則穀氣得消，血脈流通，病不能生，譬猶戶樞，終不朽也，是以古之仙

21 鄧鈺琳：〈道教與養生〉，嗇色園，2020 年 5 月 15 日，檢索於 2021 年 9 月 2 日。網址：http://www2.siksikyuen.org.hk/religious-affairs/news/content/2020/05/18/dfafffa8-b3a7-4dbd-b269-f4c49cde287d

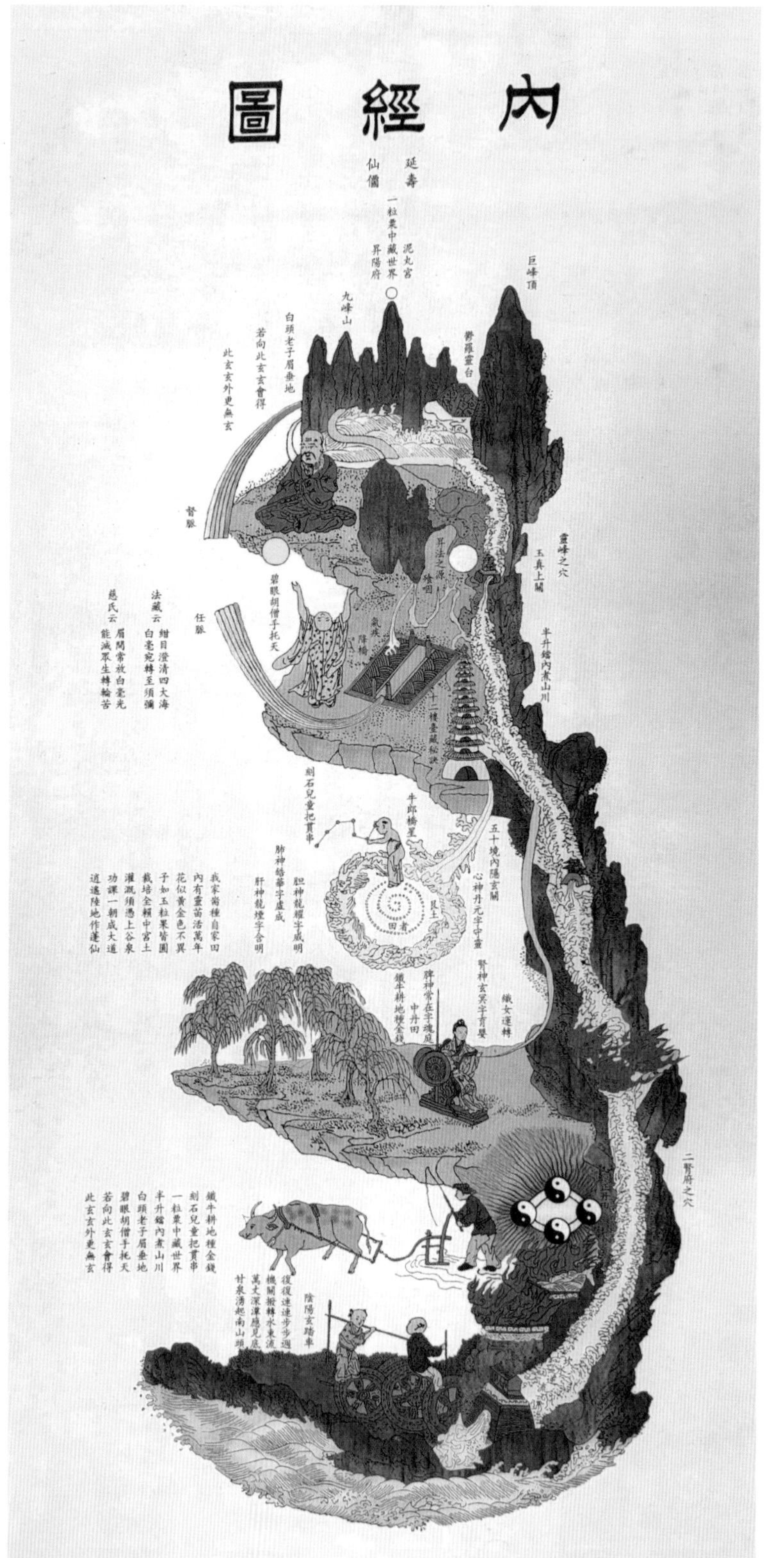

‧‧《內經圖》

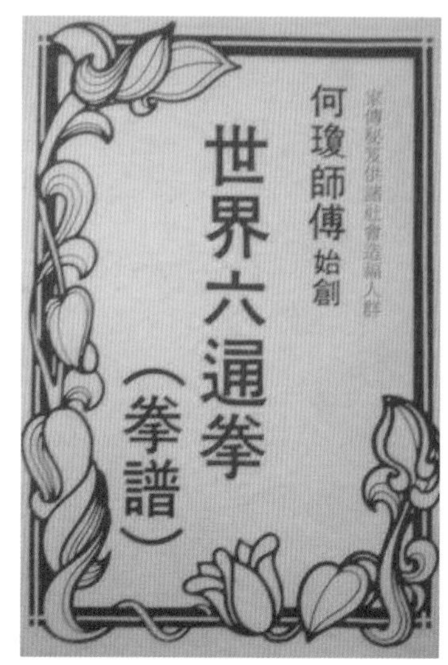

‧‧六通拳

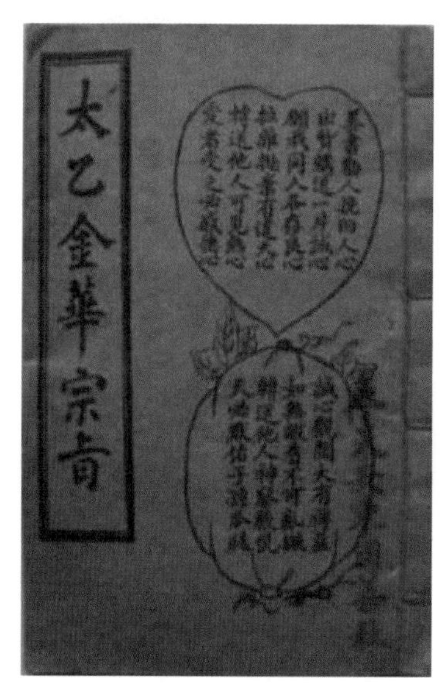

‧‧《太乙金華宗旨》封面

人為導引之事，熊經顧，引挽腰體，動諸關節，以求難老。吾有一術，為五禽之戲，一曰虎，二曰鹿，三曰熊，四曰猿，五曰鳥，亦以除疾，兼利蹄足，以當導引，體有不快，起作一禽之戲，怡然汗出，因以着粉，身體輕便而欲食。普施行之，年九十餘，耳目聰明，齒牙完堅。」「普」是華佗弟子吳普，足見「五禽之戲」的功效。

靜功的方法則是需要鍛煉者身心放鬆，然後主導意識和呼吸，達到心無旁念，配合動功一起練習。靜功與道教的內丹術相似，是一種以靜坐配合運氣，「引出腎海中所藏元陽真氣，然後法天地升降之理，令精氣沿任、督二脈運轉於下、中、上丹田，以致陰陽和合，五氣朝元，三華（元精，元氣，元神）聚頂。最終返歸虛無，達致陰平陽秘，精神乃治，延年益壽。」[22]

香港的氣功發展相當蓬勃，而且匯聚各門各派，除了氣功師傅自組團體，以及宗教團體開班教授外，另有政府、政黨、教育、專業等團體會聘請氣功導師開班授課。

自組團體的類別也有多種，一類是家傳拳法流傳。以六通拳為例，它是香港流行的一套拳法，始創人何琼師傅自幼跟隨父親何永紹中醫師學習，何父根據人體經穴、脈絡和關節組織創下的拳法，並要何師傅每天操練一次，結果身體由體弱多病變得強壯。[23] 根據何師傅指出：「六通是指手腳四肢、身體及頭腦，六通拳便是將筋骨拉直，讓血液循環打通六脈，百病就會驅除。」[24] 自 1980 年代初，何師傅在石梨貝水塘義務教授，最初只有二十至三十人，不出數年，何師傅

22 同上注。
23 陳國忠：〈六通拳始創人何琼　將健康送給全世界〉，《新報》，2012 年 1 月 29 日。
24 同上注。

的弟子已經遍及多區，每天早上在二百多個場地，吸引多達十萬人學習，後來更在內地、澳門及其他華人族群聚居的國家，例如美國、加拿大、法國和澳洲教授拳法，並在各地成立世界六通拳總會及分會，規模相當巨大。[25]

此外，也有一些是以自我治療為主題的中心，開設的氣功養生班，例如生命轉化身心靈中心靈山修心道場設立的，號稱全港唯一的「道家辟穀・排毒・回春・修煉班」，是一個連續上七天的課程，每天兩小時，進行高層次身心靈轉化躍升過程，包括進行道家法水符咒、氣功、納氣、煉神的修煉，以及金字塔內打坐，最終能夠去病、清毒、排積便、回春、減肥、美容及靈修。[26] 此外，還有梁寶衡師傅成立的元氣自療學會，梁師傅學習以發射功治病著名的江志強師傅創立的《鬆靜混元功》後，在香港設立中心教授此功法。該班指出功法是治病養生功，屬儒、釋、道、醫、武中的醫派，與宗教並無關聯，它可以改善都市人因工作及家庭壓力導致的精神和情緒問題，使他們能夠心平氣和、身心舒暢。[27]

宗教慈善團體金蘭觀，每年舉辦「靜坐氣功班」，費用全免，分為初、中一、中二、修真級，共二百餘班，在金蘭觀及各體育館開班。該會指出：「道家氣功有助解決世人身心勞碌、百病叢生的問題，調節人體氣機，令身體陰陽平衡、五臟六腑和諧健康，讓身體自

25 同上注。

26 〈道家辟穀・排毒・回春・修煉班〉，生命轉化身心靈中心——靈山修心道場，2021 年，檢索於 2021 年 9 月 3 日。網址：https://life-dojo.love/product/fasting/?gclid=Cj0KCQjw7MGJBhD-ARIsAMZ0eesrtr08s9aL9UQ8ytYyLpjN6wL7jn1roZ_gzOw8hocApuRmBo5Z8N4aAnfMEALw_wcB

27 〈鬆靜混元功氣功班招生〉，元氣自療學會，2021 年，檢索於 2021 年 9 月 3 日。網址：http://www.ioch.com.hk/images/chikung_class_time1.jpg

動進行固本培元。」[28]

此外，香港在國家支持下成立了中國香港健身氣功總會，會內設有功法培訓班與裁判及教練培訓班。該會以小組方式，教授易筋經、六字訣、五禽戲、八段錦、十二段錦、大舞、導引養生功十二法，多由該會的資深註冊教練或內地的氣功導師任教，其中「健身氣功易筋經養生班」，該會指出養生班「是一套老少皆宜，強弱具適的養生功法，尤其適合生活繁忙的都市人練習。以減輕生活壓力。」[29]

此外，其他團體都會邀請氣功導師開班。政府康樂及文化事務署會定期在各區體育館開辦八段錦訓練班、簡易太極訓練班。香港工會聯合會（簡稱工聯會）也開辦各種氣功養生課程，這是開班頻率最高的機構，例如武當長壽功是教授武當派傳統的吐納、導引，除了保健及修身效果，更針對一些慢性病有顯著療效，包括肩周炎、膝關節毛病、頭痛、腰痛等症。[30] 工聯會尚有其他以太極拳為主題的課程，包括開脈養生太極、氣功太極拳、養生太極掌、綜合太極拳四十二式、傅家拳、太極拳基本法、太極混元氣功與太極樁功、陳式太極拳五十六式、四十八式太極拳等，和一些以易筋經為主題的課程，包括易筋經健身養生功初班、新編易筋經班。[31] 另外，香港教育工作者聯會開辦金剛動靜氣功循環班及少林易筋經班，由世界太極拳王王西安

28 〈2020-2021 年度靜坐氣功班初班報名招生公告〉，金蘭觀，2020 年，檢索於 2021 年 9 月 3 日。網址：https://www.kamlankoon.com.hk/2020/qiqong2020.php

29 〈健身氣功易筋經養生班〉，中國香港健身氣功總會，2016 年，檢索於 2021 年 9 月 3 日。網址：http://www.hqgahk.com/qigong/plus/view.php?aid=149

30 〈3016 武當長壽功〉，工聯會業餘進修中心，2021 年，檢索於 2021 年 9 月 3 日。網址：https://www.hkftustsc.org/m/m_details.html?id=stsc3016.html

31 〈康樂・醫療〉，工聯會業餘進修中心，2021 年，檢索於 2021 年 9 月 3 日。網址：https://www.hkftustsc.org/m/m_m1030.html

的入室弟子林文輝師傅任教，以調身、調息和調心鍛煉，調整身體內部功能、培育元氣、疏通經絡、調和氣血，通過「煉精化氣，煉氣化神，煉神還虛」達到增強體質，提高保健能力，富有道家養生的核心思想。[32] 此外，香港中文大學專業進修學院也有開辦以理論為主的中國氣功、內丹氣功基礎課程，與動作練習為主的太極氣功課程，皆屬於中醫藥及醫療保健的兼讀制短期課程，由中醫師任教，共有十節課。[33]

從香港多家機構都有舉辦氣功訓練班，可以了解本地相當重視養生觀念，而且對平日非常繁忙及缺乏運動的都市人來說，氣功確有紓緩壓力及強身健體的作用。

香港的養生發展已經有深厚的文化底蘊，從藥物、食品、成藥保健品、衞生保健品、氣功，幾乎是無所不包。當然，在這個悠長的發展進程裏，有些保健方法隨着社會發展潮流和市場環境而逐漸退居二線，然而商人與科學研究人員合作，研發很多新的保健養生品，有些標榜以貴價藥材製造，例如人參、鹿茸、燕窩等，吸引顧客購買，切合都市人的生活節奏，方便客人使用，使養生文化可以通過不同面向繼續延續下去。其實，養生可以非常廉價和方便，只要每天保持均衡健康飲食，多做運動，心境開朗，已經可以達到基本的保健養生效果。

32 〈金剛動靜氣功循環班（第 7、8 式）及少林易筋經〉，香港教育工作者聯會，2021 年，檢索於 2021 年 9 月 3 日。網址：https://hkfew.org.hk/courseview.php?cid=6&oid=&tid=&id=165

33 〈中醫藥及醫療保健〉，香港中文大學專業進修學院，2021 年，檢索於 2021 年 9 月 3 日。網址：http://www.scs.cuhk.edu.hk/tc/part-time/chinese-medicine

附錄一
香港藥材街、參茸燕窩街及草藥園

◎　一、藥材街、參茸燕窩街（高陞街、文咸街一帶）

香港開埠成為自由港，准許世界各地商船、資金自由進出。商人們為了方便在靠近港口的地區裝卸貨物，在上環文咸西街一帶開設舖、貨倉，其後發展為附近沿海一帶幾條專門經營南北雜貨的街道，包括高陞街、文咸街及永樂街一帶，如同中藥材的聚寶盆，包括人參、鹿茸、麝香等珍貴藥材，甘草、北芪、淮山等常用中藥材，以及海味、糧油、米行等，包羅萬有，經營網絡覆蓋全世界。

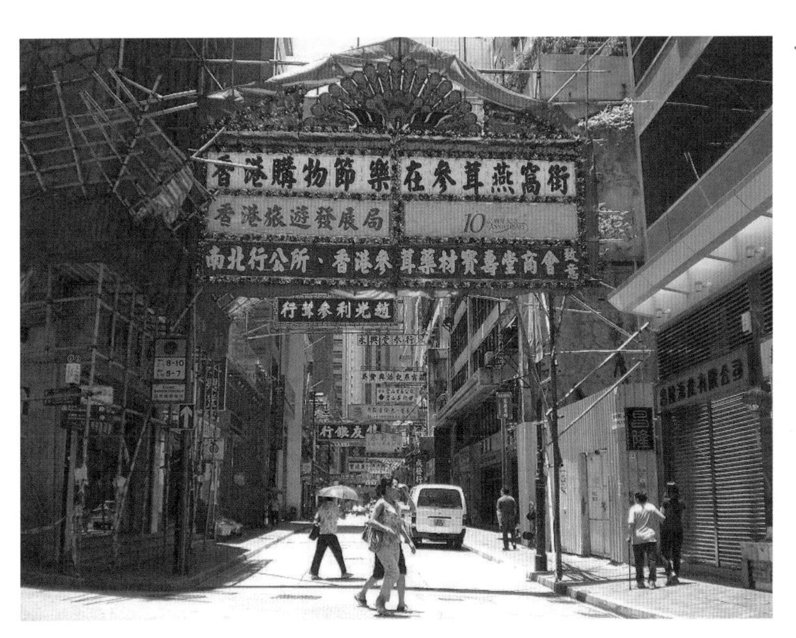

‥文咸西街

雖然經歷過戰亂及經濟危機，但中醫藥的傳統經營文化仍然生生不息。2000 年，中藥商會向特區政府倡議將上環傳統行業集中地冠以主題街道名稱，最終得到香港旅遊發展局大力支持，高陞街冠名「藥材街」，文咸東、西街及永樂街冠名「參茸燕窩街」，而德輔道西街則冠名「海味街」，凸顯地區歷史文化特色。

◎ 二、本地草藥園及相關博物館

（一）百草園（皇后街休憩公園）

2007 年，香港中藥聯商會聯同中西區民政事務處、建築署及康樂及文化事務處合作，於上環皇后街休憩公園內開設百草園，以神農氏嘗百草的典故冠名，是香港首個結合本土特色的主題休憩公園。公園佔地 1,300 平方米，透過園內種植的草藥及相關資料展板，推動中藥業教育，令市民對各種常見的中草藥更有認識，分為五個主題園區如下：

香港涼茶區表現了嶺南特色涼茶文化，已被列入世界文化遺產，區內可找到廿四味的草藥，包括涼血利尿的狗菜肝、化痰止咳的羅漢果、清熱解毒的朱砂根等。

香草藥物區凸顯了中藥貿易的特色，香港是國際化的進出港口，香草藥物多為外來草藥。包括蒸大閘蟹的紫蘇，功效發汗解表，行寬氣中，還有胡椒，功效溫中散寒、下氣消痰。

香港常用草藥區介紹香港常用的草藥，例如：芭樂、一品紅。蕨類藥物區介紹香港的蕨類植物，由於香港氣候炎熱、潮濕，適合蕨類植物生長。最後的港產常用中藥區介紹本土出產的中藥，大多可在

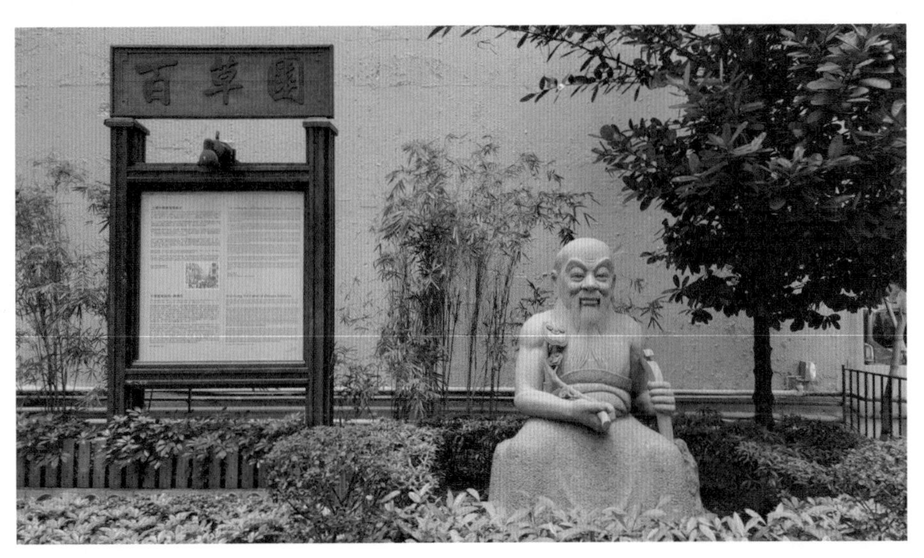

‥百草園

香港山野間找到，其中較珍貴的有七葉一枝花，它有著消腫止痛的功效。

（二）龍虎山郊野公園草藥園

龍虎山郊野公園於 1998 年落成，當中除了松林砲台、維多利亞城界石等古蹟外，還有一個由私人（權叔）打理的草藥園，歷年來種植超過 500 多種中草藥，為許多學生及團體提供導賞服務。

一般郊野公園由漁農自然護理署管轄，理論上禁止開墾土地。然而龍虎山郊野公園卻創了先例，應用了「與民共議」的方針，使郊野公園除了保護動植物外，亦同時滿足社區需求，授權公眾開發土地，在規劃龍虎山郊野公園設施時，邀請區議會、香港大學和民間組織合作，交流意見。權叔正是與漁護署合作的民間組織「龍虎山郊野公園晨運之友會」的成員，一直參與公園大小事務，為設計、功能和配套等給予意見。

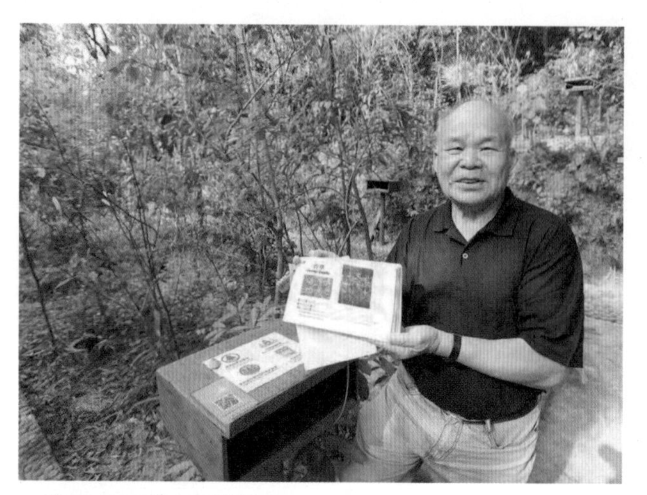

‥龍虎山郊野公園草藥園

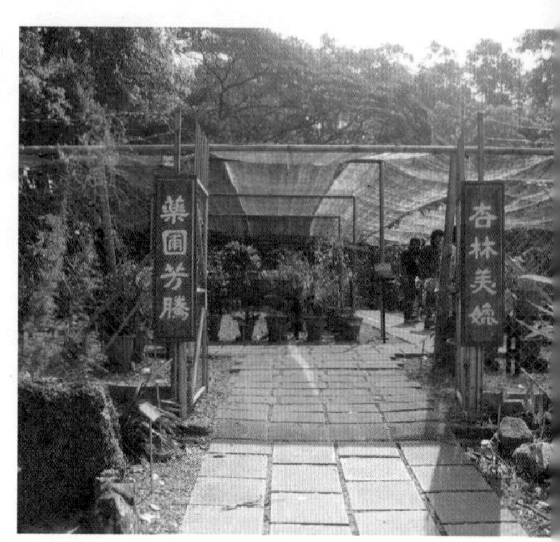

‥蕉坑中草藥園

2015 年，權叔與香港大學中醫藥學院、中西區發展動力等合作，推出《龍虎山中草藥簡介》，以中英文對照圖片介紹龍虎山約三百種中草藥，並附來源及性味功效。

（三）蕉坑中草藥園

蕉坑中草藥園位於西貢蕉坑獅子會自然教育中心，前身為政府實驗農場。1987 年，由香港中國醫學研究所所長李甯漢協助下，實驗農場收集了 300 多個中草藥品種。1991 年起，草藥園開放予市民參觀。

2004 年 11 月，中草藥園擴建，完成後面積達 1,300 平方米，約有 550 種中草藥，全以科普教育為主，園內設有三個不同主題的戶外展區，包括陽區、半陰區及水生區，另有一個 400 平方米的溫

（四）香港動植物公園百草園

香港動植物公園百草園位於香港中環雅賓利道，建築工程於1860年展開，1864年開放第一期設施給市民使用，直至1871年完工，定名為植物公園。1975年，易名為香港動植物公園，因曾歸入總督官邸一部分，故老一輩稱之為兵頭花園。

香港動植物公園的百草園建於1986年，園內種有逾300種藥用植物，根據品種、藥性、應用等分成九個展區，包括涼茶／跌打風濕草藥區、薑科草藥區、芸香科草藥區、清熱解毒草藥區、補益草藥區、化痰止咳／潤肺止咳／藤本類草藥區、蕨類植物／解表草藥區、清熱利濕草藥區和活血／止血草藥區。

‥香港動植物公園百草園

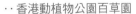

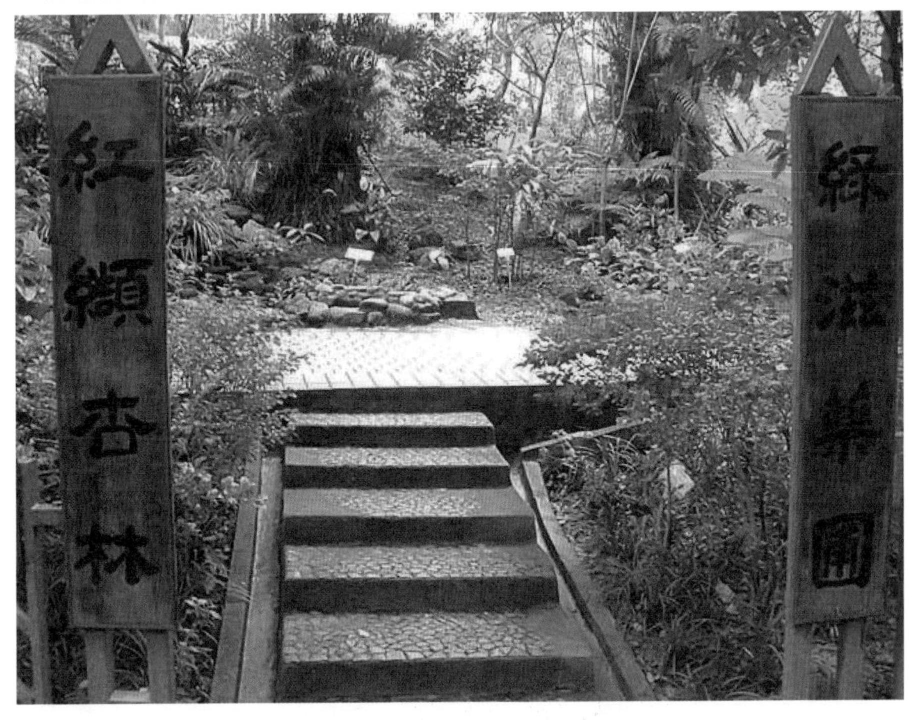

（五）賽馬會老圍中藥園

賽馬會老圍中藥園位於荃灣老圍村二坡圳，毗鄰石圍角邨，佔地約 10,000 平方呎。昔日中藥園現址也是村內眾多農地之一，香港聖公會麥理浩夫人中心於村內服務多年，有見於本地農業式微，村內土地荒廢，未能善用，只成雜草叢生，堆積垃圾的場所，於是積極研究如何善用土地資源，改善村落環境，最終提出中藥園計劃。

2010 年，在香港賽馬會慈善信託基金的資助下，開展賽馬會老圍中藥園計劃，這是一個集中藥培訓及教育於一身的計劃，透過中藥就業培訓及教育活動，向市民推廣中藥應用概念和知識。

老圍中藥園提供多元化的社區教育活動，開辦中藥就業培訓課程，並以中藥園作為學習場所，培訓有志投身中藥行業的弱勢社群，提升他們的就業能力，透過設立對外開放的中藥園及舉辦不同的興趣班和義工活動，為推行中藥社區教育普及化提供平台。中藥園善用土地資源，盡力改善鄉郊環境，貫徹環保理念。

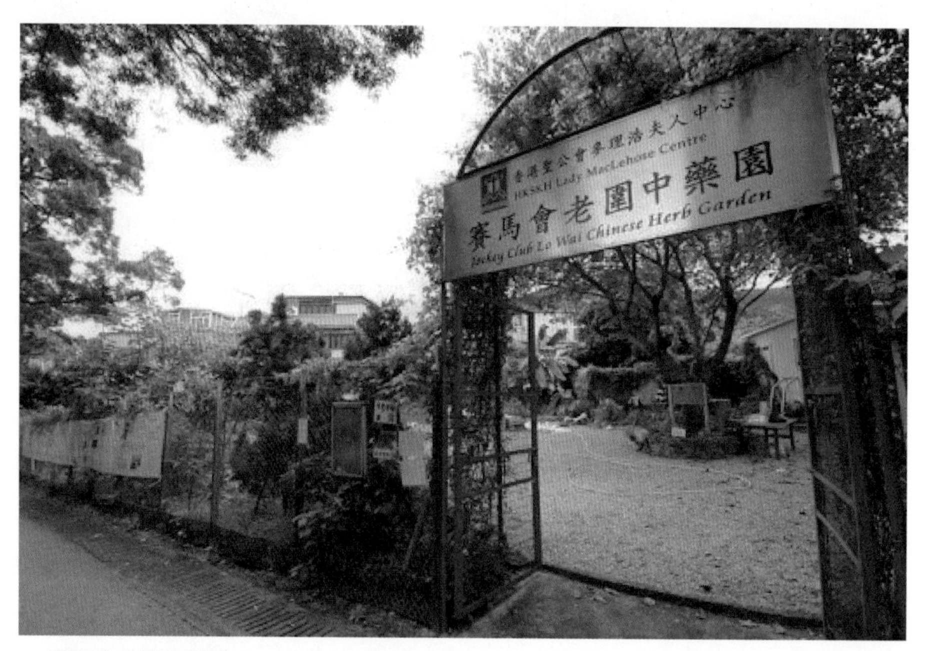

‥賽馬會老圍中藥園

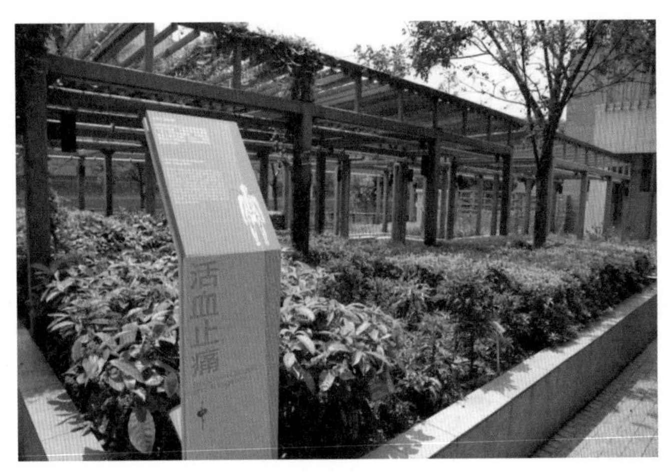

‥東涌北公園中藥園

（六）東涌北公園中藥園

東涌北公園佔地 3.8 公頃，公園為不同年齡市民提供多元化的康樂設施，其中包括長者健身角（太極園）、卵石路步行徑及中藥園。

中藥園展示了 100 多種植物，按草藥功能排列，如祛濕的含笑、刺芫茜等，另設室內展覽館。展覽館佔地約 440 平方米，由 2013 年 4 月 29 日起開放予市民參觀。全館劃分為七個展區，六個用於常設展覽，內容涵蓋香港常見的都市病，包括鼻敏感、感冒、高血壓、糖尿病、癌症和更年期綜合症；第七個展區則設專題展覽，介紹毒性中藥及香港常見含毒性成分的藥用植物。為加深市民對中草藥的認識，館內同時展出中草藥書籍，並設有以中藥為主題的電腦遊戲，令學習更添樂趣。

（七）鳳園生態草藥園

2017 年，有鑒於草藥植物與蝴蝶生態有着千絲萬縷的關係，鳳園蝴蝶保育區於園區內設立了生態草藥園。鳳園生態草藥園佔地約三萬平方呎，位於保育區「具特殊科學價值地點」內，為香港首個以中草藥及生態為主題的中草藥園。園內植物可供人及生態同時享用，讓參觀者認識與生態共享資源的傳統風水林智慧，極具科研及教育價值。草藥園由環境及自然保育基金資助，獲《香港中草藥大全》編輯及香港中文大學生命科學學院擔任專業顧問，並由義工協助建設。

生態草藥園至今集得超過一百多種中草藥植物，當中很多品種均為不同蝴蝶的蜜源植物及寄主植物，分別為不同階段的蝴蝶提供食物來源，對園區內的植物及蝴蝶多樣性皆作出貢獻。園內的草藥植物亦根據植物各自的生長習性而栽種於園內不同微生境中，較高大的品種為較矮小的提供半遮陰的光照環境，在植物間的互相作用下，草藥園內的植物多樣性亦更為豐富，草藥植物亦會於不同的季節開花結果，能為更多生物及蝴蝶提供各種食物來源、微生境及棲息地。

園內品種主要為嶺南草藥，同時亦栽有一些十分常用的品種，很多薑科草藥如薑黃、鬱金、莪朮、薑等，既可入藥亦用於日常飲食中，這些薑科草藥以地下根莖入藥，於秋冬季採收。除了有助醫學發展，亦可同時為保育生態作出貢獻。此外，面對生態環境遭受破壞的嚴峻威脅，保育生境能有效保存珍貴的生物多樣性，同時亦為人類提供治病養生的珍貴天然資源。

‥鳳園生態草藥園

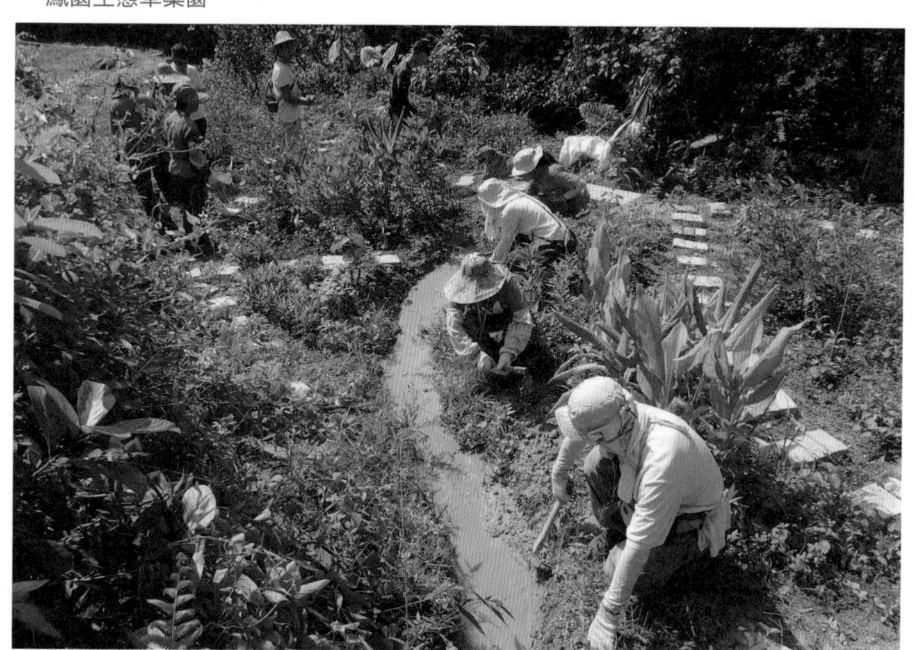

（八）中大藥園

香港中文大學設藥用植物種植園地，這些中草藥植物分佈於校內數個中藥園，規模最大的位於教研樓一座對面。中藥園於 2002 年 11 月 27 日正式對外開放，藥園採用中式園林設計，曲徑通幽，各類植物在小徑旁排列整齊，佔地 20,000 平方呎，種植超過 500 種中草藥植物，為全港規模最大的教研用中藥園。園內各種植物名稱、藥性及功效均以中英文名牌標示。中藥園不單為校內師生提供豐富的教研資源，其植物也用作鑑定藥材真偽的參考標準。

此外，四個書院的中藥園也各具特色。位於崇基學院的中藥院以薑科植物為主，新亞書院則為涼茶植物，聯合書院為藥用花卉，逸夫書院則主要種植藥用香花植物。

（九）中藥博物館（香港中文大學）

香港中文大學中藥博物館根據國際博物館聯盟之定義而設計，功能包括資料編集、研究與教學。館內收藏超過 2,600 種藥材，依其效用分類陳列。中醫中藥研究所亦於館內展示中文大學在中醫藥不同領域上的研究成果，包括中藥安全、鑑定與品質監控、臨床研究及新藥開發等。此外，還有明朝名醫李時珍診病蠟像，以及身上鑄滿針灸點的仿宋朝教學工具銅人。

1970 年代，香港中文大學已進行中藥研究，為本港第一所致力中藥研究的高等學府。大學為全面加強中醫藥研究的發展，於 2000 年將早負盛名的中藥研究中心擴充為中醫中藥研究所，下設六個小組透過科學化的研究，促進中醫藥的現代化、規範化、產業化及國際化，以協助中醫藥進入世界醫藥殿堂，並使更多病人受惠。

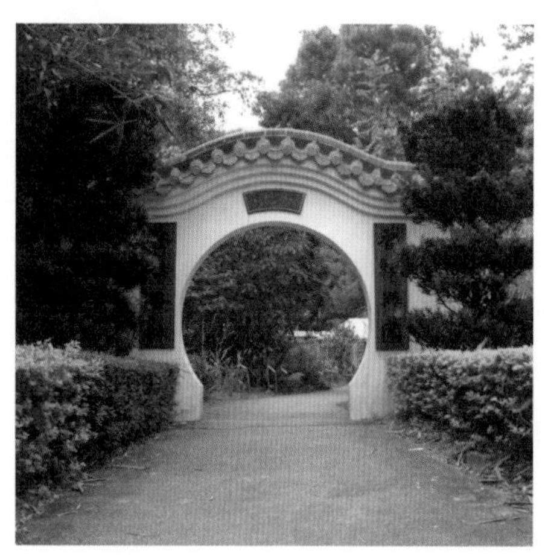

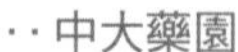
‥中大藥園

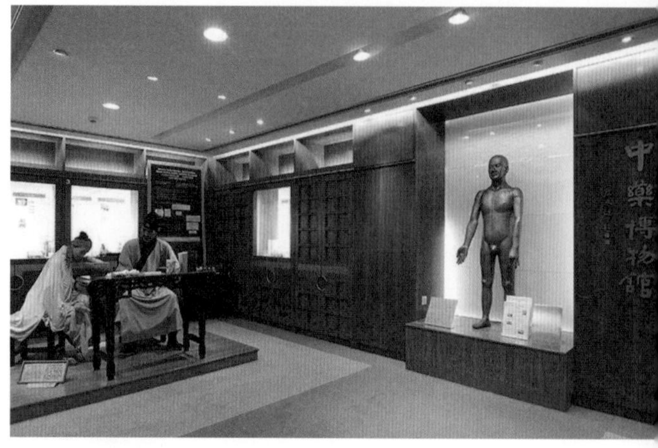

‥中藥博物館

（十）中國銀行（香港）中藥標本中心

2003 年 10 月，香港浸會大學得到中國銀行的資助，成立「中國銀行（香港）中藥標本中心」。中心獲社會各界捐贈名貴中藥材標本，以及借出珍貴藥材以供展出，展品包括香港地方中草藥、香港中藥材標準的實驗材料、受法律規管的劇毒中藥、香港特色中藥飲片、市場容易混淆中藥和中成藥等資料。

中藥標本中心的另一特色是設有臘葉標本庫，藏量達 7,000 多份。中心還設有中藥資料庫，連結世界各地之中藥標本中心，與全世界主要中藥科研教學單位保持密切聯繫。

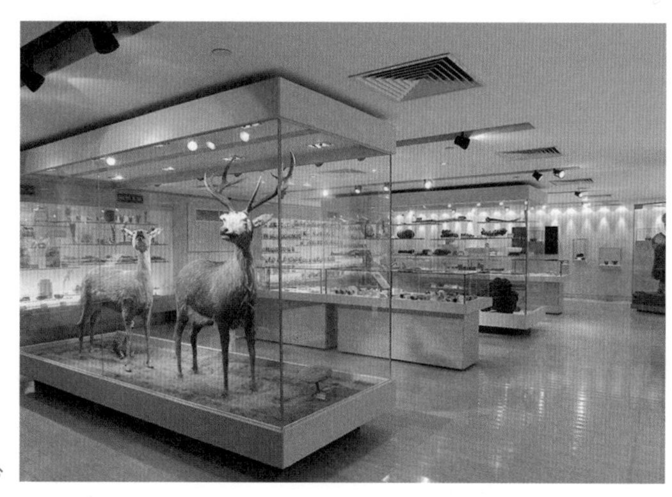
‥中藥標本中心

（十一）孔憲紹博士伉儷中醫藥博物館

2007 年，香港浸會大學得到孔憲紹博士伉儷資助，建設孔憲紹博士伉儷中醫藥博物館，博物館位於香港九龍塘浸會大學道七號賽馬會中醫藥學院大樓地下，佔地 472 平方米，包括古代中醫藥展區、近代至現代中醫藥展區、中醫藥文化長廊及互動遊戲區。博物館集教育與學術功能於一身，讓大眾市民對傳統中醫藥有更全面及正確的認識。

（十二）雷生春堂

雷生春堂位於九龍旺角荔枝角道 119 號，2008 年被納入第一期《活化歷史建築夥伴計劃》，香港浸會大學最終獲選，改建為中醫藥保健中心。2012 年 4 月，「香港浸會大學中醫藥學院 —— 雷生春堂」正式投入服務。

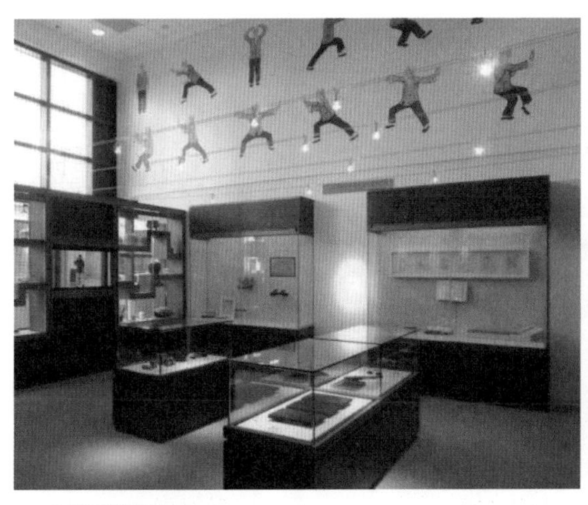

‥中醫藥博物館

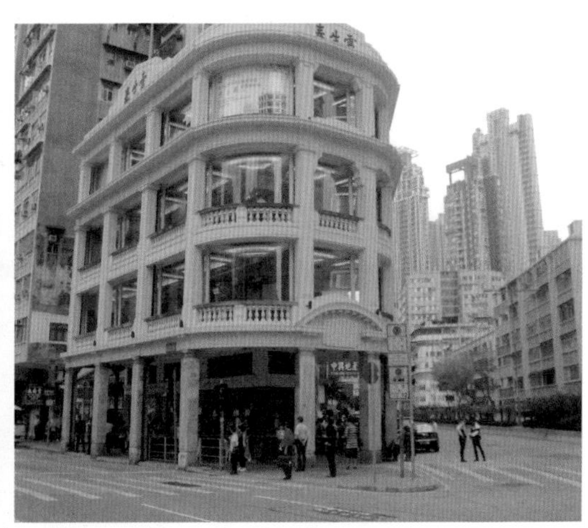

‥雷生春堂

雷亮先生早年自廣東台山移居香港，聘請建築師布林設計及興建舖居大宅。建築物於 1931 年落成，樓高四層，總面積約 600 平方米。上層為住所，地面為店舖，雷亮先生開設跌打藥店，名為雷生春。

1960 年代後，雷氏家族成員相繼遷離。至 1970 年代，大宅空置。2000 年，古物諮詢委員會評定雷生春為一級歷史建築，雷氏後人為保存故居並回饋社會，決定把雷生春贈予政府。

（十三）東華三院文物館

東華三院是香港歷史悠久的慈善機構之一，由東華醫院、廣華醫院及東華東院組成，其中東華醫院是香港第一家華人醫院，位處上環普仁街，當時為市民提供免費中醫藥診療服務。東華三院於 1896 年

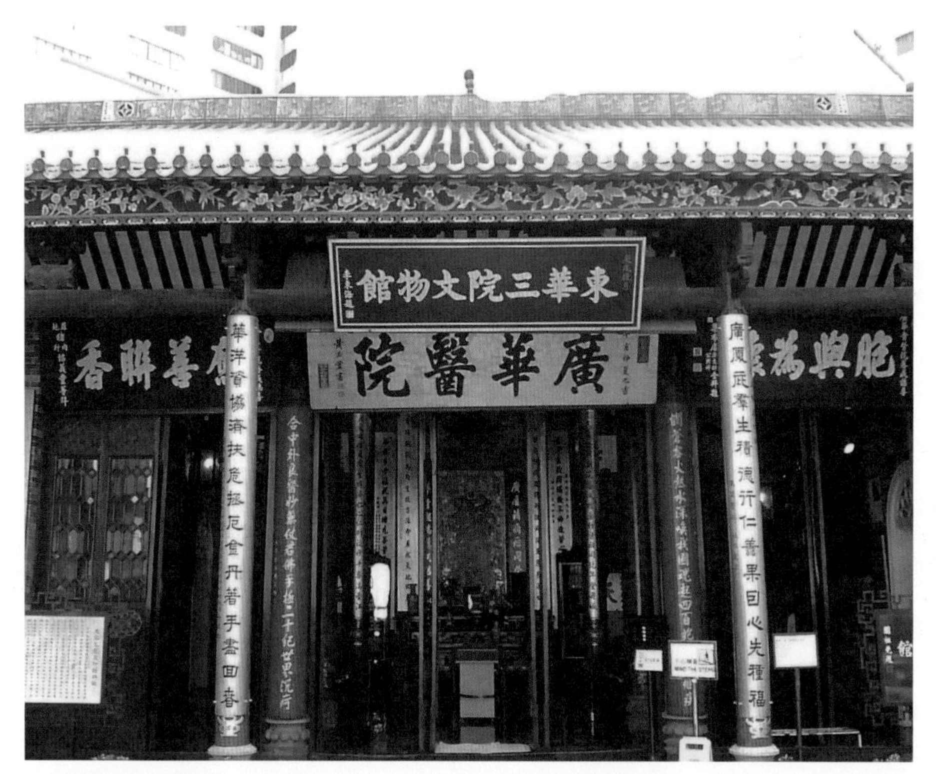

‥東華三院文物館

開始引入西醫診療服務，現屬於醫院管理局屬下的公立醫院之一，為全港市民提供質優價廉的醫療服務。

東華三院文物館位於九龍窩打老道 25 號廣華醫院內，當中展示東華三院發展歷程資料。建築物為香港法定古蹟之一，前身是 1911 年落成的廣華醫院大堂，外觀採用中國傳統建築，內部裝飾揉合當時流行的西式建築風格。廣華醫院於 1958 年進行全面重建，決定保留富有特色的舊有大堂建築物，以紀念東華三院成立 100 周年。建築物於 1970 年重新粉飾，並命名為東華三院文物館，開始有統化整理東華三院的文物及典籍。

（十四）香港醫學博物館（中草藥園）

香港醫學博物館（中草藥園）位於上環半山堅巷 2 號，香港醫學博物館前身是香港細菌學檢驗所，成立於 1906 年 3 月 15 日，用以對抗當時流行的鼠疫。檢驗所作為首個香港專為醫學化驗而設的機構，初時專門研究流行細菌病患，後來更肩負起疫苗培植的工作。二次大戰過後，檢驗所易名為香港病理檢驗所，涵蓋工作範圍更廣。

1960 年，病理檢驗所遷往西營盤；1973 年，疫苗製造工作遷離後，建築物只用作政府倉庫，直至 1990 年，香港政府宣佈列為法定古跡。1995 年，建築物移交香港醫學博物館學會，改建為香港醫學博物館，1996 年 3 月開始，自資營運開放予市民參觀。

博物館設有 11 個展覽廳，包括香港醫科學術的發展歷史、昔日疾病控制情況、十九世紀時香港鼠疫資料、香港醫學衛生及護理工作、多種醫療用具等，博物館還介紹香港中醫藥發展的歷史，館外更是設有草藥園，多方面展現香港中草藥的發展。

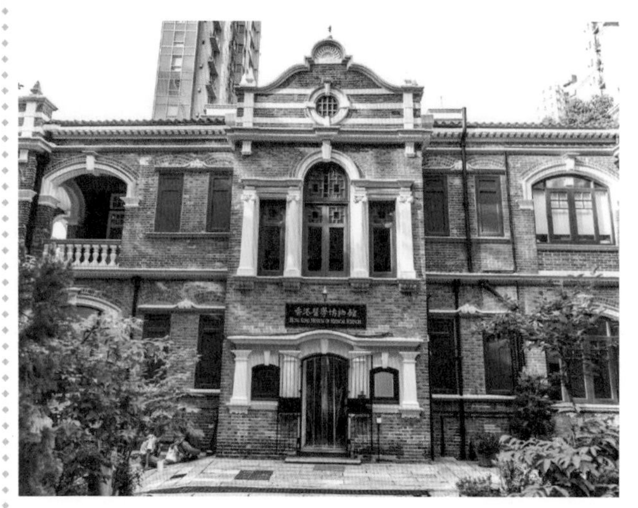

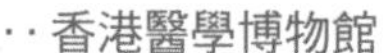
‥香港醫學博物館

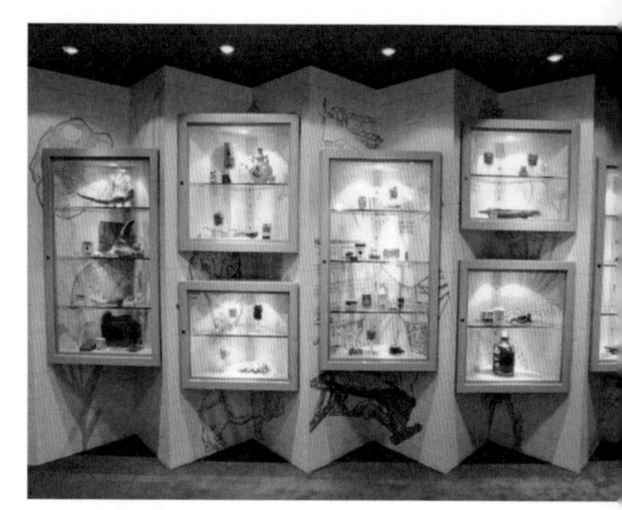
‥瀕危物種資源中心

2003 年，香港醫學博物館草藥園成立，博物館希望草藥園成為一個寫意學習及思考的地方，讓參觀者細味中、西醫學的發展。草藥園佔地約 200 平方米，分為 9 個種植區，以草本和灌木為主，包括中草藥及西藥來源的植物，植物按中草藥的特性而種下，主題包括成方園（草藥配搭方藥）、辨真園（易混淆的草藥）、生肖園、意洋園和參之園等。

（十五）瀕危物種資源中心

瀕危物種資源中心於 2001 年 5 月開幕，目的為向公眾宣傳保護瀕危物種意識。面績約 160 平方米，位於長沙灣政府合署六樓，漁農自然護理署總部。中心內分為 9 個主題區，展出約 600 件屬於 200 種瀕危物種的展品，包括毛皮、皮革用品、中藥、植物等 。

附錄二
中藥團體簡史

◎ （一）陳芬記（1863）

1863 年，陳芬記創立者陳芬由廣東清遠來港，在牛欄籠（上環華里）開業，經營藥材批發及零售，後曾移到高陞街及皇后大道西。1970 年代末，高陞街地舖最少有 60 間藥材店，內地開放，香港喪失轉口港的地位，中藥材不再必須經香港出口，當時人工愈來愈貴，導致藥材加工的成本愈來愈高，致使藥材舖的生意額也是日漸萎縮，近十年真正做藥材的不超過六間。

昔日常見藥材舖寫有「精配藥方」，即是俗稱的熟藥舖，店舖會炮製藥材和執藥。陳芬記一直本着宗旨，只賣道地好藥，產地、物種、年期、採收、炮製、貯存等，全部清楚跟從指標，缺一不可。陳芬記堅持道地好藥，過去數十年，內地興起了一股「南北引種藥材」的風氣，陳芬記堅信藥材如離開最原始的地理環境，不道地加上不依古法炮製的藥材，藥性效能就會隨之改變，最終影響中醫治療效果，令市民對中醫藥失去信心。

陳芬記是香港第一家出口參茸藥材至美加各埠的商號，二戰前後的二、三十年間，陳芬記包攬了從南北行貿易、拆家、加工、零售一條龍業務。當年，陳芬記位於高陞街 40 號，前舖後居的兩棟樓。店內僱有數十名夥計，日夜加工藥材以應出貨，是一間名副其實的大行。

1960-1970 年代的香港是世界貿易重要的轉口港，但中藥材進口的業務，卻因國營政策，被新中國背景的德信行所壟斷。陳芬記失去居中貿易的角色，要和其他商號一樣向德信行取貨，不過憑藉百年老號的品牌效應，他們的藥材出口和加工零售業務一直很穩定。

1980 年代初，中國大陸改革開放，走私活動卻日益猖獗，但德信行的定價，卻逐年遠高於市場價格，若繼續向其進貨，猶如入了死胡同。八十年代中期，陳孝彰（陳芬記第四代傳人）決定親自出馬，返回內地原產區洽購貨源，他認為必須到藥材原產地進貨，否則陳芬記遲早被市場淘汰。

改革開放出現「個體戶」，不僅國藥公司內部有人外出做生意，各地農民逐漸不需要把藥材全部上繳中央，可留部分私人出售。為了找到好貨源，陳孝彰先到廣州找門路，刊往內地逐個產地走訪與當地

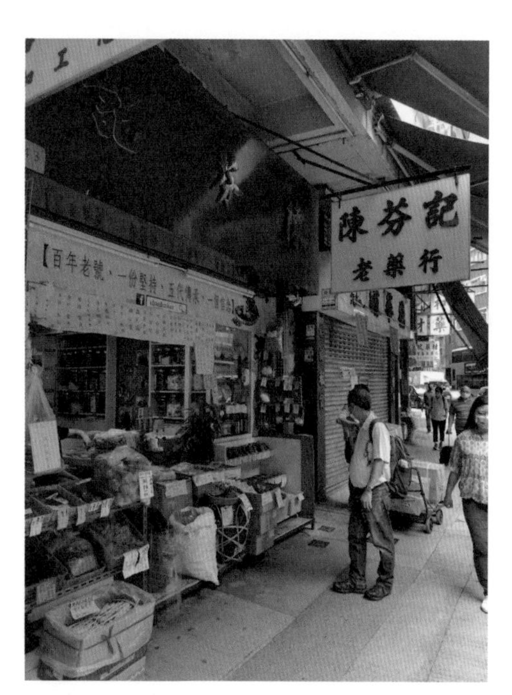

‧‧陳芬記老藥行

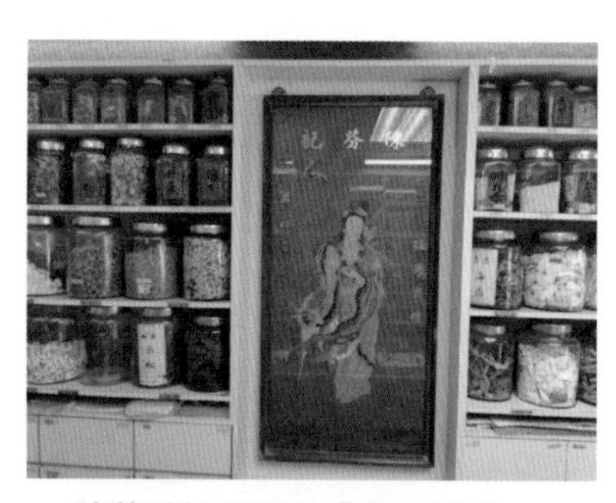
‧‧陳芬記註冊商標「蘇姑進爵」

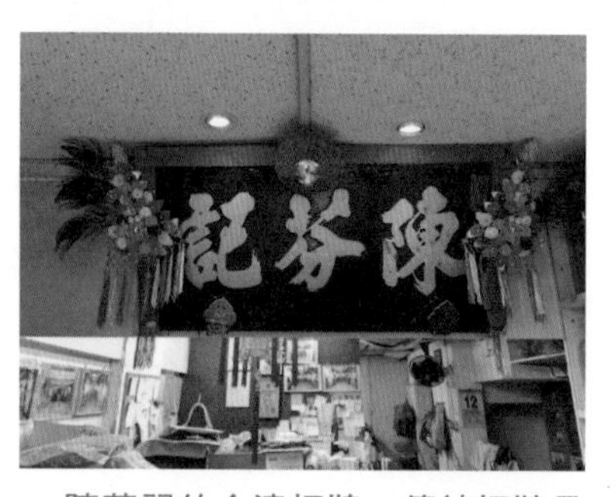

‧‧陳芬記的金漆招牌，傳統招牌是「金字生漆」，掛在舖正中位置，每年更換簪花掛紅。

農民接洽。一次為了收購板橋黨（黨參的一種），他坐飛機到武漢與代理人接頭，再乘軍機到鄂川交界的恩施市，然後搭車往板橋鎮，到達時天已晚，還要繼續摸黑步行，最終借宿農民家，白天隨農民上山採藥。昔日在店中陳孝彰對藥材的認識僅限於乾貨，沒有見過原株植物。在找尋貨源的過程中，他對藥材的認識更全面和深入。

◎（二）南北行公所（1868）

1868 年，南北行[1] 公所成立，它是香港第一個的華人商業社團，於文咸東街自建會所，宗旨是維護同業共同利益、排難解紛、定立行規，成立同業商會。成立不久更發展成為社區的自治團體，協調地方事務，早期曾設立水車館和更練所，防範火災和盜賊。昔日南北行街[2]（即現今之文咸東、西街[3]）土產雜貨行業興旺，而藥材行[4] 業務則較為平淡。當時經營南北貨品之行號中，有兆豐行、昌源行、永

1 華資轉口貿易行業於開埠初期已相當活躍，是香港歷史最悠久的行業之一，整個行業總稱為南北行。南北行意指經營南、北兩線貨品，南線以經營東南亞各地入口貨為主；北線則以經營內地出口貨為主，貫通南北貿易，漸次發展至全世界。早期南北行經營的業務除了出入口貿易外，還包括銀行匯兑、保險船務等，後來出現一些代客兑貨的行號，實行「九八抽佣」，所以南北行又稱為九八行。經營南北行的商號大多集中於上環文咸東、西街，亦分佈於永樂西街和高陞街，因此文咸街至今仍有「南北行街」之稱。

2 1851 年 12 月 28 日，皇后大道中北面房屋發生大火，四百多間房屋被燒毀。很多人對瓦礫的處理甚感苦惱，當時皇后大道中以北是淺灘，第三任香港總督文咸便想到把瓦礫推到海裏，成為香港第一個正式的填海工程「文咸填海計劃」。第一期始於 1852 年，範圍包括文咸東街、乍畏街（蘇杭街）及摩理臣街一帶，南北行商肆開始經營。

3 1968 年，第二期填海工程開始，範圍則包括文咸西街一帶。

4 1863 年，陳芬記在牛欄籠（上環華里）開業，初時只經營藥材批發及零售。

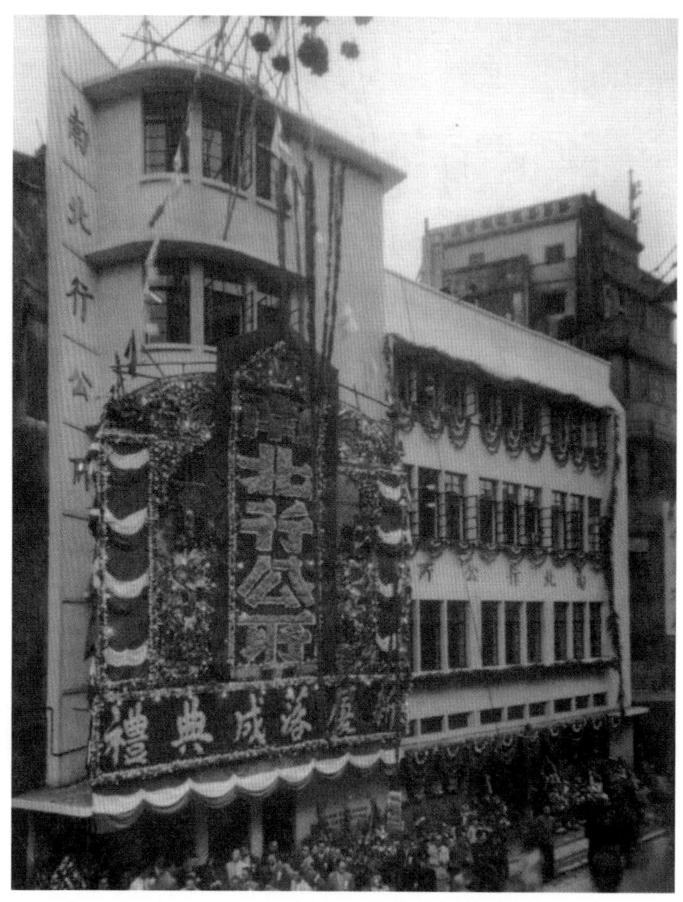

‥1954 年 4 月 3 日，南北行公所新廈落成開幕慶典。

豐和、公發源、廣豐和等，兼營藥材生意。由於內地藥商沒有派員駐港，故一切買賣均委託上述行號「行街」（賣手）代理，並由其負責書信聯絡（英文或其他外文）和報告行情，而「行街」則從中抽取交易佣金[5]和「筆金」。

當年為了方便「行街」交流，南北行於皇后大道西 72 號 2 樓設有名為廣智館的「行街館」[6]，每人每月付一元予廣智館作為茶水費，並於禡期（農曆每月初二及十六日）舉行聚餐。當時「行號」的賒賬期限為 45 天，凡有被拖欠或撻賬之情形，多由廣智館負責人出面處

5 所謂「九八抽佣」，除了利潤之外，買賣貨物 100 元，例扣店佣 2 元。

6 「行街」聚集的地方，每天聚首交換行情和客戶資料。

英倫藥商響應
請撤銷成藥稅
致函本港輔政司

【專訊】在各行業反對所得稅開徵聲中，藥行商會之請求撤銷成藥印花稅，現仍繼續未懈。且此事在倫敦方面，英國之藥商亦響應此事。據此間接獲消息：英國之三大製藥廠：卜內門、璧架、大保羅，現為此事，已遞出呈文三封，一致英殖民大臣，一致商業大臣，另一封則致本港輔政司。呈文內容，條陳渠等所製之藥，並非係專利藥品，且均係依英國政府認可之B.P.及B.P.C.藥方製成者。渠等只向藥房及醫生說明此種藥之好處，但並無獨自刊印告白，故根據出品條例，不應黏貼印花。尤其是遠東方面，附加此種印花稅，乃足以影響運入中國內地銷路者，聞當局據此，已在考慮中云。

‥要求撤銷中藥稅廣告（《香港工商日報》，1947 年 3 月 14 日）

南北行條例

一　本行係多行之大聯合，除各該行自守專章外，於南北行章程率宜互相遵守。

二　本行議每號付基本金港銀伍佰元，自行立單揭用，將該單交本行公箱收存月息壹分算，按月繳息，以充公所常費，至滿載榮歸之日，將基本金發回，另收一次過開辦費銀弍拾元。

三　賬務為商場之命脈，如有撻欠或支長行內銀債未清者，應即報知公所內，由公所傳行標貼之，既經標貼之字號及其股東與經手人自標貼之日起，暫停交易候該號將欠項清找後再傳行通告，方得交易。欠項未清期內無論其有無轉易字號或受僱別家，本行內各號不得與其有買賣交易來往之行為。

四　銀期乃商場轉移之關鍵，首宜銀貨兩現，信用與否，出貨後儘可隨時追收。除各行自守向章習慣交收外，茲訂什貨銀期在磅貨後十四天內清找貨款，如逾三星期清找不扣現之星期外，不找數者即將該字號及經手人用公啟式通告行內各家，俾知趨避以利同群。

五　本行內各號既接受暫停交易之標貼字條而不遵章切實履行發覺有據者，視為有意害群、甘居公敵，我行應將該背約字號基金全數充公，一半撥入善舉，一半歸証人充實。如無証人則全數撥入善舉，仍須該背約字號續付基本金而保証此後再不違背公例。

六　本行內遇有任何外侮，固應共同抵禦，一致動作。假係各該行獨遭事件，在相持未決時期，本行內各號應固守原業不得乘危掠併而與該對方以利益之機會。如有違犯是為自壞固體，本行得據受害者之請求而公籌援助對付之方法。

七　本行內如有兩號以上同被一家撻欠銀債者應聯同對付，苦樂均沾以符合群之旨。

八　本行所發之標貼及公啟應各粘貼於行面當眾地方與眾週知。

九　代客賣貨該貨先經卸存某號出辦求沽者，如貨主將其轉移別號或別埠須將貨按照時值照各該行沽出本例并棧租艇力等各照補足，方得出貨。

十　磅出貨物買賣工伴在場眼同看磅互相剳碼，以免錯漏，貨既磅畢，其貨即歸買主自行檢點以明責任。

十一　代客付寄貨物以持有受儎人憑據便為將貨交妥無異。如有少欠失漏及一切意外概與付貨者無涉，不得藉端賴賬。

十二　本行各家沽貨者看貨定價，成盆之後，好醜盡去，買客應將該貨依限出清，逾期不出須補回倉租。如貨間有變壞概歸買客責任不得假生枝節減價退盆等情。

十三　本行銀紙水來往均每千元加壹拾弍元伍毫算。

‥《南北行條例》

理。藥材業務日漸興旺，行內利益之爭時有發生，若遇特別事故，則借用南北行公所開會商議。

1925 年 6 月，省港大罷工，南北行響應紛紛歇業。壟斷南北行藥材業的公志堂對生藥行及各藥材行提出，將銀期由 60 天縮減為 30 天。省港大罷工後 5 個月，公志堂又向藥材買家及各幫行提出加收「出店」佚力。

1947 年 3 月，南北行公所討論政府徵收新稅問題，戰時商業損失未補，希望政府收回成命[7]。在各行業反對開徵收所得稅聲中，英倫藥商響致函本港輔政司，應請撤銷成藥稅[8]。

◎（三）誠濟堂（1885）

1885 年，誠濟堂由唐石昆先生創立，是本港歷史最悠久的中藥店之一[9]，位於中環皇后大道中 180 號。唐氏曾在廣州開設中藥店，與當時的中國官員交往密切，掛於店內的其中五塊牌匾便是清代官員所送贈。

傳統中藥店內的櫃枱多用柚木製成，位於店面最前方的櫃頭稱為「寶龍頭」，取意招財進寶，坐鎮此位置的掌櫃稱為「頭櫃」。櫃頭後長長的櫃枱稱為長龍，最後方稱為龍尾，龍尾部分照例放一個銅舂坎，早上開店的時候「掌櫃拿起算盤向上搖動悉悉有聲，接着二櫃拿起銅舂柱向銅舂坎內敲打幾下，打得噹噹有聲。這動作稱為「旺

7 〈政府新稅徵收會議〉，見《香港工商日報》，1947 年 3 月 14 日。
8 〈英倫藥商請撤銷成藥稅〉，見《香港工商日報》，1947 年 3 月 14 日。
9 〈誠濟堂賣藥〉，見《香港工商日報》，1931 年 7 月 28 日。

誠濟堂賣藥

大馬路誠濟堂老藥行、常貿地道上品藥材、久已馳名海內、在售寄上等中藥歷史、首推本港第一家　近聞自佩之琵琶露、潤肺止渴解煩燥、為消暑妙飲、且多服能生津益肺、故日來銷售益增、聞杏花春及大中國等大酒家、亦常有大郭預備飲者之用云、

‥誠濟堂賣藥廣告（《香港工商日報》，1931 年 7 月 28 日）

關於中藥「雄黃」事件
醫務總監約見
中醫中藥代表

（新聞社）中藥因含有「雄黃」，一度引起藥行及成藥商被檢控，鬧至滿城風雨，藥商及中醫團體曾為此向政府呼籲，指出此乃中國醫藥之傳統，從未發現遺害，醫務總監對此，曾加考慮，華民政務司並為此曾一度召集中醫及中藥團體舉行座談會，其後政府卒放棄檢控中藥含有「雄黃」案，中藥商及中醫亦暫緩使用「雄黃」。

醫務總監麥敬時為欲了解藥商及中醫界之意見，經委託香港行商會理事長劉仲麟，函約中醫及中藥團體代表與藥商等，擇期舉行座談會。

香港藥行商會理事長劉仲麟，昨通函各會員及有關人士，函稱：「敬啓者：茲承醫務總監委託，邀請下列各有關人等出席醫務署（糖明大廈）座談會議，討論關於雄黃事件：（一）輸運雄黃出入口商，（二）買賣雄黃商人（包括零售商），（三）製成藥品內含有雄黃成份者，（四）中醫師代表。因素知貴團體（台端）對于此一事件，關注甚切，故特奉函通知，切希指定出席人選（一人），具姓名，地址，即賜函覆，由敝會根據多數意見，確定日期，函呈醫務總監，如貴處收到醫務署正式通知出席，請各人代表人屆時先到德付道中三十號威靈藥房齊集，然後一同赴會。專候賜覆」。

‥雄黃事件報道（《華僑日報》，1960 年 4 月 25 日）

配製成藥中含有砒素

誠濟堂被檢控

司理唐兆麟否認控罪還押三月三日續審

佐壽堂司理李兆光亦被檢控昨訂期審訊

（新亞社）在本港醫務處長授意之下，醫務處藥劑幫辦會同警方人員，去年十二月十四日，在本港檢查多家中藥商店，目的為搜查含有砒素之藥料或成藥，因砒一物，在本港醫藥條例中，列入第一類毒藥。

檢獲之「有問題」藥料或成藥，經本港政府化學師分析後，發現其中三間藥店所存之藥料或祖傳單方成藥內，含有砒霜，結果，經由警方向該三間藥店之司理人提出票控，次第在中央裁判署由菲臘士法官審訊。

第一宗乃大道中三五〇號洪桂昌藥局司理人洪世民，控案經於前日下午審訊，押候下月一日上午宣判。

第二宗乃大道中一八〇號樓下誠濟堂藥局司理人唐兆麟，昨日審訊未畢，押候下月三日上午續訊。

第三宗乃德輔道中一一六號樓下佐壽堂司理人李兆光，昨日宣佈改訂下月一日審訊。

昨日審訊之一宗，被告唐兆麟，被控去年十二月十四日，在大道中一八〇號樓下，於上午十一時四十五分，身為誠濟堂司理人，而在上址持有屬于第一類毒藥之砒素。

案由中區偵探部幫辦羅素主控，被告由居禮年律師代表辯護，否認控罪。

控方證供指出：去年十一月十四日上午十一時三十分，藥劑幫辦劉榮光會同中區偵探幫辦高寶盆及一探員，憑手令前往被告之藥局檢查，結果，在藥局內檢出三種藥粉，其中一種係「喉散」。

三種藥粉經政府化學師分析，發現其中一種藥料含有砒素，屬第一類毒藥云。

藥劑幫辦作證時，受辯方律師盤詰，據答謂：彼知中藥中有「雄黃精」一物，彼當日往該藥局檢查，乃秉承醫務處長之命，旨在尋覓「喉散」，如無此藥，則尋覓雄黃精，因該物乃配製喉散質素之一云。

第三宗被告為德輔道中一一六號樓下之李兆光，被票控去年十二月十四日，在德輔道中一一六號樓下，于下午一時四十五分，身為上址佐壽堂藥局之司理人，而持有屬第一類毒藥之砒素，被告由毛澂龍律師代表辯護。

‥中藥含砒素事件報道（《華僑日報》，1960 年 2 月 19 日）

麥敬時處長鄭重表示

當局無意干涉 正統中醫中藥

指出雄黃含有砒素為了市民健康應小心使用

（特訊）法庭日前檢控若干中藥成藥商及藥店在售賣及藏有之藥品中，含有雄黃，觸犯藏有毒藥法例。此事發生後，中醫中藥界中人大爲震動，紛紛開會研究，並謁見有關當局，昨日，十個團體代表與醫務處長舉行座談後，情況已較明朗，醫務處長保證，「無意干涉正統中醫中藥」，但請中醫少用雄黃，因雄黃含有砒素，尤其是喉散直接刺激食道，氣管，使用時應特別小心。

華民司召集 十團體座談

華民政務司石智益昨（七）日下午二時半，邀請香港十個中藥、中醫團體理事長，在華民署舉行座談，出席者有香港南北藥材行以義堂商會何森林、香港中藥聯商會許振明、香港參茸藥材寶壽堂商會梁麗維、港九中華藥業商會方秋金、港九中醫師公會伍瑞琪、香港中醫師公會徐䇇中、九龍中醫師公會梁顯民、香港中國醫藥學會陳德生、香港中華醫師會鄭懋公、僑港中醫公會鄭相三等。

華民政務司石智益首先致詞稱：由於最近有若干宗白喉症發生死亡，經政府化驗師檢驗後，認爲死者曾服用含有砒素之「雄黃」，引致病症加劇，因此，醫務衛生處長麥敬時，今日邀請各位座談研究，關於有關醫療及使用雄黃問題。

白喉症死者 因雄黃影響

華民司介紹麥敬時處長與十代表認識。麥敬時處長稱：今日與各位見面，至爲欣慰。本人首先聲明：「當局無意干涉正統之中醫中藥」。由於數月前有若干宗白喉死亡病例，經政府化驗師解剖死者屍體，認爲死者係因曾經服食中醫之喉散，此種喉散，含有雄黃（含有砒素份量之礦石），刺激氣管發炎，加重病人病況，引致不治。本人特別提出一下，對於某些藥品含有毒劑（特許，方准販賣及藏有，否則係觸犯法例，日前，由於醫務處官員採取行動，就是有若干藥店及藥廠被控告，經過法庭審訊，認爲屬於法律上違例。

邀團體代表 商合作辦法

麥敬時處長並稱：「首先，我聲明，這一項「第一類毒藥」法例，並非針對某一人，亦非針對中藥中醫，任何人均一同受理。日前之雄黃事件，中醫中藥受到影響，所以，本人與石智益司憲商量，邀請各位來座談，商討合作辦法。麥處長並舉例稱：在政府醫藥檢驗師化驗中，有若干初生嬰兒，因用「蠶炭粉」之敷臍膏，而發生抽筋病例，本人認爲，可能「蠶炭粉」在製造時，未洗淨消毒而致。關於「喉散」含有雄黃成份，可能各藥廠有重有輕，而雄黃含砒藥成份，又因產地而含量不同，所以，某一中醫認爲份量安全，但因含砒量高，可能因而發生中毒與不良副作用，所以，本人認爲對於雄黃，最好是不用（用其他藥品代替），即使要用，亦要小心和用較輕份量爲佳。

爲市民健康 應小心採用

一位代表發言：據報章所載，似乎否定雄黃在中藥中合法地位，則藏有雄黃，是否屬於犯法？會否被控告？麥處長答覆說：這事各位可放心政府不一定引用法例來干涉正統之中醫中藥，但是喉散是直接吹入食道與喉嚨，請各位小心採用，保障市民健康，這是要各位商討和合作的，希望大家體諒。

麥處長並詢問雄黃之入口數量、產地等，一位代表答稱：雄黃大部由中國運來，每一批有二百多桶（每桶一百公斤以上），由藥材行售與批發商，再分發與藥店及藥廠和醫生。另一位補充說：「雄黃入口後，大部由藥材行轉售出口，包括越南醫通常採用雄黃爲服食劑極少和分量很輕，而且喉散，並不是一定有雄黃，就是有用份量也很輕，很安全，通常用於治外科（採用與敷）份量較多，在臨床病例中，中雄黃毒者，實極罕見，可見中醫對於雄黃是小心使用與善於使用者。

東華五驗方 用雄黃配劑

某一代表並指出：一九四〇年出版之「東華三院備用藥方彙說」，中有五條驗方，其中都有「雄黃」一味藥材，牛黃丸、抱龍丸、至寶丹、霍亂萬應八寶散、醒消丸」，三院係在港府醫務當局指導下，治療效果美滿，此等驗方，是三院彙集成册，常用亦不發生不良反應。

一位代表指出：中國醫藥使用雄黃，有一千多年歷史，在中國醫學書籍中，使用雄黃入藥之「湯頭」，有二百多條驗方，由此可見，中醫對於雄黃一物，善於使用，並無在臨床病例中，發生雄黃中毒事件，如果當局禁止藏有及使用雄黃，對於中醫中藥，是有很大的阻礙與不便。

一位代表要求當局對「雄黃」在法律上作更明朗表示，使中醫中藥界避免觸犯法例。

進一步決定 要待研究後

麥敬時處長稱：今日是請大家來商量、合作，避免因用喉散（含有砒素）而引起死亡及危害市民健康，所以最好請大家不用與儘量少用、小心，至於更進一步對「雄黃」問題之決定，要與有關當局研究後，然後通知各位，如再有問題時，再請大家商討研究，各位代表對當局之解釋，已相當滿意，座談會遂告結束。

據悉：各位團體代表日間將分別向有關團體報告，經過研究後，再集會商討，作出決定，再次謁見當局，提出意見。（

‥政府建議市民小心服用中草藥報道（《華僑日報》，1960 年 3 月 8 日）

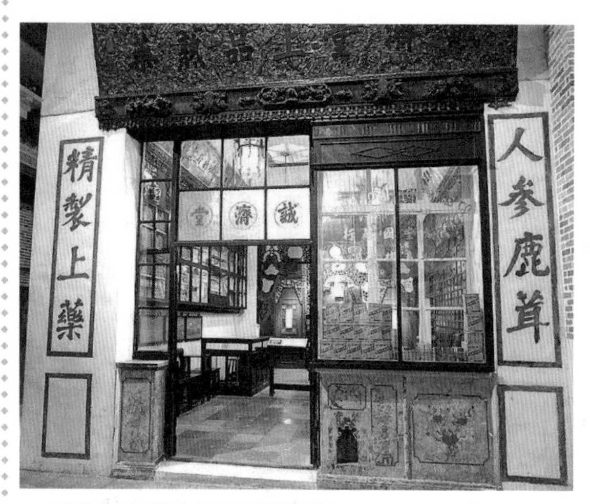

‥香港歷史博物館誠濟堂展覽

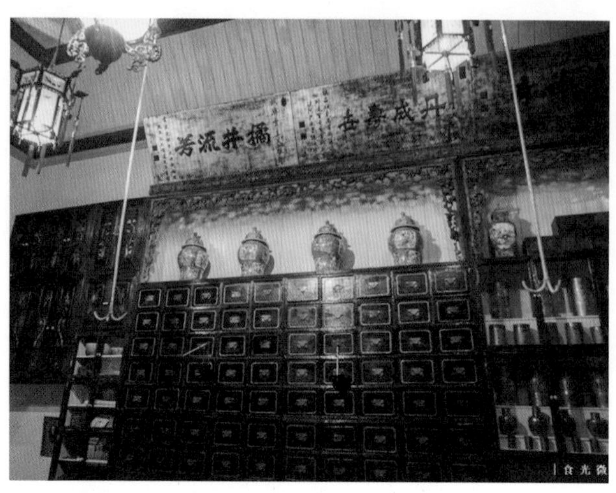

‥香港歷史博物館誠濟堂展覽

龍」，取意一開門旺財旺相。

傳統的中藥舖會將藥材分別存放在百子櫃的抽屜內，藥店職員要拿取上層藥材時，會借用下層抽屜作為梯級，爬到櫃頂取藥。

誠濟堂曾涉嫌藏有砒素藥物，違反藥劑及毒藥條例[10]。1960年，政府從白喉症死者檢驗出砒素，因此立例禁制使用雄黃，並先後控告多間中藥局藏有第一類毒藥，引起中醫藥界反響，十大團體聯名向政府交涉。[11] 政府鄭重表示無意干涉正統中醫中藥，指出雄黃含有砒素，為了市民健康，應小心使用。[12]

1960 年 5 月 11 日，醫務衛生處宣佈將黃雄列入第二類毒藥管制條例，中醫藥界再上書爭取解決辦法。為了維護同業利益，香港中藥聯商會聯合醫藥業八團體，與政府交涉「雄黃事件」。關於雄黃含有砒素事件，醫務總監約見中醫中藥代表。[13]

1980 年，誠濟堂因社區重建而結業，店主將藥店內具有百多年

10 〈涉嫌藏有砒素藥物〉，見《華僑日報》，1960 年 3 月 4 日。
11 〈誠濟堂被檢控〉，見《華僑日報》，1960 年 2 月 19 日。
12 〈無意干涉正統中醫中藥〉，見《華僑日報》，1960 年 3 月 8 日。
13 〈關於中藥雄黃事件〉，見《華僑日報》，1960 年 4 月 25 日。

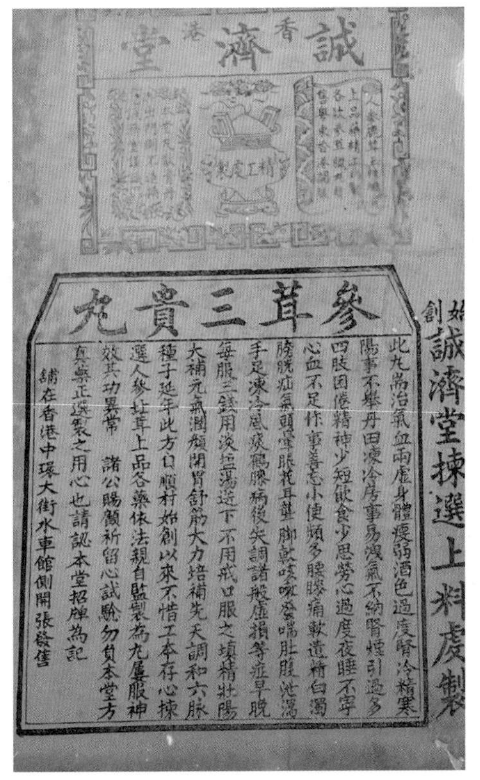

‥誠濟堂廣告

歷史的傢具、裝飾和器物全部轉讓給香港歷史博物館作為常設展覽，作為介紹香港開埠及早年發展的展品之一。

◎（四）王老吉（1897）

王老吉創始人王澤邦，本以務農為生，後瘟疫流行，他帶妻兒上山避疫，遇一道士傳授藥方，他依藥方治癒瘟疫。咸豐二年（1852年），皇帝聽聞坊間有涼茶能夠防治疾病，傳召王澤邦入宮煮製涼茶給文武百官作飲用，廣獲好評。王被賜封為太醫令，獲贈銀五百兩，衣錦還鄉。翌年他在廣州十三行靖遠街（今靖遠路）開設王老吉涼茶舖，取名自王澤邦乳名阿吉。

1883 年，王澤邦去世，涼茶業務交予兒子王貴成、王貴祥、王貴發三人，兄弟商議後決定分頭發展。大哥貴成到江蘇江都，開設王

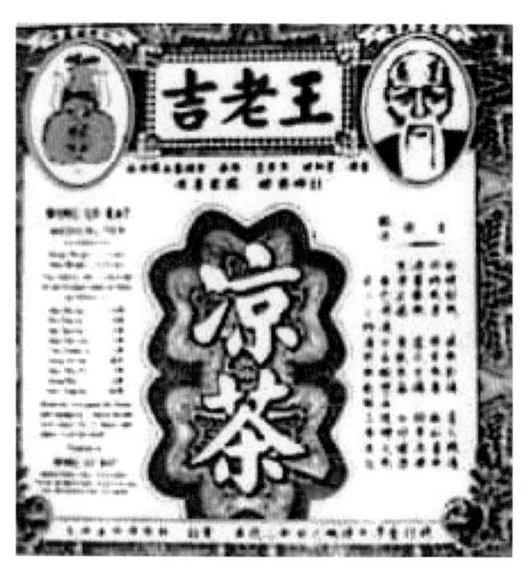

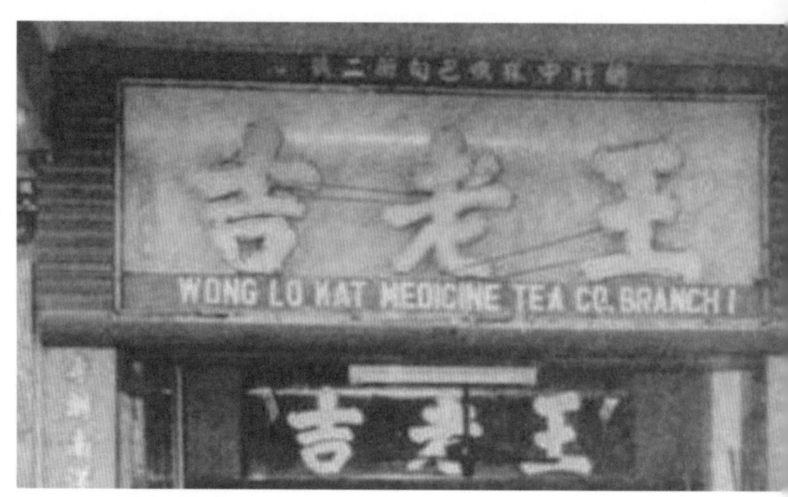

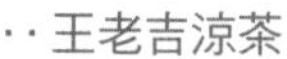
··王老吉涼茶

··王老吉涼茶商號

老吉成記；二哥貴祥遷往澳門，開設王老吉祥記。弟弟貴發留守廣州，於 1889 年帶着大兒子王恆裕到香港發展。

1897 年，在香港文武廟直街（今荷李活道）開設王老吉遠恆記，並將王老吉「杬線葫蘆」的商標在英國所有屬地註冊，這是英國第一個註冊的華商商標。當時訂明，以後凡是王老吉遠恆記的子孫，均可以將王老吉出口到英國各地。適逢南洋爆發特大流感，缺少醫藥，因為有出口註冊商標的優勢，王老吉涼茶供不應求。

1915 年，王老吉遠恆記遷往中環鴨巴甸街。1925 年，香港王老吉被邀請往倫敦參加中國產品展覽會，展出涼茶包。展覽會開幕當天，參觀者有英王、公主及紳士名流，王老吉外銷生意更上一層樓。1934 年，王恆裕病逝，由獨子王豫康繼承生意。香港淪陷期間，王老吉外貿停頓。重光後，王老吉重開，大量訂單令王豫康僱用工人日夜趕貨，因需求大增而決定推出涼茶精，用沸水浸幾分鐘即可飲用，效果與煲煮涼茶相同，方便快捷更受歡迎。

◎（五）位元堂（1897）

位元堂始創於清光緒二十三年（1897 年），由出身官宦的黎昌厚與數名志同道合之士創辦，依循傳統古法配方，虔製優質成藥。1920 年，位元堂始創人之一中醫師潘厚存研製出一種主治肺癆的秘方，選取上等珍貴藥材配製成藥，命名為扶正養陰丸，一時名聲鵲起，有「一條生路」之稱譽，深受用家信賴。1930 年，位元堂在香港旺角荔枝角道開設分店。1952 年，位元堂把總部從廣州遷至香港，避開眾多廣州藥號被當局充公的「公私合營」[14] 情況。1979 年，正式在香港註冊商標。1980 年，正式成立位元堂藥廠有限公司。

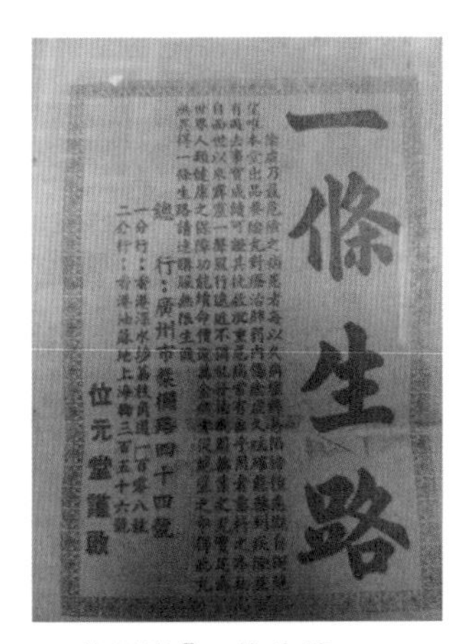

‥位元堂「一條生路」

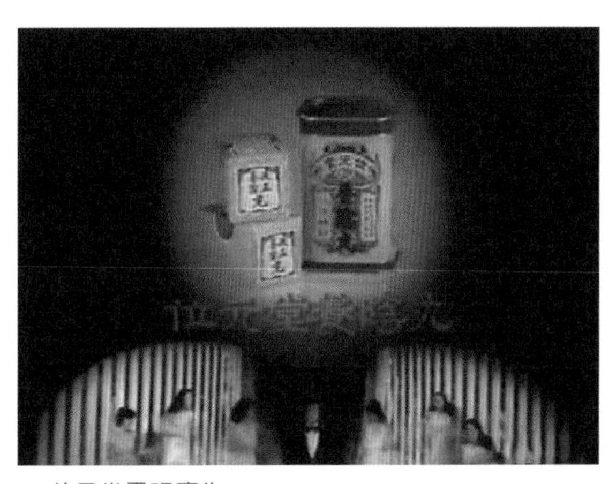

‥位元堂電視廣告

14 1953 年 6 月，中共中央根據中央統戰部的調查，起草了《關於利用、限制、改造資本主義工商業的意見》。10 月，中華全國工商業聯合會召開了會員代表大會，傳達了中國共產黨在過渡時期的總路線和對資本主義工商業的社會主義改造的政策。1954 年 9 月 2 日，中央人民政府政務院第二百二十三次政務會議通過《公私合營暫行條例》。

位元堂有百多年歷史，經過時代洗禮，產品種類和包裝均出追不上時代，不大配合新一代的消費者的品味。新管理層銳意求新，透過增加產品種類、多樣化來滿足市場需求，以年輕化包裝吸引新一代的消費者。傳統上，位元堂所售的是藥物，消費者以中年人為主，且需要時才會購買。隨着近年生活習慣的改變，健康意識提高，對保健產品需求大增。有見及此，位元堂推出多種有保健作用的新產品。[15] 以傳統的名貴藥材製成，標榜能保健強身，可以時常服用，有助於鼓勵客戶經常性購買。

◎（六）源吉林（1906）

源吉林高號於 1906 年來港開設分店，1920 年代遷至乍畏街（今蘇杭街）。道光元年（1821），源氏先輩源吉華有感貧苦大眾沒能力購藥治病，於是遍尋藥方，以普洱茶為基礎，與三位兒子合力研製出有藥膳功效的源吉林甘和茶，具有清熱、解暑去感冒等功效，坊間一般稱為盒仔茶。

商號名為源吉林，寓意家族成員吉祥如意，家族生意如林木般興旺。光緒二十四年（1898），廣東一帶發生瘟疫，源氏在自己的顏料店 [16] 開設專櫃售賣價廉的源吉林茶，以其功效救治不少人。當時南海獅山孔敬慎堂的父老贈送一塊牌匾給源吉林，上面寫有「甘露和

15 位元堂為迎合市場需要，在電視以資訊性節目講解中藥的作用，然後再推介相對應的產品，如燕窩白鳳丸和冬蟲夏草飲液等，近年更增設中醫保健專門店，提供中醫治療、推拿、按摩、及針灸等一站式服務。

16 據源氏家族資料，源氏先祖曾在佛山經營染料生意。源氏來港之初，仍然經營其家族染料生意，後來染料銷量漸走下坡，源吉林茶卻賣得甚好，便轉而專注經營茶業。源氏多年來一直於店面展示硃砂數盅，店內閣樓的招牌位置，放置了當年做顏料生意時的「源廣和」招牌，至今仍與源吉林招牌並列。

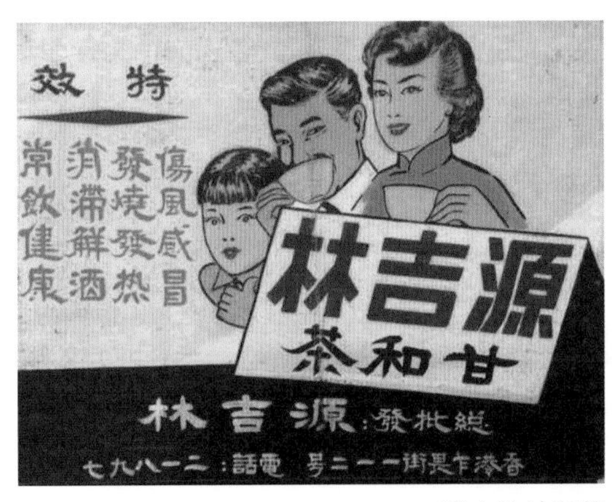

‥源吉林甘和茶

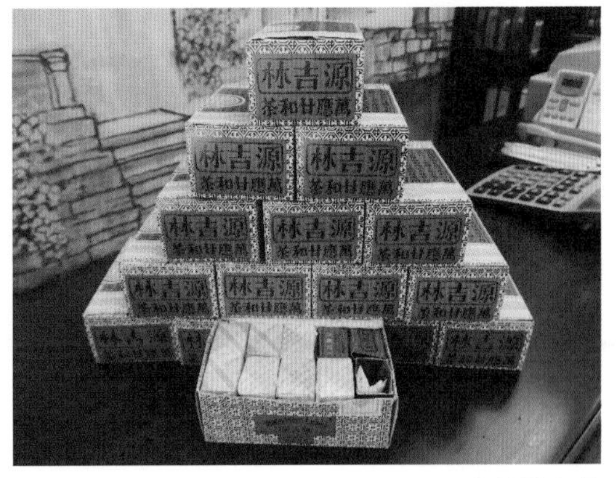

‥源吉林甘和茶

風」四字，讚頌甘和茶有「立起沉痾，百發百中，救治多人」的奇效。當時酒樓、茶居十分多，甘和茶特別對苦力工人很有幫助，能夠消暑解熱。現時源吉林茶的包裝盒上，仍印有牌匾的讚文。

源樂明先生四代傳承，他早年移民南非，由於家中長輩年老，於是他隻身回港接手家族生意。一切從零開始，在老夥記們的協助下，逐漸掌握生意竅門。源吉林茶仍舊遵照昔日九蒸九曬的繁複工序，以減低茶葉的藥性，很多傳統都要依古法遵守，決不能偷工減料，確保適合不同體質人士飲用。百多年來源吉林的信譽，全憑這份執着和堅持。

新時代的要求必須緊貼社會步伐，否則很快會被淘汰。近年香港推出中成藥監管措施，對傳統中藥產品帶來很大挑戰，每個細節都要符合政策管制的要求。但現在的經營環境與前不同，來料成本和生產流程控制，都為產品帶來很大的衝擊。今天我們經常談及保育和鼓勵傳承，業界和社會應該要多些關注傳統老字號。

源先生堅守祖訓:「戒逸豫，戒奢華，但願飽餐長久飯。敦慈和，敦孝友，務須多種吉祥花。」數十年來，源吉林茶價格實惠。他又多做善事，施藥濟世、不求富貴，德行教人佩服。展望將來，源先生計劃發掘網上銷售和考慮研發其他相關產品。為了保存家族濟世的精神，他接受廣東鶴山市政府邀請籌建「源吉林茶文化館，旨在保存家族創業精神，將這種精神帶入社區，使這份濟世情懷永續下去。

◎（七）香港參茸藥材寶壽堂商會（1912）

1912 年，香港參茸藥材寶壽堂商會由伍耀廷先生創辦，宗旨為鞏固商行間聯繫，促進各地中藥貿易，謀求社會福利，發揚中藥弘效。

1912 年 11 月，北洋政府頒佈《醫學教育規程》，沒有列入中醫藥內容。[17] 香港八家藥材商行致電北洋政府教育部請願抗議，指出「廢棄中醫，即放棄中藥」。1924 年，寶壽堂商會大力支持開辦廣東中醫藥專門學校，並由伍耀廷出任駐港校董，目的在於培育新一代中醫中藥接班人。

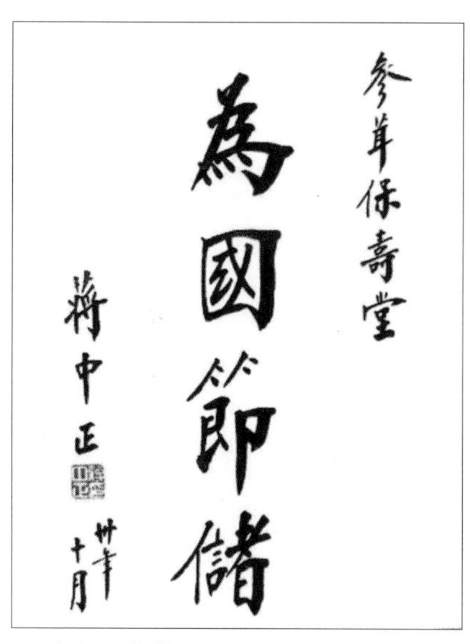
參茸保壽堂
為國節儲
蔣中正
‥蔣中正書「為國節儲」

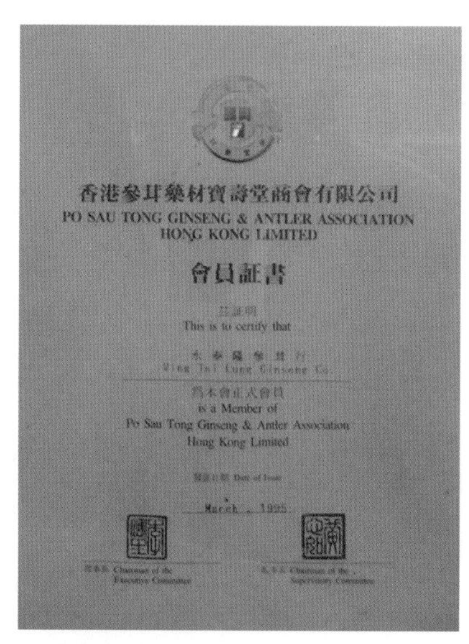
香港參茸藥材寶壽堂商會有限公司
PO SAU TONG GINSENG & ANTLER ASSOCIATION
HONG KONG LIMITED
會員証書
This is to certify that
is a Member of
Po Sau Tong Ginseng & Antler Association
Hong Kong Limited
Date of Issue
March . 1995
‥寶壽堂會員證書

17 1912 年，北洋政府以中西醫「致難兼採」為由，在新頒佈的學制及各類學校條例中，只提倡醫學專門學校（西醫）而沒有涉及中醫，則完全把中醫藥排斥在醫學教育系統之外。

1937年，抗日戰爭期間，國民政府發行救國公債及郵政儲蓄，寶壽堂商會義不容辭，傾囊認購，數目之鉅，乃當年全港第二位，其後由委員長蔣中正先生題字「為國節儲」以資嘉許。

1947年6月，正式登記為香港參茸藥材行寶壽堂商會。1964年4月，自置會址於皇后大道西162號4樓。1991年1月，改組註冊為香港寶壽堂商會有限公司。1991年9月，商會經全體會員特別大會通過，改名為香港參茸藥材寶壽堂商會有限公司，以標明商會行業的組職，並加強各界對寶壽堂之認識。1995年7月，寶壽堂商會遷往上環文咸西街27-29號1樓2室自置永久會址（即現址）。

◎（八）香港南北藥材行以義堂商會（1927）

香港南北藥材行以義堂商會於1927年5月成立，以維護商行共同利益，彰顯「以義取利」為宗旨，至今超過90年歷史。以義堂會員大部分均為資深的中藥材進出口批發商、中成藥和藥酒進出口經銷商、中藥材飲片及中成藥製造商。商會成立之目的為團結對外，若遇會員行號碰上買賣糾紛如買客拖欠貨款，逾期不清付，商會便應會員行號之請，標貼通告停止與欠數客號交易，在這方面，商會着實維護了自身會員行號的利益。

1949年開始，以義堂與內地外貿公司德信行建立密切業務關係，德信行成為香港內地中藥總代理，當年凡經銷中國藥材、成藥或藥酒之商行，均必為以義堂會員。

1960年代起，以義堂分設「藥材組」、「成藥組」、「藥酒組」三個專業組，先後吸納正南行、宏興、華通藥業、泉昌、華泰、泉盛國產醫藥、佛慈藥廠、德盛行、華人企業、永聯昌、四和中藥行、華源行、英昌行、美香園、德泰源、永生號、裕興行、協昌號、利興行、仁興號、海記、廣福行、聯豐行、國盛行、同福行、長春藥材、源興行、德信行、華興藥業、華盛國產藥酒、新豐年、中慶國產藥品、大成酒業、海源參茸藥材行、恒昌行、中國銀耳公司及淮安田七公司等數十家中藥商行加入成為會員。

1980 年代改革開放，部分會員在內地建立採購及銷售網絡，與內地建立了進一步的緊密經貿關係，把產品遠銷至日本、南韓、東南亞、台灣、美加、歐洲、澳洲及世界各地。

1960 年 9 月 28 日，以義堂提出代收「九八扣一成」會費，作為以義堂福利基金。[18] 1967 年，以義堂單方面取消香港中藥聯商會「九八扣一成」的權益，並增加多項限制。

1971 年 6 月 26 日，以義堂於尖沙咀中國出口商品陳列館，舉辦首屆大型「中國成藥、藥酒展覽[19]」[20]。

2015 年起，以義堂設立中藥專業人材培訓教育基金，設立獎學計劃，支助業內人士及香港三所大學學生修讀中藥本科課程，鼓勵年青一代對中醫藥學的傳承與研究。

香港回歸時，政府諮詢中醫中藥立法過程，以義堂為制定有關政策的諮詢機構之一，多年來部分會董分別出任香港中醫藥管理委員會[21]各級組別委員，參與相關工作。

18 參見《香港中藥聯商會金禧紀念中藥展覽特刊》。

19 〈中國成藥藥酒展覽〉，見《大公報》，1971 年 6 月 26 日。

20 〈中國藥材成葯葯酒展覽〉，見《大公報》，1978 年 7 月 8 日。

21 1999 年 9 月，香港中醫藥管理委員會（簡稱「管委會」）根據《中醫藥條例》成立，負責實施各項中醫中藥的規管措施。管委會的成員包括執業中醫師、中藥業人士、教育界人士、業外人士及政府人員。管委會下設中醫組及中藥組。中醫組負責制定及實施各項中醫規管措施，包括中醫註冊、考核、持續進修，以及紀律事宜；中藥組則負責推行中藥規管措施，包括中藥商領牌、中藥商監管及中成藥註冊事宜，衛生署則向管委會提供專業及行政支援。

中國葯材成葯葯酒展覽，於一九七八年七月七日在尖沙咀星光行三樓中國出口商品陳列館舉行開幕酒會，承蒙各界友好同業先進涖臨指導，寵賜多珍，登報祝賀，至深感紉，惟以招待未週，殊感歉意，謹此致謝

德信行有限公司
香港南北葯材行以義堂商會 謹啓

‥南北行成藥展覽（《大公報》，1978 年 7 月 6 日）

國產成藥不斷發展 現行銷港五百多種

信譽日增外國需求量越來越大

正南行有限公司董事總經理 張國璇

國產成藥是在古方基礎上不斷發掘和創新而發展起來的，現在銷港的有五、六百種。

在解放前，雖然也有一些私人藥廠生產中國成藥，但由於良莠不齊，引起使用者的戒心，因而逐漸走向衰落。

現在，國產成藥大放異彩，無論品種成劑型都不斷增加，受到廣大居民的歡迎，且在世界醫藥界中引起廣泛重視。

人們會問，為什麼國產成藥近年發展得那麼快？這是由於國家為了保障人民的健康，重視發展中國成藥的結果。解放後，國家設立了專門研究機構，一方面進一步發掘民間單方，進行整理，另方面把傳統的古方進行科學實驗及深入研究，使這門古老科學遺產去蕪存菁，精益求精，比以前大大地發展了。

國產成藥不僅真材實料，製作精嚴，而且經過反覆臨床實踐，證明療效顯著才投產，對人體起治病健康作用。由於居民使用國產成藥有信心，國產成藥也就日益普及，信譽日漸卓著。在外國，人們形容說：「中國出產的中成藥，無脚也能飛」。這表示外國人對中國成藥也放心使用，經過互為介紹，傳播很快。因此，近年來，外國人對中成藥的認識也越來越加深，需求量也越來越大。

國產成藥還有一個受人歡迎的原因，是服用和攜帶方便，適合現代化社會需求。過去的風濕膏布，要經火烘烤才能貼，現在只須撕掉一張膠紙即可貼上，簡單方便，省時省力。過去，中成藥的劑型只限於「丸散膏丹」，現在，新的劑型不斷出現，如片劑、沖劑、油劑、精劑、水劑、茶劑、噴劑、晶劑、糖衣片、注射液、口服液等，盡量把藥物的有效成份濃縮成適合人體吸收的劑型。苦味的藥物在外邊加上糖衣片，易於吞服。這對普及中成藥起到促進作用。

國產成藥價錢大眾化，適合各階層人士購買，銷路不斷增加。

‥中藥藥種眾多報道（《大公報》，1978 年 7 月 8 日）

我國中醫中藥科學研究發展迅速

成藥藥酒五百多種 今起在陳列館展覽

包括對肝炎有療效的鷄骨草丸及中草藥 滿山紅提煉而成的消咳喘等新藥品

【本報訊】一個相當規模的成藥、藥酒展覽，今（二十六）日起在尖沙咀中國出口商品陳列館公開展出，由下午一時半至六時開放，不收門票，歡迎參觀。

中醫中藥，是我國珍貴科學文化遺產的一部分，已有幾千年的悠久歷史。解放後，在中國共產黨和偉大領袖毛主席的英明領導下，在毛主席醫療衛生路線指引下，中醫中藥和其他建設事業一樣，獲得了新生。國家設立了專門研究機構，進行整理、挖掘和科學實驗，使這古老的科學遺產，獲得了很大的改革和提高，特別是在文化大革命後，發展得更爲迅速。這次展出的中國成藥、藥酒共五百餘種，其中好些品種是最近幾年才面世的新藥品，如對肝炎有顯著療效的鷄骨草丸、專治氣管炎用中草藥滿山紅提煉而成的消咳喘、感冒退熱沖劑、人參蜂王漿、挪蘆晶、牛黃消炎丸、銀黃片、解毒消炎丸等。

這次展出的中國成藥、藥酒五百多種，分成十五個科目陳列，即：補益科、補心安神科、傷風感冒科、痰喘咳嗽科、跌打傷科、風濕筋骨科、瘡邪科、腸胃科、婦科、小兒科、眼耳鼻喉科、瘡癬皮膚科、消炎退熱劑、清涼劑及其他成藥等；藥酒近七十種，分補酒、蛇酒、風濕跌打酒以及其他等五類。

在此展覽期間，港九新界五十多家國貨公司對一般成藥（除特價品外），都以優待價格介紹。

中國成藥、藥酒展覽，每日開放時間爲下午一時半至六時，逢星期二休息，停止開放。

‥成藥藥酒展覽報道（《大公報》，1971 年 6 月 26 日）

以義堂以弘揚中華醫藥，推動行業發展，維護業界利益，促進和諧及繁榮經濟。數十年來，與內地國家中醫藥機構管理部門、各省市的中藥業公司建立密切關係，為會員開發中藥業商機。通過各種方式協助會員明瞭香港中醫藥規範管理各項法規的內容，讓會員有充分的準備，順利進入香港中醫藥事業新的里程。

從以義堂商會馬立人、劉錦慶、孫裕年三人專訪，可知藥材行業的黃金時期：

戰後藥材業最興盛時是1960年代末至整個1970年代，以義堂商會會員行號的業務皆已上了軌道。當時貨源雖少，但基本上是計劃經營性質，由是統一價格、統一出口，而出口單位都集中在十多間公司，同時經銷、代理亦作統一規劃管理，因而在品質及價格上都得到保證，經營者的利潤亦相對有保障。

1960年代，隨着中藥材不斷擴大發展，中成藥及藥酒亦於此時進入香港市場，這三方面的業務同時並進，都取得很大的成績。那時無論是藥材、成藥、藥酒，主要來貨都經由指定口岸出口，來港後則指定由某些行號獨家經營或聯營，其後商會更組織會員行號一年兩次到廣州的春季及秋季交易會訂貨，來貨品級正規、質量保證優良，可說做到貨真價實。

單從藥材方面看，初時跟內地的生意聯繫就只有廣東、大連、上海、青島、天津五個口岸，只要跟這五個組別直接聯繫，來貨無論品質、價格上絕對有保障，例如東北產品就只有大連一地可以出口，故東北地區內的貨品全部集中在大連處理，因此價格及規格基本一致。藥材運至香港後，價格經由代理行德信行據其他行號的實際情況及要求，與內地出口單位商議釐定，在這方面保證了價格的穩定及合理利潤。

藥材講究道地，什麼品種就應該從什麼產地運來；而經由原產地出口的品種，都保證品質最好，例如河南的淮山、熟地，便選篩選收成後最好的部分出口，至於其他不達標準的，只能用作內銷。這就是後來藥材產地及產量都增加了，質量卻相反下降了的原因。數十年來，以義堂商會會員行號均通過富於經驗、規模相當的專業藥材出口公司單位取貨，保證來貨都是從原產地出口。另一方面，會員行號負責買貨、驗貨的僱員都是內行專家，藥材一上手便知真偽，所以這麼多年來深得用家信賴；就算偶然來貨真的出了問題，都可向貨源單位追究，防止假劣貨品流出市面。

雖說生意愈來愈難做，三位前輩都一致認為改革開放作為國家一個總體需要是必須的；作為商人就需要看清形勢，適應新環境，盡量改變自己的經營方法，既然已不能重回醫藥專營的條道路，自己就必須在「以義為利」的宗旨下，以靈活的經營方式另闖天地。

綜合來說，中藥材、中成藥及藥酒在香港的市場除了本地銷售之外，亦包括轉口至南韓、日本、台灣及東南亞等地。對於行業未來前景，很大程度上和內地政策有關，如能加強管理，形勢必會扭轉，這行的生意還是有可為的，只要緊跟時代節奏，以嶄新的經營手法，打通內地企業的關係，配合國外買家的需要，發揮香港本身的裝運、交通、資訊等優勢，在推銷渠道及拓展市場方面潛力依然很大。

最後，三位老前輩語重心長地指出，南北行藥材業作為一個傳統行業，相對來說是比較古老的商業模式，但回想超過半個世紀以來，整個行業只要符合當時的形勢造就興旺，因此在堅持「以義為利」的前題下，經營方式若能適應時代轉變發奮圖強，加上現時興起注重天然藥物及保健品的世界潮流，中藥材、中成藥及藥酒的前景仍是樂觀及有作為。

◎（九）香港中藥聯商會（1928）

1928 年，香港中藥聯商會成立，聯合各幫出入口辦莊、歸片分售、生藥行等組成，當時成員約三百餘位，會所設於永樂西街 134 號 4 樓。香港中藥聯商會積極推動香港中藥業發展，促進同業團結，爭取及維護業界合理權益，加強與政府溝通，與中藥學術界聯繫，與港、澳、台及海內外同業互通資訊，並開拓市場。

中藥聯商會協助會員了解香港及海內外中醫藥相關法例，制訂行業指引，確保守法經營，杜絕偽劣貨品，並與消費者委員會共同制定營商守則，建立商譽保證，進一步提高業界之專業服務水平及監管中藥品質，冀能增強消費者的信心。

1950 年代開始，中藥聯商會多次拜訪內地相關機構，參加國家專業培訓，以及國際間中醫藥界的學術交流活動，致使與日本、歐洲、西德等醫學界交往愈來愈頻繁，商會定期舉辦中醫、中藥材學術講座，又歷年贊助多項社會公益活動，對社會公益不遺餘力。

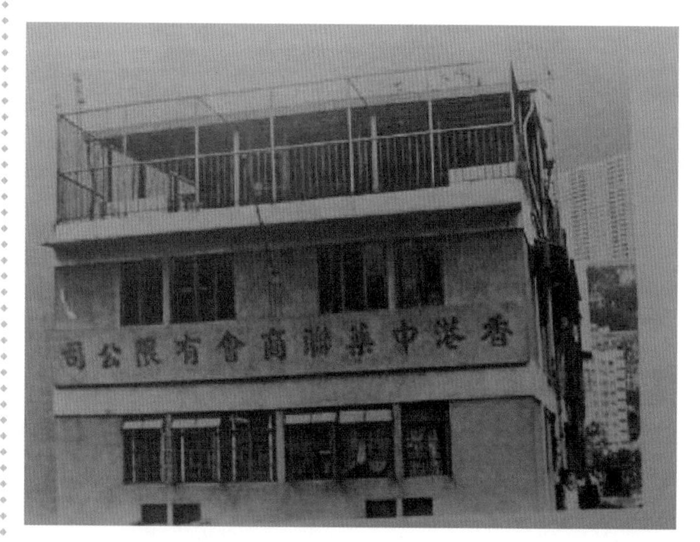

‥香港中藥聯商會

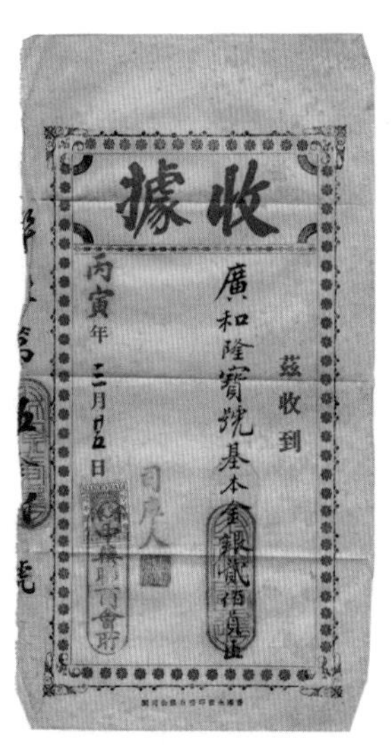

‥香港中藥聯商會會員繳交會費收據

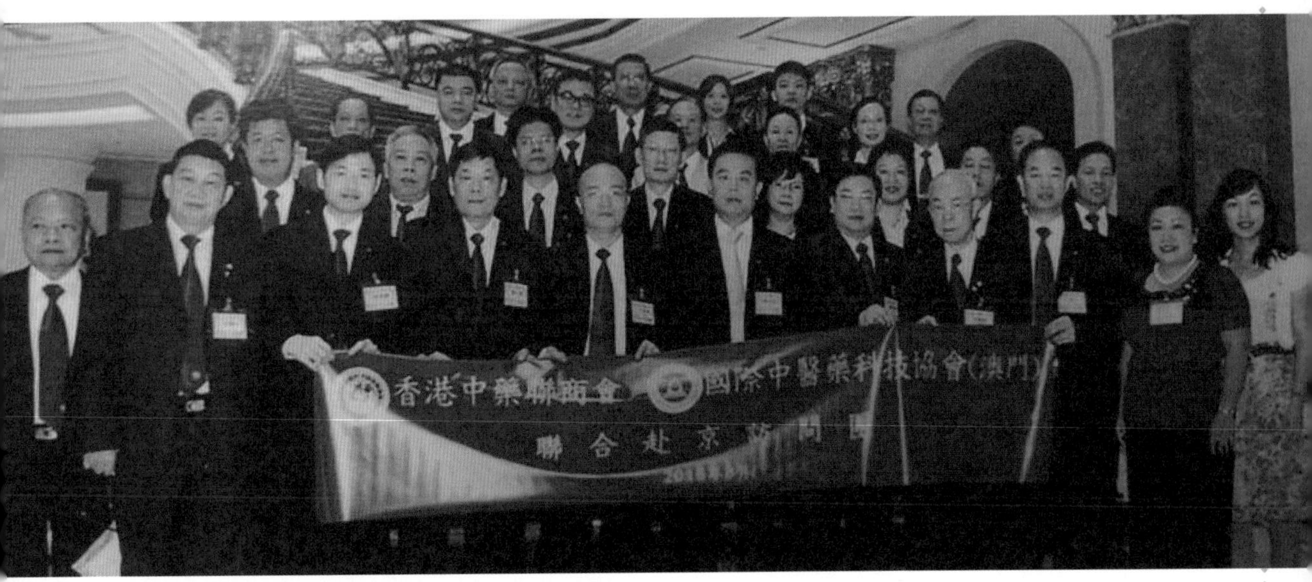

‥中藥聯與國際中醫藥科技協會聯合赴京訪問團

1971 年 12 月，越南使館委託香港中藥聯商會，代為簽發貿易簽證。

1974 年 7 月，香港中藥聯商會成立中醫藥研究小組。1975 年，香港中藥聯商會頒發獎學金 $2,000 予香港大學醫生陳淑鴻，嘉許她研究杜仲對治高血壓有效。[22]

1972 年 6 月 15-18 日，香港中藥聯商會、港九中醫師公會合辦的第一屆香港中醫藥展覽會在大會堂展出四天。中醫部分包括內科、外科、針灸；中藥部分包括南北藥材、生熟藥、生草藥盆栽、參茸名貴藥材。[23] 1978 年 6 月 13 到 18 日，香港中藥聯商會金禧紀念，於大會堂低堂展覽廳自辦第三次 中藥展覽。

2003 年，香港浸會大學中醫藥學院與香港中藥聯商會合作，由學術界專家及業界代表共同編製《香港容易混淆中藥》與《燕窩大全》專著，為中藥市場正本清源，在海內、外建立中藥材標準，起到了示

22 參見《香港中藥聯商會金禧紀念中藥展覽特刊》。

23 〈中醫中藥展覽會〉，《華僑日報》，1972 年 6 月 14 日。

範作用。

多位首長被委任成為香港中醫藥管理委員會委員及其屬下各小組成員，參與中醫藥發展事務；更有首長榮獲國家頒授參茸產品質量檢驗專家稱號，多位首長與理監事、會員榮獲商評中心商業專業資格。

歷年商會贊助多項社會公益活動，1951-1955 年，香港中藥聯商會聯合港九八大團體舉辦夏季贈醫施藥[24]，盡心盡力回饋社會。一般中藥舖都信奉藥王神農氏[25]，香港中藥聯商會每年農曆四月二十八日藥王誕，店內上下都會慶祝一番。

天天日報 公元一九七三年七月廿四日

首次中藥講座
聽衆發言熱烈

〔天天訊〕香港中藥聯商會學術組於上週五〔十三日〕下午五時半在大會堂九樓舉辦首次「中藥講座」由中醫師費子彬先生專題講述「醫藥合作與人類健康」，首先由中藥聯商會理事長張錦濤介紹該會舉辦「中藥講座」，目的在宣揚現今各地重視中藥之價值，並介紹費氏乃孟河世醫，對中醫中藥均有淵博學識，其曾祖父及其伯父爲太平天國及光緒之名醫，費氏熱心國粹文化，此次能主持講座，實屬難得。繼由費氏闡述中醫中藥巳有數千年文化歷史，醫藥一家，[illegible]大家時時聯絡研討問題，目前中藥昂貴時期，費氏強調中藥師應多運用平價藥去治病，減輕病者負担，藥店應重視需公泡製及修治，不能馬虎工作，並舉例多宗證明醫藥合作才可促進中醫中藥的發展，保障人類的健康。并由聽衆自由發問，舉手發言者頗多，各問題均由苗樂天醫師詳爲傳譯，最後因時間限制，由中藥聯商會學術組宣佈下次繼續舉辦講座定八月十日仍在大會堂九樓，并介紹本港第二屆中醫中藥展覽會定九月五日至十一日在大會堂低座展覽廳一連七天展出。

‥首次中藥講座報道

24 〈八大團體贈醫成績〉，《華僑日報》，1954 年 3 月 17 日。

25 〈藥王通考〉，《華僑日報》，1958 年 6 月 14 日。

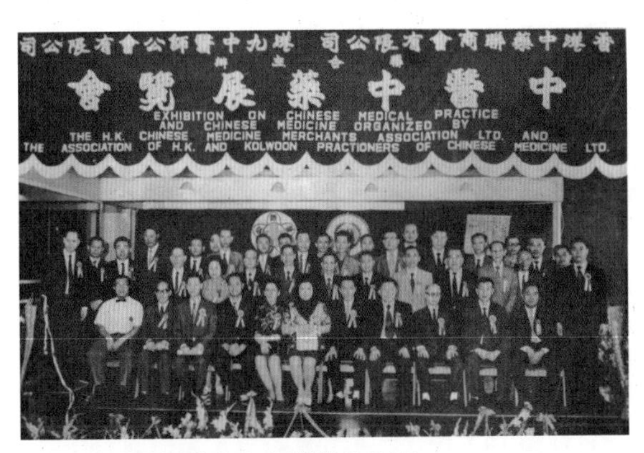
香港中藥聯商會有限公司 港九中醫師公會有限公司
聯合主辦
中醫中藥展覽會
EXHIBITION ON CHINESE MEDICAL PRACTICE
AND CHINESE MEDICINE ORGANIZED BY
THE H.K. CHINESE MEDICINE MERCHANTS ASSOCIATION LTD. AND
THE ASSOCIATION OF H.K. AND KOLWOON PRACTIONERS OF CHINESE MEDICINE LTD.

‥中醫中藥展覽大會全體職員合照

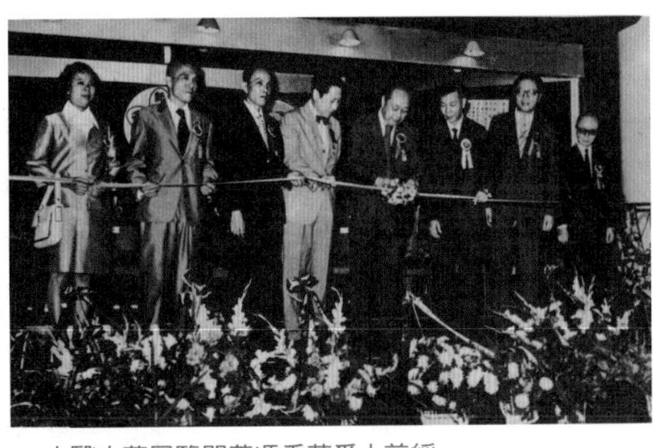

‥中醫中藥展覽開幕馮秉芬爵士剪綵

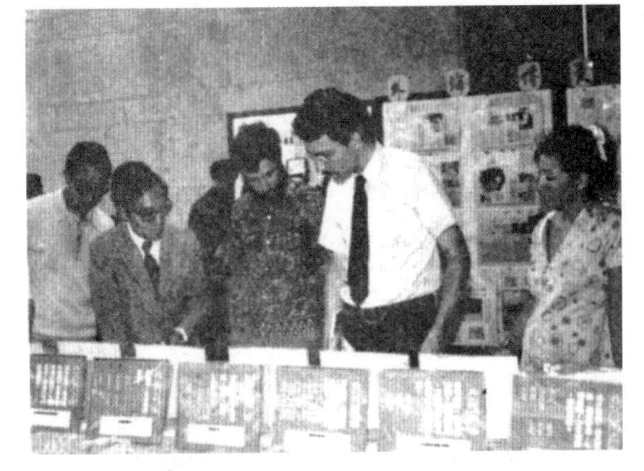

‥工作指導員各外籍人士解說中藥療效

‥1978 年大會堂低堂中藥展覽

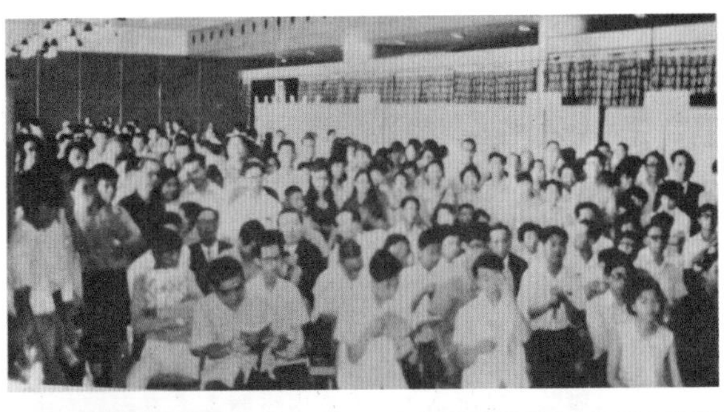

‥外籍人記下中藥重點

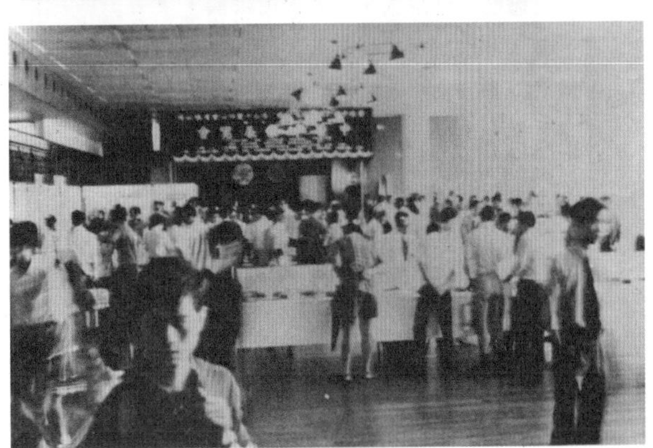

‥1978 年大會堂低堂中藥展覽

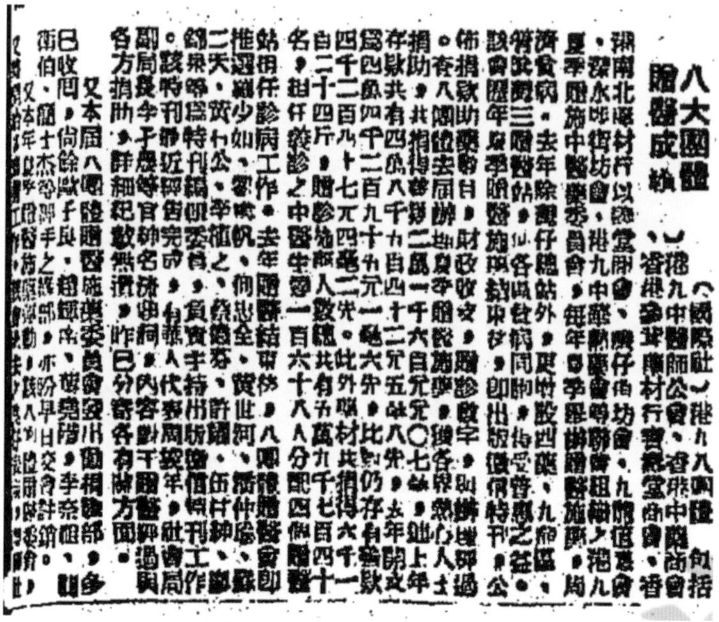

‥八大團體贈醫報道（《華僑日報》，1954年3月17日）

八大團體贈醫成績

（國際社）港九八團體，包括港九中醫師公會、香港中國商會、香港參茸藥材行寶壽堂商會、香港南北藥材行以義堂商會、灣仔街坊會、九龍[illegible]會、深水埗街坊會、港九中華熟藥商會等聯合組織之港九夏季贈醫施中醫藥委員會，每年夏季舉辦贈醫施藥，周濟貧病。去年除灣仔總站外，更增設四處，九龍區特設贈醫三站，[illegible]各區貧病同胞，同受實惠之益，該會歷年夏季贈醫施藥救濟貧病，即出版徵信特刊，公佈捐款助藥數目，財政收支，贈診數字，以昭[illegible]。查八團體去屆辦理夏季贈醫施藥，經各界熱心人士捐助，共捐得善款二萬一千六百元○七仙，加上年存款共有四萬八千九百四十二元五毫六仙，去年開支為四萬四千二百九十九元一毫六仙，比對仍存有餘款四千一百八十七元四毫二仙。此外藥材共捐得六千一百二十四斤，贈診施藥病人數總共有五萬九千七百四十名，由任義診之中醫生一百六十八人分配四個贈醫站擔任診病工作。去年贈醫結束後，八團體贈醫會即推選鄧少如、[illegible]、[illegible]忠全、黃世河、[illegible]仲[illegible]、二天[illegible]公、李植之、[illegible]、伍甘[illegible]等為特刊編輯委員，負責主持出版徵信特刊工作。該特刊[illegible]、[illegible]內容[illegible]局長李[illegible]等官紳名流[illegible]，多方捐助，詳細[illegible]數無遺，昨已分寄各有關方面。

又本屆八團體贈醫施藥委員會發出[illegible]部，已收回，尚餘[illegible]、[illegible]、李奈[illegible]、[illegible]伯、[illegible]十[illegible]手之[illegible]部，亦[illegible]日交[illegible]

‥專家談藥經報道（《華僑日報》，1958年6月14日）

明日祝神農氏誕辰

古哲夫講藥王通考

明四月廿八日為神農氏誕辰紀念日，俗稱藥王誕，本港中醫藥界及有關團體，多開會慶祝，漢興中醫學院，以先賢功績懋著，特於明晚九時在該院禮堂，舉行紀念儀式，并由古哲夫氏主講藥王通考，及紀念意義。謹摘錄如下：查本港醫藥界崇祀之藥王為神農氏，即上古之炎帝，生於姜水，今之陝西岐山縣西，以姜為姓，後起於烈山，即今之湖北「隋山」，亦曰「重山」「厲山」「烈山」，故又名烈山氏，製耒耜教民務農，又親嘗百草，一一分析立方，民病得治，為我醫藥界鼻祖，世人崇功紀德，尊為藥王，在位一百二十年崩，葬於湖北長沙，該地人士名之曰藥王墳，每年四月廿八日舉行盛大之祝典，中醫藥界無不參與。

關於「藥王廟」「藥王祠」「三皇殿」等，各省各地，均有崇祀，最著者為山西之「神農廟」，建於長治縣百穀山上。傳即神農嘗百穀蒔藥之處。

江蘇蘇州迷濟巷清眞觀，正殿供伏羲神農軒轅三皇，地方人士又稱「醫王殿」。一說扁鵲亦稱藥王，鄭州城北有藥王莊，為扁鵲故里，建有「藥王廟」，中祀者扁鵲也。考扁鵲姓秦，戰國時鄭人，號越人，受禁方於長桑君，按診斷，對病者如洞見臟腑，家於盧，世稱盧醫，嘗晤齊桓侯，一見斷五日後病作，謂刻在腠理，應即醫治，否則病內攻矣。桓侯一笑置之，以為江湖欺騙，故神其說耳。過五日又晤，曰：君侯之病，已入血脈，應速為治，不然，病勢越來越重。桓侯當時，外表舉動如常，又五日再晤，曰：病又入腸胃，倘仍不速理，則搶救不及也，桓侯仍一笑置之，扁鵲搖首太息，又五日後，扁鵲搖見桓侯已病入膏肓，不能為救，乃遠去秦，後桓侯病外表矣。使人訪扁鵲已不及。桓侯果不治死，扁鵲後為秦太醫令，救危難，[illegible]若干病人於苦海，萬民稱頌，惜以才高招妬，竟為秦太醫李醯暗殺，一代宗師，乃飲恨以歿，為我國醫藥界一大損失。後人建廟紀念之，今鄭州人每年四月廿八日，必崇祭表冠赴廟祝壽，地方人士，稱為藥王誕，時人與神村過鄭州句云「香火年年拜藥王」。

佛國亦有一藥王菩薩，圓融智慧云：「藥王菩薩（梵語名鞞沙闍羅利）當年西竺有星宿光，及其弟電光明，時持果及草類為比丘治病，種下無量功德，衆讚歎號其兄藥王，其弟藥上，是藥王又一說。」錢起有句云：「何事沉疴久，含毫問藥王」，指此。

又有一位醫師韋慈藏，每年九月三十日壓辰，佛門弟子無不隆重舉行慶祝。列仙傳載「藥王韋慈藏，為唐武則天時京兆人，奉道教，終歲[illegible]，平時背一葫蘆，攜一黑犬名烏龍偕行，專替人治病無不應，當時朝野尊為藥王」。今廣州百靈路有藥王廟，中供一道者，身旁一黑犬，即韋慈藏也，每年四月二十八日，例建醮祝誕。

廣東藥材行會館杏泉堂，每年此日，全體值理及同人，必崇祭會館祝慶，館開三三百桌，當衆齊唱，中座祀藥王，道者裝，孫名思邈，號思邈，居太白山，隋文帝時授國子博士不拜，至太宗時至京師，又授諫議大夫固辭，當時思邈已老，視聽猶聰，精於陰陽推步醫學。傳云為虎醫牙，其堂前聯一聯云：「龍因點目離滄海，虎為醫牙到杏林」，卒年享壽百齡，著有「千金方九十三卷」「福祿論」「攝生眞錄」「枕中素書」「會三教論」，精微一等。又考孫眞人為正月初三誕辰。但何四月二十八日又復舉行，此杏泉堂奉祀之藥王，似又非孫眞人，而神農氏又非如此服裝，想又另一藥王也。

又廣州市河南鳳凰崗有華佗廟每年四月十八日慶期，情況熱烈，地方人士崇祀至誠，亦稱為醫王，考華佗為東漢譙人，字元化，通經學，精醫術，尤擅針灸，又能破腹背以除疾癥，嘗為關羽療箭傷，括骨祛毒，名重於時，曹操當年又患頭風，經針灸後即癒，操因使常在左右，惟元化本士人，恥以醫為業，離家思歸，上書求還，操怒收獄殺之，臨刑出一卷書與獄吏曰，此可活人，吏畏法，不敢受，元化索火焚之，醫道絕，此藥王又一說。

神仙傳又載，「藥王韋古道，號[illegible]，一字慈藏，開元二十五年來自西域，入京師，紗巾道服，背負葫蘆十數，爲人治病無不應驗，且不計酬，活人無算，帝召之入宮，賜號藥王，此藥王又一說。」

漢南陽張機，字仲景，舉於鄉，官至長沙太守，著傷寒論三百九十七法，一百一十三方，又金匱要略，示治人雜病，垂功百世，醫壇奉為醫聖，世又稱藥王。

我中醫藥史，歷凡四千餘年，歷代聖賢迭出，數以萬計，固不僅上述三五人也。如上古時代之伏羲、軒轅、岐伯、陶唐時之巫咸、商之伊尹、長[illegible]之長桑君、范蠡、醫和、醫緩、秦之安期生、漢之公孫光、壺翁、韓康、李少君、王遙、三國時之呂博、封君達、董奉、晉王叔和、葛洪、李子預、南北朝之徐叔響、姚僧垣、陶弘景、唐之曹元、王勃、陳藏器、五代時之孟昶、宋之王克明、唐與正、錢乙、蘇東坡、王好古、金之張子和、元之孫允賢、明之丁毅、[illegible]、[illegible]、清之尤怡、許楨、周揚俊等，皆為每一代千百名手中，舉其一二三，太屬罕記，更屬如[illegible]之一二片，且以題名藥王有關者耳。總之先聖先賢，造詣獨深，或奇才崛出，或著作等身，無一非救於當世，法於千秋，豐功偉績，俱與天地日月星辰，同稱不朽，皆足爲吾人示範，誰稱爲藥聖，誰稱藥王，固時代不同，風尚各異，因之稱揚亦殊，我後輩學者，應奉遺教，克紹先賢，均賦一盤紀念，不必過於考實，誰王誰聖，或奉某祀某，應獨學術上而紀念之，仰其功，傳其法，更使之發揚光大，造福人羣，始為紀念與義，藥王不過是一個稱謂之名辭，誕辰不過爲一個祀典之日期，示敬誌不忘也，建醮張燈外表之儀式耳。

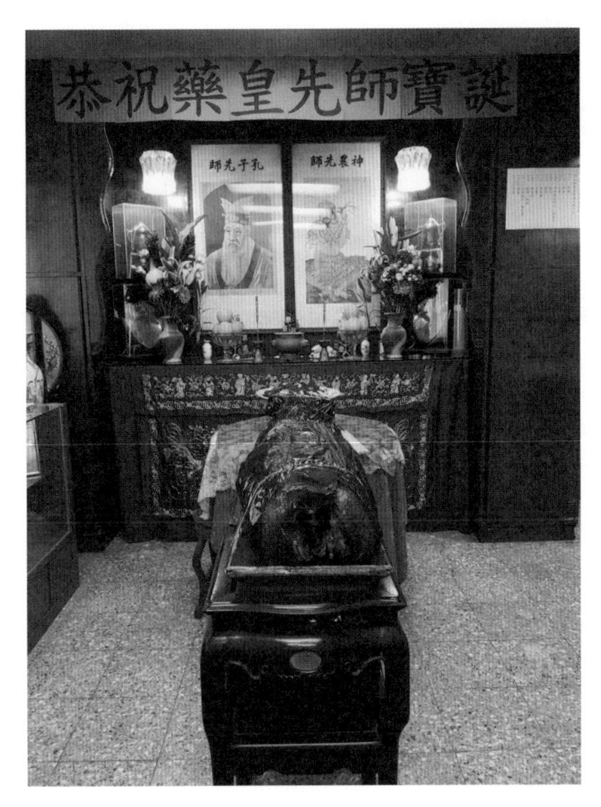

‥香港中藥聯商會恭祝藥皇先師寶誕

此外，香港中藥聯商會前輩也細述百年高陞街南北藥材集散歷史如下。

藥材商於南北行地段飽和後，1950-1960 年代開始將商行移至高陞街發展。因此，高陞街也稱為藥材街。高陞街以售賣南北中藥材聞名，位於香港上環和西營盤交接處，東連皇后街，西接德輔道西及皇后大道西。

談到香港藥材行業發展簡史，在 1950 年代，藥材代理生意開始興起，內地進口原藥材，再經批發商分銷給藥材舖；1960 年代，藥材生意出現逆境，內地交易改為「實銀實碼」，藥材商行業進入新年代，中成藥和藥酒進入香港市場，經由「德信行」代理統籌。

1970 年代高峰期，藥材舖一片興旺，出現供不應求情況，藥材舖成行成市，代理統一規劃管理，品質及價格得到保證；到了 1980 年

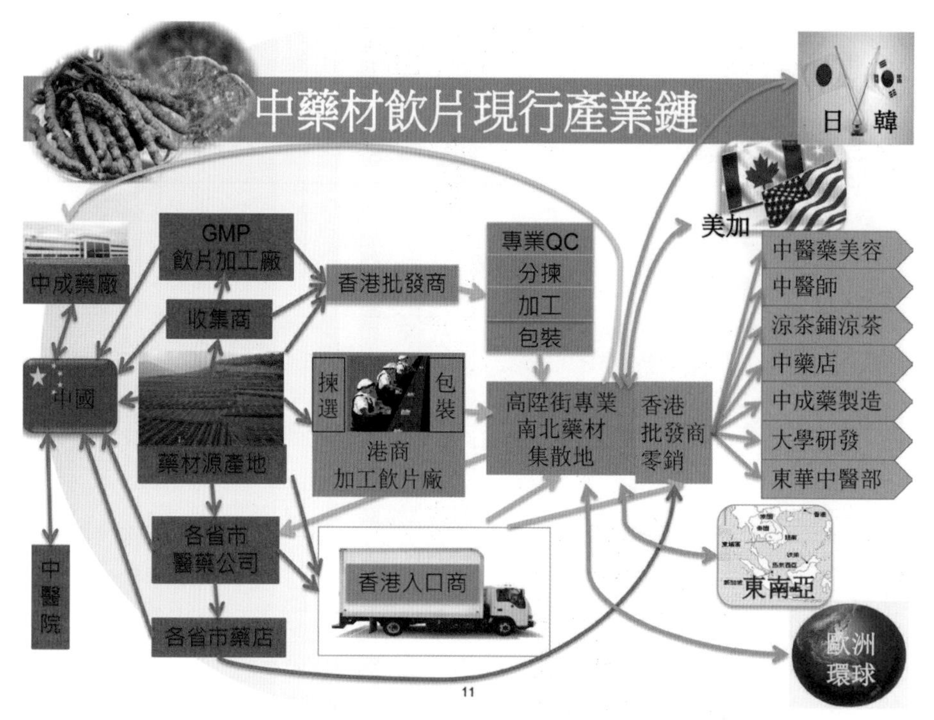

‥多年來，香港中藥材飲片的產業鏈，內地無論藥材和飲片，大部分都會經香港中醫藥不同商家轉口到世界各地，甚至回流反內地。（圖表由羅偉強，羅德富提供）

代，內地開放政策，大量貨源（水貨）衝擊市場，行業間競爭日趨激烈，集團式經營手法取代傳統經營方式。

1990 年代，高陞街成為中藥行集散地，成行成市。當時約有 10 餘間中藥入口商、約 40 間批發商及 5,000 多間藥材舖，聚集台灣、日本、韓國、及東南亞等世界各地辦莊；至今，香港傳統的中藥店不斷發展，社會經濟及人們生活水平不斷提高，中藥店也跟隨變化改革，在這高度商業化市場多元化發展。愈來愈多大型中藥參茸店開業，全港中藥商舖數目從 1970 年代 800 家，發展到 2012 年高峰期 8,000 家，增長了 10 倍。之後數字開始回落，截至 2017 年 12 月 31 日，持有牌照的中藥材零售商 4,822 間，包括 125 個中藥材零售商（展銷）牌照。

2000 年 1 月，政府提出監管中藥材；2003 年 7 月，過渡性安排申請領牌，直至 2007 年 12 月，約發出了 7,000 個中藥商牌照及 3,570 份過渡證明書，等同暫時領有正式牌照。2009 年，衞生署收

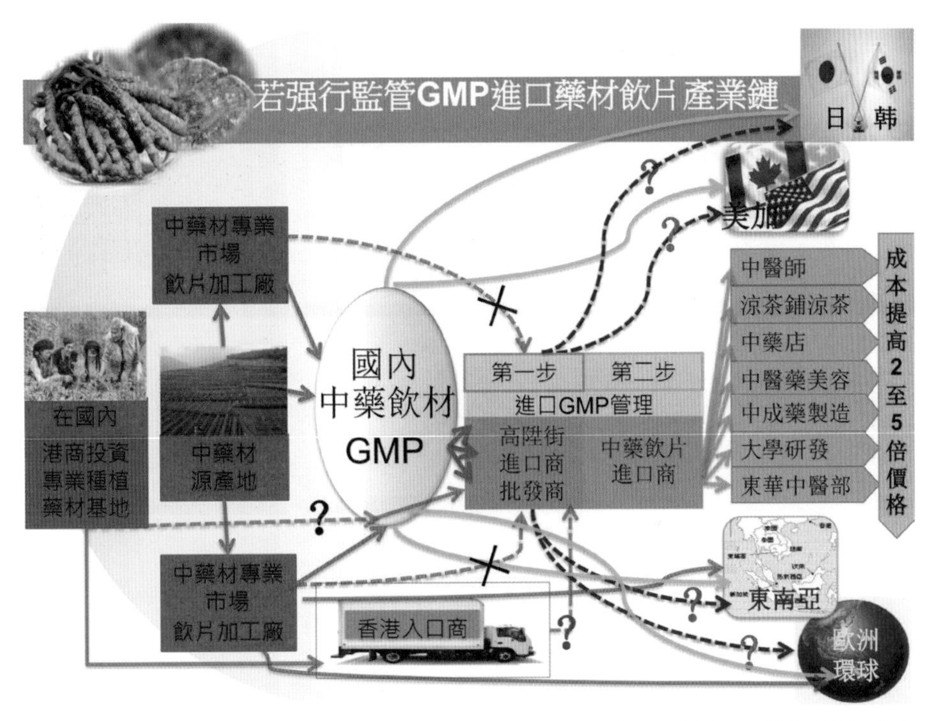

‥內地開放市場，藥材飲片可直接出口世界各地，政府監管更加速部分香港中醫藥商人轉為投資內地，令香港藥材轉口港地位雪上加霜。（圖表由羅偉強，羅德富提供）

緊對中藥材發牌條例，不再向位於住宅的批發商發牌，影響 105 個商戶。截至 2017 年 12 月 31 日，持有牌照的中藥材批發商 943 間。

2003 年，政府開始監管中成藥製造商，在監管之前，香港中成藥製造商約有 1,000 多間，提出監管後只有 450 餘間登記。截至 2017 年 12 月 31 日，持有牌照的中成藥製造商只得 275 個，當中有 18 個中成藥製造商同時持有製圖 311：造商證明書「中成藥生產質量管理規範」(GMP 證書)。

政府監管令中藥進口商經營困難，因為選購買賣權縮小，中藥商貿權受制內地 GMP 飲片廠，入口之藥材成本增加多倍，導致中藥材批發商經營困難，只有單向購入中藥飲片，令成本倍增，貨品類種減少。小商戶同大集團難以競爭，形成壟斷，摧毀高陞街數十年來建立的專業南北藥材集散地採購管道，也喪失了傳統集散地的自由買賣，選擇用藥權利減少。

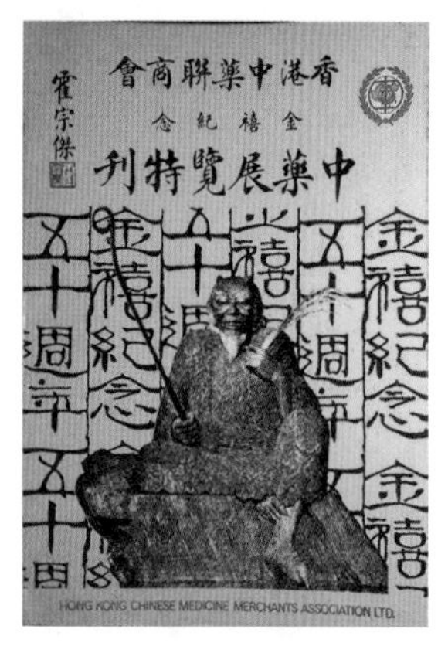

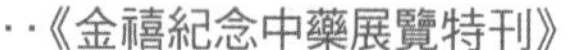
‥《金禧紀念中藥展覽特刊》

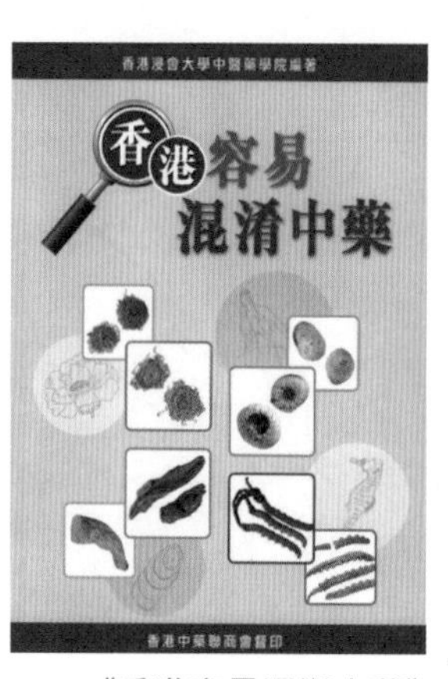

‥《香港容易混淆中藥》

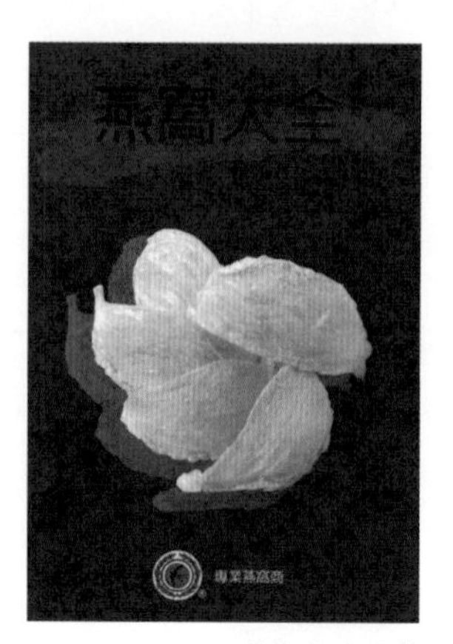

‥《燕窩大全》

至於中成藥製商經營困難，因為入口中藥飲片原材料成本倍增，中藥材的選擇減少，影響成藥生產；綜合進料、加工、人工，廠房等生產中成藥的成本，比以往貴 2 至 5 倍不等，最終要放棄、結業。

政府監管，扼殺了中華藥業傳統文化，扼殺了本港傳統中醫藥品牌的生存空間，扼殺了香港中藥材集散地創造的百花齊放條件和轉口港的領導地位，影響過萬從業員生計，影響年青人投身於中藥材行業的意願，結果導致三輸局面。政府失去中藥材最終監管權，因為中藥材產業北移，香港漸漸喪失中藥轉口港的領導地位，中藥材商失去自由買賣選購權，而廣大市民失去價格競爭的市場，因而不願多花錢購買中藥，市民或會考慮選擇其他醫療方式。

◎（十）中華春和堂單眼佬涼茶（1930）

單眼佬涼茶第三代傳人李勤生（已去世）的妻子指出，老爺李永銓[26]、父親李鏞昌，由番禺移居香港，他們一向對中藥有所研究，炮

26 單眼佬第二代傳人李永銓是第一屆港九生藥涼茶商聯總會的成員，總會於（民國三十）1941 年 2 月 23 日成立。

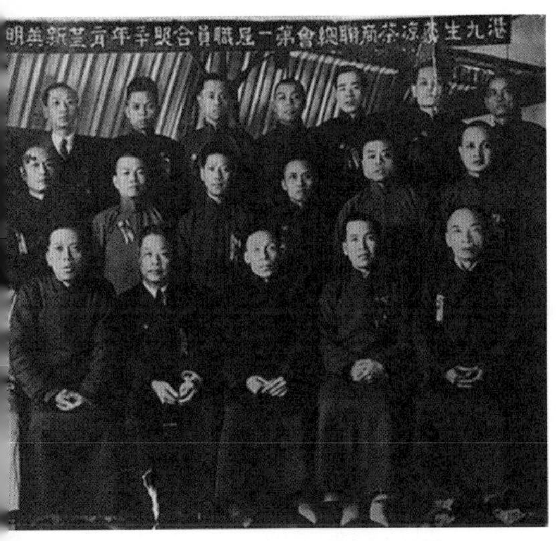

‥第一屆港九生藥涼茶商聯總會成員

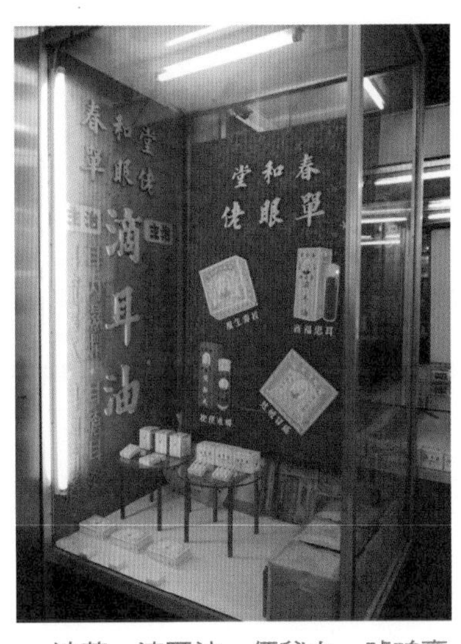

‥涼茶、滴耳油、便秘丸、琥珀膏

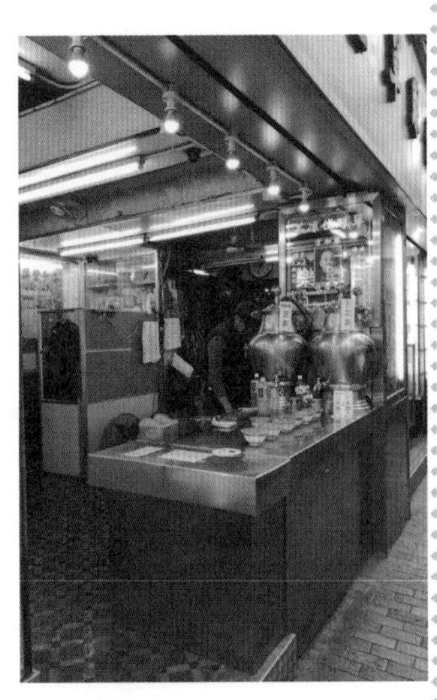

‥單眼佬涼茶

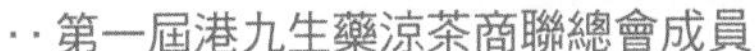

製出獨家的涼茶配方，故在上海街 180 號開設春和堂藥材店，除了涼茶，當年店舖還兼賣中藥及山草藥。由於李鏞昌天生對眼兒（即鬥雞眼）兼大細眼，小孩誤以為他失明，所以叫他「單眼佬」。

當年李鏞昌與兒子李永銓合力打理生意，春和堂只賣兩種：單眼佬涼茶（廿四味）及五花茶，一苦一甜。涼茶有清熱解毒、生津止渴、去骨火、除濕等功效。客人飲過單眼佬涼茶後，藥到病除，所以生意愈來愈好。除了兩款涼茶外，還有其他產品，包括紙包裝的涼茶藥材、單眼佬研製的滴耳油、便秘丸、琥珀膏。

五十年代時期，李永銓將店遷至廟街，當時香港涼茶舖成行成市，為保障自家品牌，李永銓便將單眼佬涼茶申請為註冊商標。但百密一疏，忘記註冊春和堂，故後來出現同名的春和堂產品在超市出售，為免客人混淆，索性改以單眼佬涼茶為店名。

1950 年代，是香港涼茶業的全盛時期，由於西醫的診金高昂，一般人不願光顧西醫，平民百姓有病，會到涼茶舖喝碗涼茶，然後回家蓋上被子焗一身汗，病便能漸逐漸痊癒。單眼佬涼茶高峰期曾有三間分店，分別為上海街、彌敦道及深水埗店。

藥材即使漲了價，單眼佬涼茶寧願少賺些也不會選平價藥材代替。涼茶每天煲兩次，每次把數十斤的藥材洗淨，放進大煲內煲五、六小時，還需不時用竹棍攪拌藥材。涼茶煲妥還要焗上若干時間，讓藥材味慢慢滲出，最後以白布袋隔渣。

◎（十一）香港中華廠商聯合會（1934）

香港中華廠商聯合會成立於 1934 年 9 月 1 日，簡稱廠商會，為香港政府註冊之非牟利工商團體，會員超過 3700 家，宗旨為服務社會，維護公共利益，加強社會及國際聯繫及促進工商業發展。工展會由廠商會於 1938 年創辦，目的是宣揚香港製造的工業產品，推動工商業發展及拓展對外貿易。工展會起源在 1930 年代初內地徵收關稅之時，當時港商外銷遭遇重大挫折，所以決定開拓南洋市場，於 1935 年參加在新加坡舉行第一屆中國國貨展覽會，由於港貨在南洋備受歡迎，南洋迅速成為香港的主要出口市場之一。

香港貨品成功開拓海外市場之後，廠商會立即進一步發展內銷市場。1938 年，廠商會與香港基督教女青年會合作，於 2 月 4 日至 8 日在香港中環鐵崗聖保羅書院舉辦第一屆中國貨品展覽會，簡稱「國展會」，一共有 40 家參展商 86 個攤位，展出逾 2 百種產品，此為工展會之始。舉辦國貨展覽會的原因，因正日本侵華，日本貨大肆在中國傾銷，香港的華資廠商為了喚起同胞愛用國貨的熱誠，以抗衡日本貨品。廠商會在第二屆開始獨力主辦國貨展覽會。1941 年 12 月，第 5 屆國貨展覽會準備就緒，惟因日軍入侵終告停止。日佔期間，香港工展會停辦。重光後，廠商會於 1948 年在喜來登酒店現址復辦工展會。1951 年第 9 屆，聯合國因韓戰對中國實施禁運，故改稱香港華資工業出品展覽會，簡稱「工展會」，當時的紅 A 製品、保濟丸

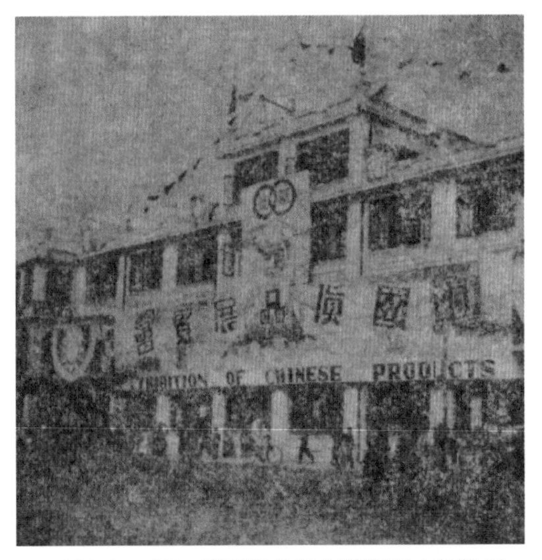

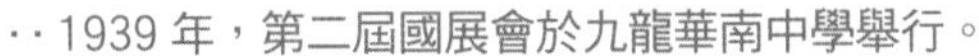
‥1939 年，第二屆國展會於九龍華南中學舉行。

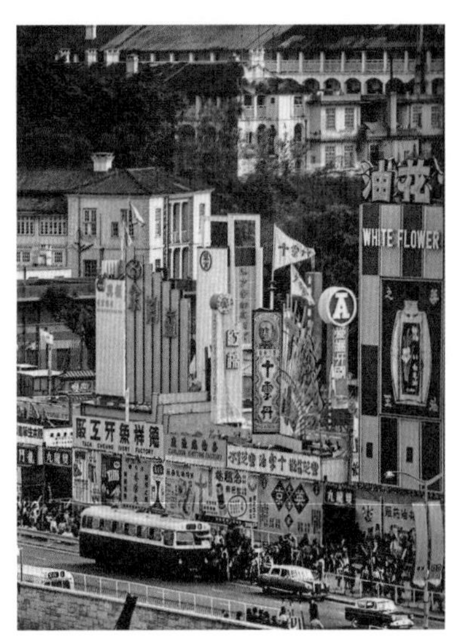

‥工展會

等今天的老牌子已有參與。1952 年為第 10 屆，為了讓大眾關注女性在工業界所擔當的角色、吸引女性投身工業，廠商會於工展會首度舉辦工展小姐選舉，開創本港選美比賽的先河，自此亦成為工展會標誌性盛事。1957 年為第 15 屆，工展會首次使用櫥窗擺放產品，並以「港人用港貨」作為大會口號，成為一時佳話。

對本地工業來說，1950-1960 年代的工展會是一個百花齊放、競爭激烈的展銷場，當年電視還未普及，宣傳途徑不多，展期長達個多月的工展會，是參展商向消費者直接推銷產品的良機，琳瑯滿目的商品和節目，入場人士有免費禮品，可看到邵氏明星、投票選出心目中的工展小姐，令市民樂而忘返，猶如一個平民嘉年華，是市民一年一度的重頭娛樂。

1967 年第 25 屆取名為銀禧工展會，於紅磡填海區（今紅磡車站）舉行，政府首次參與，設立香港政府展覽館。由於香港各填海區相繼發展，政府認為適合舉辦大型戶外活動的場地不足，導致工展會於 1974 年至 1994 年間停辦。

1994年，廠商會創會60周年，工展會在香港會議展覽中心舉辦，定名為香港國際工業出口展銷會，後來再度停辦。1998年，為慶祝工展會創辦60周年紀念，工展會於年底連續25天於中環添馬艦跨年舉行。

◎（十二）香港藥行商會（1938）

1938年6月1日，香港藥行商會成立，為一所非營利團體有限公司，會員有中西藥製造商、藥房藥行、出入口商等，商會成立之初已致力服務同業、培訓人才、回饋社會。

1947年4月，港府開徵成藥印花稅，藥行商會多番上書反對。[27] 1949年，商會開辦診所贈醫助藥[28]。1952年5月16日，政府頒佈商業登記稅法例，藥行商會協助會員申請商業登記[29]。1953年，資助香港大學藥劑班「神農氏」學位[30]，每年兩名，直至該系停辦為止。1956年，藥商要求制裁大陸冒牌貨，藥行商會通告會員將各種已在香港註冊之商標與出品，向工商處詳細列報。1959年，藥行商會反對撤銷舊樓租例管制。[31]

27 〈成藥稅提高藥品成本〉，《香港工商日報》，1947年12月5日。
28 〈贈醫助藥〉，《大公報》，1951年4月9日。
29 〈商業登記〉，《華僑日報》，1952年6月11日。
30 〈捐助港大藥劑班〉，《華僑日報》，1932年9月16日。
31 〈反對撤銷舊樓租例管制〉，《華僑日報》，1959年3月27日。

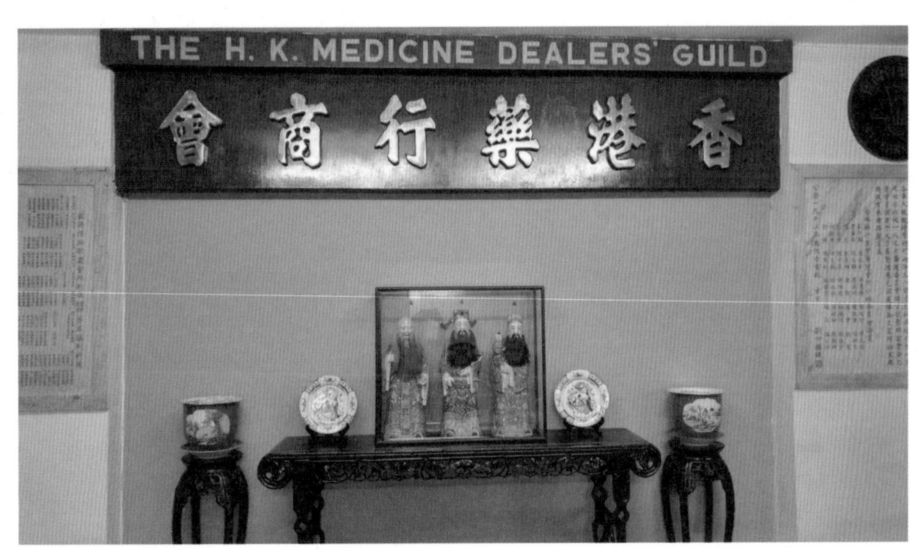

‥香港藥行商會

1994 年，成立穗港澳醫藥業工商聯合會[32]，商會為香港聯絡處，近年主力對外交流，例如舉辦港穗星馬泰澳中醫藥交流會、澳門醫藥訪問團、新加坡傳統葯博覽會等。

2009 年 11 月 13 日，資助 IVE 於香港專業教育學院（觀塘）成立香港中醫藥資訊化中心。該中心致力研究、探索、解決中醫資訊化建設和中醫教育、進修及醫療服務資訊資源分享等關鍵問題，中心同時研究開發具有中醫藥特色的中醫管理和臨床資訊系統及軟體，促進中醫藥資訊規範和標準的制訂及應用，推動區域醫療衛生服務資訊共用，充分發揮中醫資訊化的引領作用，全面提升中醫藥資訊化建設品質和水平。

32 穗港澳醫藥業工商聯合會由廣州、香港、澳門醫藥業中各種不同團體和有關人員自願組成，經政府部門核准註冊登記，具有法人資格的民間行業商會。穗港澳地區醫藥業同行之間的業務，為具有悠久歷史和龐大的行業隊伍。聯合會的組成，目標為了適應當前國際和內地醫藥市場的需要，加強地區間同業的業務聯繫、技術交流，以及協調相互關係。

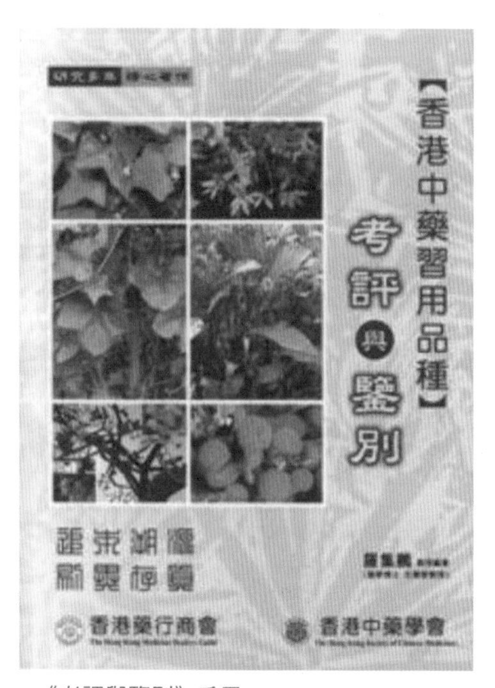

‥《考評與鑒別》手冊

毫，比前增加三毫。若照舊稅率七折批發，則二元二毫七折，實收一元五毫四，此比新稅率少收二毫一仙。所少收之數目，會否影響成本而致斷本，則須視各廠之情形而定。甚或引起提高售價者，亦因此故。

●成藥定義●政須鑑定●

因成藥稅率增加，藥行商會主席劉仲麟昨對記者發表談話稱：政府公布增加稅率，以個人言，並無異議。惟照公布之成藥定義，謂

香港藥行商會協助會員申請商業登記

請當局豁免或豁減登記費

（特訊）一九五二年商業管理法令，業經於五月十六日頒布實施，並於五月十九日，設立商業登記處，接受有關商業登記之申請及諮詢。香港藥行商會，頃為協助該會同人辦理此項申請登記事宜，特於日昨召開會員大會特別會議，就此問題進行商討。席間，主席劉仲麟首先致詞，並報告該會對法例內容曾有所研商。據謂：根據法令規定，每年每號須繳納牌照二百元，凡為商人，自當依法登記；但查我藥行同業，每號每年所繳各項牌照費已超過二百元以上者共多，對於現在開征之商業登記費，是否可以申請豁減或減免？至成疑問。本會特針對此疑問，於五月廿三日，致函工商業管理處處長請求解答。旋於廿六日得接該處復函，據謂，所有藥房藥行藥商，現仍未見來處申請豁免或減免登記費用；但閣下可以代表申告，至於應否豁免或減免登記費用，俟有收到申請書後，當依法核辦云。因此，現許請同人注意此次當局施行之商業管理法令，其主要之點，為登記與徵費係屬截然兩事。凡在本港經營商業，必須依法登記；但登記不必一定納費；如不登記，即屬違法；且有受罰之虞。至本會應否協助同人辦理登記手續及代同人申請豁免或豁減登記費用？請衆討論。隨由各同人紛紛發表意見，旋決議如下：一，實行由本會協助各會員申請登記（其不需本會協助者聽便）。二，推定本會聯絡事員高卿堂，負責代各會員填寫各項申請表格，及請求豁免或豁減登記費之文件，（由六月十六日起至七月底止。高事員每日（星期日及公衆假期除外）由上午十一時至十二時，下午三時至四時，在鄙人行四樓三〇三號室歐亞貿易行內候教）。三，通告各會員于申請登記時，所填股東姓名股本若干等，必須與平日申報其他機關之文件相符。（例如報稅等）。四，凡本行各同人之店號，每年所繳各項牌照費已超過二百元以上或未足二百元者，一律由本會去函代為請求豁免或豁減此次應繳之登記費用。（程）

‥香港藥行商會要求免登記費報道（《華僑日報》，1952 年 6 月 11 日）

成藥稅提高後
藥品成本增加

售價難免高漲 商人開會討論

〔專訊〕成藥稅增至百分之廿五命令公布後，此間醫藥界，咸予極大注意。其可能影響者，爲稅率之增加，無異成本之增加，售價或因此稍漲，而對市民負担，不無加重。

新稅率定爲照來價百分之廿五，比前增加爲百分之十五（原爲百分之十），以前徵稅不論入口或在本港製造，均係根據寄售價而定，如某頭胃痛散，公價定每瓶二元時，則徵百分之十，爲二元二毫。新稅率規定入口者，除徵稅腳外，則照來價增百分之二十五，在本港製造者，則依批發價徵百分之二十五。以在本港製造而言，某種胃痛散，每樽售價假定爲二元，批發七

種成藥，係屬于此類，得以免稅，何者又非此類，須予納稅，倘無確定，殊難遵循。余認爲容易辨識，及便利廠家納稅起見，政府函須組織一鑒別性之委員會，將所有成藥化驗確定，詳列公佈，否則無所適從，則所立之法，亦等同具文耳。劉氏不主張成藥因增稅後而提高售價，以彌補所短收之數目。渠認爲在此人民購買力低弱之時，增加售價，勢使居民無力購買，故在不致完全蝕本原則下，可能不增價則不增價云云。

藥行商會，爲討論此事，現定下星期一、二舉行臨時會議。又聞MAY AND BAKER藥廠香港分廠，昨曾將成藥目錄書一本呈交當局，請求列明何者應繳成藥稅，結果除喉藥(ZEPHROL)、喉糖 D LANACRINE LOZANGES）兩種外，其餘均可免稅云。

··藥品成本增加報道（《工商日報》，1947 年 12 月 5 日）

香港藥行商會捐助港大藥劑班兩學額

（新亞社）港藥行商會，爲培養下一代藥劑人材，特在香港大學藥劑科，設立兩個神農氏學位。此藥劑科共兩班，藥行商會在每班中設一補助學額，專給一般有心向學而清貧之苦學生。學費書籍費，全部由該商會捐助，年費約需四千元；同時，該兩學生更可得藥行商會之資助，豁免在校留宿。換言之，得膺該學位之學生，則不須自己動用分文。該兩學位，公開考取，凡屬考得大學入學試合格，而其家境確屬清貧者，即可投考。港大藥劑科班，

經取錄：第一班二年爲林雅珠女士，第二班爲生爲廣敏剛君。此項取錄，係由港大教育當局及藥行商會會同決定。現就讀第二班者，明年即可畢業，隨時第一班之學生遞升，續招一個第一班之學生，此後每年均有一個學位，給苦學生投考。

‥香港藥行商會支助藥劑班學額報道（《華僑日報》，1953 年 9 月 16 日）

藥行商會支持出版《香港中藥習用品種考評與鑒別》一書，並於商會設立標本櫃；又與連南瑤族自治縣簽訂設立健康產業合作基地，與「斐貝網」簽訂合作協議拓展網絡銷售平台。

◎（十三）港九生藥涼茶商聯總會（1941）

1941 年，同業有感互助團結之需要，一方面互相研究業務發展，另一方面為同業謀求共同福利。籌備初期，由李定祥、高有祥、冼純源、關熾安、徐子真、陳雁賓、林少泉、李永銓、冼冠興、黃碧山、孫水、陸海、李培、任心泉、盧章、王豫康、譚傑生等發起，定名為港九生藥涼茶商聯總會，熱心同業籌得經費數千元，租荷李活道 199 號二樓為會址，向政府當局申請立案，經勞工公司審核批准，徵求港九各同業商號參加，徵得會員 130 餘人，並召開會議通過會

涼茶總會
踴躍義賣

港九生藥涼茶

商聯總會三日卅發徵求義賣及捐款，六日義賣一天，昨晚假該會禮堂開筵，請唱利顧問李際榮主持及監督，小組會委員徐千貞、陳雁賓、邵百和、李銘生、老聯盛、倫潤、陳秋、梁水、王濟、袁耀、鄧偉、張家濟、謝達芳、張河、屈洞暇、李培、李典三、劉滇、謝昌、陳成、鄧紹南、黃穎泉、陳[illegible]等出席、李氏除代表災民致謝外，并謂將來全體災民獲得從豁後，吾人希望使每一災民獲家，除義賣外，另獲捐款一千七百元，春和堂、盛記、崇山氏、德竹林各捐衣服一包，伯寮堂捐白米兩包。

長洲涼茶業商，計有啟後方知、賢記、安記、透心涼、陳添記、兩益、鋪千寬號、常安等八家，昨日上午十時起，舉行義賣一天，由居民協會徵請八個社團代表，分別到場協助。

‥涼茶總會義賣報道（《華僑日報》，1954 年 1 月 8 日）

章及選出首屆職員。1941 年 2 月 23 日，商聯總會舉行第一屆就職典禮，假座金唐酒家設宴慶祝。日佔期間，兵荒馬亂，會務停頓，會址亦無法保存，記錄冊籍，損毀散失，殘缺不全。

1945 年，香港重光，港九生藥涼茶商聯總會籌備復會。同業踴躍重新登記，努力捐輸及捐獻會所傢俱雜物，同時租用荷李活道 197 號二樓為會址，選出復會第一屆職員，並再次徵求新會員加入。到了 1955 年，商聯總會會員店號達二百餘間，總會因此感於會址不敷應用，乃遷往皇后大道西 96 號二樓新會址辦事。

港九生藥涼茶商聯總會自成立以來，除照章處理會務外，還研究商業互助聯繫。此外，總會對社會公益、災難救濟，無不竭力以赴。總會曾辦各慈善事務，例如 1950 年支援港九各界救濟九龍城火災難民，籌得 235 元以作響應。1954 年，石峽尾六村大火，總會義不容辭，發動義賣獻捐[33]，計共募得賑災善款7,881元，另有白米二包，衣物、毛毯等89件，全交由石硤尾六村急賑委員會代為散賑。

◎（十四）總督部香港中醫學會（1942）

1941年12月25日，日軍佔領香港。1942年7月，日軍成立總督部香港中醫學會，制定中醫資格標準，辦理中醫登記，容許中醫繼續行醫。由於學會認為中藥服用需煎煮，不適合戰時需要，故迫令東華醫院取消中醫門診和病房，地方留供西醫使用。

日本稱中藥為漢藥，日佔初期成立「香港漢藥組合」，後由官方下令解散，指令以三行為首（香港參茸藥材寶壽堂商會、香港南北藥材行以義堂商會、香港中藥聯商會），重新組織「香港中藥組合」。香港中藥組合成員包括南北行藥材批發商、參茸行、生草藥行、熟藥行、膏丹丸散（成藥）行業等五個行頭，共三百餘商號、藥廠參加。

◎（十五）香港藥業總工會（意誠）（1949）

根據工會成員憶述，工會成立的歷史，香港藥業總工會（意誠）的前身是僑港意誠藥業總工會，戰前已在英國倫敦註冊成立，但以工商社的聯會組織存在於香港，故藥業總工會與商會的關係很密切。[34]

1940年代，香港工人生活困苦，失業嚴重，物資短缺，加上高陞街、松秀東街和松秀西街一帶黑道份子猖獗，當時區內集中藥材批

33 〈涼茶總會義賣〉，見《華僑日報》，1954年1月8日。

34 由該會何東祐、陳海彬先生訪問口述。

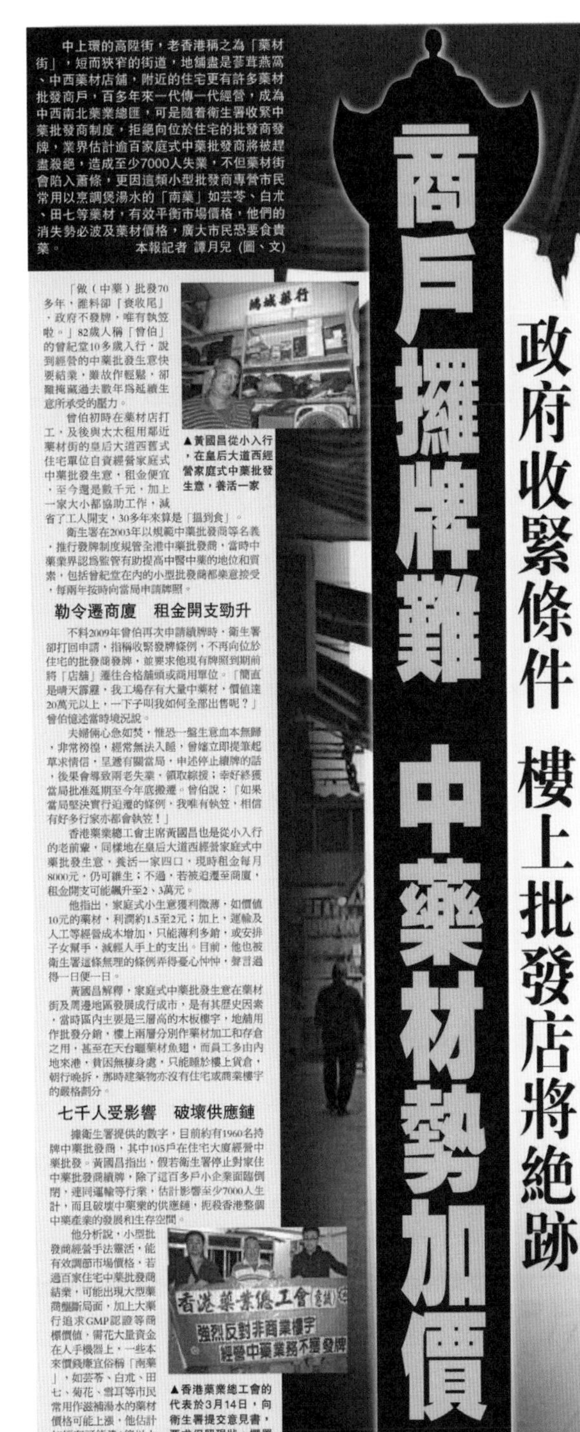

商戶攞牌難　中藥材勢加價

政府收緊條件　樓上批發店將絕跡

中上環的高陞街，老香港稱之為「藥材街」，短而狹窄的街道，地舖盡是蔘茸燕窩、中西藥材店舖，附近的住宅更有許多藥材批發商戶，百多年來一代傳一代經營，成為中西南北藥業總匯，可是隨着衛生署收緊中藥批發商制度，拒絕向位於住宅的批發商發牌，業界估計逾百家庭式中藥批發商將被趕盡殺絕，造成至少7000人失業，不但藥材街會陷入蕭條，更因這類小型批發商專營市民常用以烹調煲湯水的「南藥」如芸苓、白朮、田七等藥材，有效平衡市場價格，他們的消失勢必波及藥材價格，廣大市民恐要食貴藥。

本報記者 譚月兒 (圖、文)

「做（中藥）批發70多年，誰料卻「衰收尾」，政府不發牌，唯有執笠啦。」82歲人稱「曾伯」的曾紀堂10多歲入行，說到經營的中藥批發生意快要結業，雖故作輕鬆，卻難掩藏過去數年爲延續生意所承受的壓力。

▲黃國昌從小入行，在皇后大道西經營家庭式中藥批發生意，養活一家

曾伯初時在藥材店打工，及後與太太租用鄰近藥材街的皇后大道西舊式住宅單位自資經營家庭式中藥批發生意，租金便宜，至今還是數千元，加上一家大小都協助工作，減省了工人開支，30多年來算是「搵到食」。

衛生署在2003年以規範中藥批發商等名義，推行發牌制度規管全港中藥批發商，當時中藥業界認爲監管有助提高中醫中藥的地位和質素，包括曾紀堂在內的小型批發商都樂意接受，每兩年按時向當局申請牌照。

勒令遷商廈　租金開支勁升

不料2009年曾伯再次申請續牌時，衛生署卻打回申請，指稱收緊發牌條例，不再向位於住宅的批發商發牌，並要求他現有牌照到期前將「店舖」遷往合格舖頭或商用單位。「簡直是晴天霹靂，我工場存有大量中藥材，價值達20萬元以上，一下子叫我如何全部出售呢？」曾伯憶述當時境況說。

夫婦倆心急如焚，惟恐一盤生意血本無歸，非常徬徨，經常無法入睡，曾嬸立即提筆起草求情信，呈遞有關當局，申述停止續牌的話，後果會導致兩老失業，領取綜援；幸好終獲當局批准延期至今年底搬遷。曾伯說：「如果當局堅決實行迫遷的條例，我唯有執笠，相信有好多行家亦都會執笠！」

香港藥業總工會主席黃國昌也是從小入行的老前輩，同樣地在皇后大道西經營家庭式中藥批發生意，養活一家四口，現時租金每月8000元，仍可維生；不過，若被迫遷至商廈，租金開支可能飆升至2、3萬元。

他指出，家庭式小生意獲利微薄，如價值10元的藥材，利潤約1.5至2元；加上，運輸及人工等經營成本增加，只能薄利多銷，或安排子女幫手，減輕人手上的支出。目前，他也被衛生署這條無理的條例弄得憂心忡忡，聲言過得一日便一日。

黃國昌解釋，家庭式中藥批發生意在藥材街及周邊地區發展成行成市，是有其歷史因素，當時區內主要是三層高的木板樓宇，地舖用作批發分銷，樓上兩層分別作藥材加工和存倉之用，甚至在天台曬藥材魚翅，而員工多由內地來港，貧困無棲身處，只能睡於樓上貨倉，朝行晚拆，那時建築物亦沒有住宅或商業樓宇的嚴格劃分。

七千人受影響　破壞供應鏈

據衛生署提供的數字，目前約有1960名持牌中藥批發商，其中105戶在住宅大廈經營中藥批發。黃國昌指出，假若衛生署停止對家住中藥批發商續牌，除了這百多戶小企業面臨倒閉，連同運輸等行業，估計影響至少7000人生計，而且破壞中藥業的供應鏈，扼殺香港整個中藥產業的發展和生存空間。

他分析說，小型批發商經營手法靈活，能有效調節市場價格，若過百家住宅中藥批發商結業，可能出現大型藥商壟斷局面，加上大藥行追求GMP認證等商標價值，需花大量資金在人手機器上，一些本來價錢廉宜俗稱「南藥」，如芸苓、白朮、田七、菊花、雪耳等市民常用作滋補湯水的藥材價格可能上漲，他估計加幅有可能達1倍以上。

▲香港藥業總工會的代表於3月14日，向衛生署提交意見書，要求保留現狀，擱置批發商遷商廈的決定

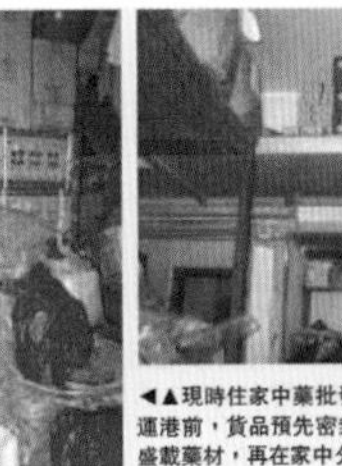
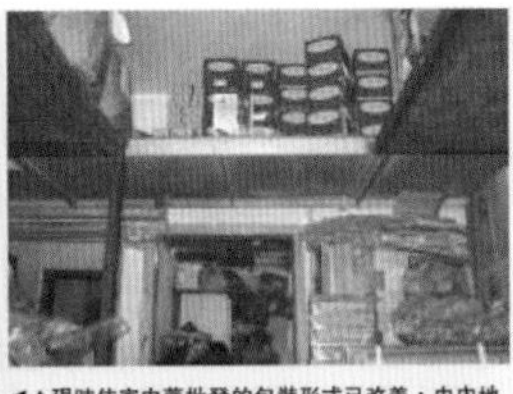

◀▲現時住家中藥批發的包裝形式已改善，由內地運港前，貨品預先密封入袋，不像以前採用麻包袋盛載藥材，再在家中分拆入袋

衛署指發牌須顧公眾健康

百年家庭式中藥批發商面臨被趕盡殺絕，源於香港中醫藥管理委員會轄下的中藥組認爲中藥商在住宅經營批發，會對執法、消防、衛生以及居民等等方面，構成負面影響，故勒令有關商戶於今年年底前必須搬遷至商廈等合適處所，否則停止續牌。

中藥組自2003年起根據《中醫藥條例》，爲當時經營中藥業和合資格的中藥商提供過渡性領牌安排，爲期9年，期間藥商須每2年續牌一次。但到2011年12月，當局正式去信藥商，表示不能在住宅樓宇經營中藥業批發。

負責發牌工作的衛生署回覆本報查詢稱，中藥有別於其他商品，是以治療及保健爲主，影響病患者及市民的健康，所以中藥組在處理中藥商領牌一事，必須以市民安全及公衆健康爲首要考慮。

貨品預先密封運港

香港藥業總工會理事張斯玲批評，從1999年開始修例，政府一直未諮詢過具有關鍵性的住宅中藥批發商戶，只是徵求大商會的意見，缺乏代表性。她指出，如果涉及消防問題，爲何目前一些住宅樓宇閣樓可以經營食肆？政府若只針對中藥業批發商，實在不公平。

香港藥業總工會主席黃國昌指出，中藥業在住宅經營批發，已有百年歷史，加上中藥業批發在中藥業運作扮演重要的角色，一旦不獲續牌，將影響百間商戶倒閉，至少7000人失業；況且，現在住家中藥批發的包裝形式已改善，由內地運港前，貨品預先密封入袋，不像以前採用麻包袋盛載藥材，再在家中分拆入袋，故不可能產生交叉感染的衛生問題。

香港藥業總工會提出反建議，當局若擔心發生事故時，該會願意提供聯絡人資料和方法，確保當局24小時均可接觸藥商持牌人。

爲表示強烈不滿，香港藥業總工會於3月14日，在立法會議員王國興的協助下會見衛生署助理署長林文健和中醫藥管理委員會，提交意見書。王國興指出，事件牽連過百年藥業倒閉和失業的局面，且特首梁振英在施政報告提出要扶助中小企、發展中藥業，有關當局這種做法，既與特首的政策相違，又扼殺中小企的生存空間，故立法會必須就事件發聲，向政府施壓力。

商廈租金貴　批發商難負擔

藥材街一批住宅中藥批發商面對當局的「迫遷令」，大部分商戶對此無理要求感到不公平，但顧及生計，其中70%批發商試圖在區內尋找商廈，結果遇上相同的困難，不是租金太貴，就是商廈拒絕出租單位，根本無法搬遷。

香港藥業總工會理事黃嘉傑指出，由於住宅中藥批發商租用高陞街、永樂街一帶的舊式商住大廈作爲中藥分銷工場，一直已成歷史習慣，過去租金相對商業大廈較便宜，如500呎面積的單位平均約8000至9000元。近年區內商廈的租金倍增，商業單位租金平均約升至2至3萬元不等，已非住宅中藥批發商所能負擔。

其次，區內大大小小中藥零售店、中藥批發商、運輸公司雲集，又鄰近碼頭，交通便利，百年來該區已是香港重要的南北行中藥集散地，每天都有30部貨車的運輸團隊，按時將數以十噸的中藥貨品分銷至港各區；加上，中藥種類繁多，多達千種，每間批發商各有不同的貨品，可互補長短，滿足不同顧客需要，吸引世界各地的商家前來採購和訂貨，如遷往其他地區便缺乏各種環境配套，難以生存。

在選擇地區不多下，一些商戶仍盡力到同區的商廈找單位，可是全都不得要領，原因是中藥業每日大量上落貨，大型貨車阻塞商廈大門，且貨物恐堵塞走廊道，故商廈都不願出租單位給中藥批發商。

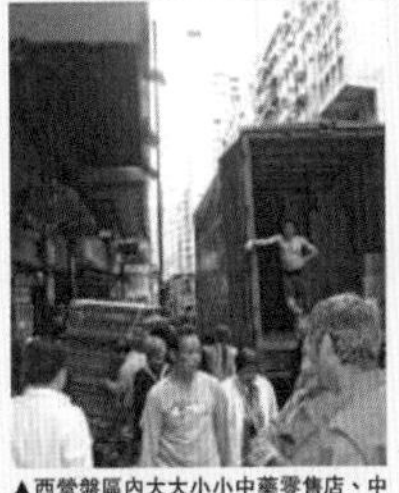

▲西營盤區內大大小小中藥零售店、中藥批發商、運輸公司雲集，又鄰近碼頭，交通便利，百年來該區已是本港重要的南北行中藥集散地

香港中藥貿易貨值

貿易類別	2008	2009	2010
進口	16.6億元	17.2億元	20.4億元
留用	9.3億元	9.0億元	11.8億元
出口	7.3億元	8.2億元	8.6億元

資料來源：香港統計處

香港中藥進出口數據

國家／地區	進口	出口
中國內地	23.6%	8.5%
加拿大	20.9%	9.2%
美國	19.4%	11.7%
日本	13.1%	26.7%
韓國	10.8%	8.9%
其他	12.2%	35%
總數值	20.4億元	8.6億元

資料來源：香港統計處2010數字

傳統產業出口年逾八億

中藥業，是香港六大傳統產業之一，歷史悠久，一直以來佔據香港經濟的重要位置，在2008、2009及2010年，單是中藥材出口總值便分別達7.3億、8.2億及8.6億元（**參考附表**），出口總額逐年遞增。

香港中藥業的分銷制度，包括出口貿易業、中藥批發業和中藥零售業，而據統計數字顯示，中藥批發業產值佔整個行業的65%，遠較中藥出口和零售爲高，足顯它在行業中的地位。

黃國昌表示，自從內地開放改革以來，香港小型中藥批發商可自由到內地入貨，令香港的藥材價格得以下降。他進一步解釋，中藥種類過千種，有北藥和南藥之分，北藥包括東北的鹿茸和雪蛤膏、來自青海或內蒙的冬蟲草、長白山人參、蘭州的石斛，以及天麻、川貝、黨參、北芪等貴價藥材；南藥則以草藥、湯料爲主，如感冒茶、菊花茶、雲苓、白朮、田七等去濕藥劑，當中本港家庭式中藥批發商主要經營南藥，而近20年本港南藥價格保持低廉，市民有目共睹，若這類批發商消失，該類藥材亦肯定會漲價。

‥商戶難取牌照報道（《大公報》，2013 年 4 月 1 日）

發行和熟藥工廠，部分歸片工人提議有需要集結起來，遂於 1949 年 3 月發起成立香港藥業總工會（意誠）。

「僑港」意味着工會中有很多成員均從外地遷移來港工作，「意誠」是指藥業工會要以誠實、真心實意為會員、為行業工作。工會成立之初，沒有資金，會員加入工會須繳納 5 元基金和 2 元會費，他們集資租用高陞街騎樓搭建床位，方便會員留宿，以解決一時的居住困難。公會亦派代表去探訪和慰問生病、意外受傷或失業的會員，盡力為他們提供援助。

藥業總工會在成立之初已明確要維護工人權益，如 1958 年發起加薪行動，資方把工會的會員全部開除，導致全行工人罷工。當時很多友會均聲援支持，包括洋務、泥水、木匠、電車、九巴及清遠會等，同時亦獲德信行和以義堂等商會協助，工會才能得以逐步發展及壯大。

2003 年，衞生署以規範中藥材批發商，當時中醫業界認為監管有助提高中醫中藥地位和質素，高陞街一帶藥材街小型批發商都樂意接受，每兩年按時向當局申請牌照。

2009 年，部分批發商不料再次申請續牌時，衞生署卻打回申請，指稱收緊發牌條例，不再向位於住宅的家庭式中藥材批發商發牌，另要求他們在現有牌照到期前遷往合格舖位或商用大廈單位。當時藥業總工會代表指出，家庭經營中藥批發商現時租金約港幣 8,000 元，仍可維生，假若被迫遷至商廈，租金開支可能飆升至兩、三萬元。家庭式小生意獲利微薄，價值 10 元的藥材，利潤約 1.5 至 2 元；加上運輸及工人等經營成本不斷增加，只能薄利多銷，甚至安排子女幫手以減輕支出。

家庭式中藥批發生意在藥材街及周邊地區發展，成行成市，具有歷史因素。昔日區內主要是三層高的木板樓宇，地舖用作批發分銷，樓上兩層分別作為藥材加工和存倉之用，而天台則曬藥材。由於員工多因戰亂等因素由內地來港，貧困無棲身之所，當時工作多為包食宿，工人睡樓上貨倉或天台，朝行晚拆，因那時的建築物沒有住宅和商業樓宇的嚴格劃分。

根據衞生署 2009 年的統計數字，約有 1960 名持牌中藥批發商，其中 105 戶在住宅大廈中經營，假若衞生署停止為家庭式中藥批發商續牌，除了這百多戶小型企業面臨倒閉丹，估計還影響運輸等行業至少 7000 人的生計，破壞了中藥業的供應鏈，扼殺香港整個中藥產業發展及生存空間。

◎（十六）港九中藥職工總會（1950）

1950 年 8 月 25 日，港九中藥職工總會成立，初期會址設在上環西街 24 號 4 樓，同年 10 月遷往大道西 77 號 2 樓。1952 年 1 月再遷往九龍旺角花園街 4 號 4 樓，雖然此時總會在經濟上感困難，但上下仍能協同一致，共度難關。

然而，自 1953 年 1 月以後，會務卻一厥不振，會譽日損，會員漸少，僅得二百餘人。同年 4 月，總會幸得部分熱心會友支持，發動救會運動，組織革新委員會，重新登記會員之餘，還籌備召開會員大會，選舉新人接替，委員會又提出修改章程，將「理監事制」改為「執行委員制」。5 月 29 日，委員會選出第四屆職員，可惜過半不願就任，經張柱君極力挽留，最終梁桂、林業東、程忠、黃家衮、李餘、梁慶、馮鳴、熊九財等人應允留任，毅然負起籌款搬遷會址、攤還舊債及復興會務責任。

港九中藥職工總會主席

林業東呼籲同人
挽救中醫藥危機

昨天在中藥職工總會職員就職禮席上，據該會主席林業東指出：在今日中醫中藥日漸衰落的時候，如何去挽救中醫藥面臨的危機，如何去保障中藥同業工友的生活，正是中藥工會今後應該負起的重要任務。

「勞工新訊」昨日下午三時，港九中藥職工總會假座廣州酒家舉行成立七週年紀念暨第八屆職員就職典禮，到有各工團代表、該會職員、會員及義校學生三百餘人，是日雖然颱風襲港，而會場中仍充滿一片熱烈情緒。

大會由主席林業東主持，退在致詞中提出：（一）醫藥團結，發揚國粹，（二）勞資合作，互惠互助，（三）發展會務，增進福利三點，勗勉各同人。各職員宣誓及頒發選任書後，由監誓員工總副主委黃耀錦致詞，對該會數年來會務、財政、福利各方面之進步，備極推崇。又以該會當選為工總財務主任，並勉對工總財務及勞工大廈工作努力推進。繼由來賓致詞，末由該會副主席程忠致謝詞，大會於四時許禮成。散會後舉行茶會，晚上九時歡宴，並由該會義校學生表演歌舞，並演唱粵劇助興。是晚筵開四十餘桌，場面極為熱鬧。

附錄該會主席林業東開會詞如下：「本會由誕生到今天，已經滿七個年頭了。

最近四年不斷努力

在最近四年中，經過全體同人不斷的改革，和不斷的努力，同時得到社會各界人士熱心幫忙指導，雖然在組織上，財政上，和福利工作上，都獲得小小成就，但我們認為這點點成績仍然是十分薄弱的，如果自驕自滿，不思繼續作更進一步的努力，不但現有成果難以保守，而且還會陷於失敗的境地。

如何保障工友生活

尤其在今日中醫中藥日漸衰落的時候，如何挽救中醫藥面臨的危機，如何保障我們同業工友的生活，正是工會今後應該肩負的重要任務。但這種工作並非單獨靠我們十幾個職員可以成功，而必須全體會友萬眾一心，共同努力，同時還要同業資方，中醫界各位先生大家合作互助，然後能順利推進，達到相得益彰的美滿效果。所以本人今天特別提出幾點意見與中醫藥界同人共勉：

醫藥團結發揚國粹

（一）醫藥團結，發揚國粹——中醫中藥之使用，已經有數千年歷史，不但在中國學術上有其崇高價值，而對保障民族健康，也有其不可磨滅的偉大功勳。近年日本與西歐醫藥

希望中藥同人今後採取一致步驟，加強團結，深入研究，共同肩負起發揚國粹的責任。

勞資合作互惠互助

（二）勞資合作，互惠互助——國父說過「互助合作是社會進化的原則」。這是一種不易的定理。工人與資方，大家在共同生存的大前提之下，絕沒有什麼階級可分，立場亦不會是針鋒相對的，我們為了生存，為了繁榮社會，今後勞資雙方必須本着真誠合作，互惠互助的原則去做，才能使糾紛減少，才能使社會進步。

發展會務增進福利

（三）發展會務，增進福利——各位會友參加了工會，大家便是一家人，這個大家庭或盛或衰，每個人都有一份責任。我們工會經過多年努力掙扎，已踏開一條光明大道，希望全體會友珍惜現有成果，加強團結，同心同德，繼續為發展會務而奮鬥，為增進全體福利而努力。

過去一年，本會為了辦理會員子弟義校一事，深蒙各同業資方及工友幫忙，又蒙大專工讀輔導委員會諸公熱誠協助，派遣幾位義務教師担任功課，本會同人，萬分感激，謹在此代表全體同人向輔導會致謝，並向商號及各工友致謝！」（老會）

‥中藥危機問題報道（《華僑日報》，1957 年 9 月 23 日）

港九中藥職工會 慶祝神農先師誕

會員子弟義校新址同時開幕

該會昨天舉行盛典，請市政局民選議員陳樹桓主持剪綵。首由主席林業東致詞舉辦會員子弟義校的意義，福利部主任黃家褒報告籌辦義校經過，繼由陳樹桓議員致詞讚揚。

勞工新訊 港九中藥職工總會，於昨日假大道西一三〇號四樓該會義校新址內舉行一盛典，慶祝神農先師寶誕，該會福利部會員子弟義校新址亦宣告同時開幕，請市政局民選議員陳樹桓爲義校新址主持剪綵。

中藥業職工及義校學生與會者達百餘人，來賓有吳蘇頤、黃鑑錦、譚兆選、陳琪等多人。剪綵後，賓主魚貫進入義校新址，慶祝儀式隨告開始，鄭卿第七屆執行委員會主席林業東致詞，據稱：

今日爲藥材業神農先師寶誕，本會趁着這個偉大紀念日子，爲本會會員子弟義校舉行開幕典禮，得到各位貴賓光臨指導，最難得今天能夠請到民選議員陳樹桓先生替我們剪綵，本會同人感覺得萬二分光榮。

工人文化水準

本會係一個工人團體，各人文化水準極低，對於教育事業，簡直是門外漢，本來沒有資格談到興辦學校這一件事，不過，香港人口由幾十萬增加至二百多萬要入學校讀書的「細蚊仔」亦跟着增加，幾年來雖然政府和許多熱心教育人士，增辦學校甚多，但仍然有僧多粥少之嘆。同時還有許多條件，使貧苦的勞工子弟喪失了求學機會。以本行來講，大陸未易手之前，藥材自由辦運，貨物暢通，藥材生意興隆，工人入息優厚，供三、兩個子女讀書絕不成問題，但現在就不同了，所有的藥材都受大陸控制，藥材生意已一落千丈，工人生活則受大大的打擊了，工會係爲同人謀福利的團體，我們見到自己會員子弟讀書這樣困難，因此，決心開辦識字班，推行義務教育，來補救這種缺憾。

造成健全人格

「教育爲救國之本」，小學教育又爲救國教育之本。「我們今日身居此地，爲着發揚中國固有文化，爲着陶鑄我們後一輩，使他們造成健全自由的國民人格，爲着在復國建國神聖事業中克盡我們國民一份子責任，所以我們不畏困難，運用我們集體的力量來創辦這間學校，好好地去教育我們後一輩。

年幾以來，得到專上學生工聯輔導會列位先生熱心幫忙，各同業商號和工友們力贊助，以及各位社會賢達，各位工運前輩指導，然後得到有今日的規模，本人謹以萬分誠意代表敝會全體工友，向陳先生和列位先生致謝。不過辦教育究竟非爲我們專長，以後還要各位多多指導。」

會開辦識字班

跟着由該會福利主任黃家褒報告該會義校創辦經過稱：

本會同人，早在四年前，就有開辦識字班，教育自己會員子弟的願望和計劃，不過當時本會復興不久，經濟條件不夠，一時未能實現。到了前年底，得九龍巴士職工會理事長魏漢雄先生介紹，拜訪大專學生工聯輔導會吳文偉先生，十分幸運，經過申請手續，卒之得到輔導會熱心幫忙，替我們解決了教師問題。於是積極展開工作，一方面裝修總會天台闢爲課室及裝設各項教具，一方面由各委員出動向各同業商號，各熱心工友發動自由樂捐，兩個多月籌備時間，已經一切準備妥當，識字班於去年三月一日正式開課。

上課時間太短

初時祇辦一二年級兩班共六十人，分上下午上課，但開課不及兩月，各工友子弟仍紛紛要求入學，爲適應各工友請求，免致各工人子弟無書可讀，於是在五月初又增加一年級一班，故爲上、中、下午三班上課。

開辦到現在，已進入第三個學期，在未遷入這個新址之前，我們常常覺得，各學生在輔導會幾位教師嚴格督導之下，學業和精神表現，都有非常的進步，但仍感覺遺憾的，就是上課時間太短，學位太少，和環境太簡陋，一致認爲有擴充必要。至本年三月中，我們見知現址招頂，於是立即召開會議，一致頂受，因爲上手所定交易期限甚短，而又不欲將工會存款拉空，各職員及兩位會員自動每人盡力暫借若干，湊足所需數目，先行交易。一方面再度由各職員出動徵求贊助。至四月十五號，在不及一個月的短促時間內，已經全部裝修完妥，遷入新址上課。現址有兩個課室，開辦有一、二、三年級及幼稚班各一班，分上下午上課，除輔導會派來三位義務教師外，由本校聘專任教師兩位。全校學生共有一百七十餘人。

本校許多教具，用品，裝置都是由許多熱心人士和愛護工會的會友捐送的，今日各學生得有這樣好的環境供他們讀書，都係得各位先生熱心贊助，和各位工友所賜。

晚上舉行歡宴

主持剪綵之市政局民選議員陳樹桓隨後致詞，對該會職員致力於興辦義學，努力爲會員子弟謀福利之精神，備致讚揚。最後由該會副主席梁祖忠致謝詞，在散會前，由學生代表李玉燕向陳樹桓獻花，禮成舉行雞尾酒會款待來賓，晚上並舉行聯歡宴會，筵開數十席，備極熱烈。

‥慶祝神農先師誕報道（《華僑日報》，1957 年 5 月 28 日）

1953年9月1日，第四次搬遷會址皇往大道西120號4樓，主席林業東先生力圖改革，關注會員福利工作，包括組織足球隊、辦理失業介紹、患難救濟、勞工子弟教育工作等，會務辦得有聲有色。1957年9月，主席林業東指出，在今日中醫中藥日漸衰落的時候，應該呼籲同仁挽救中醫藥危機。[35]

1956年3月，總會在會所天台開辦勞工子弟識字班，收容工人子弟60餘人。1957年3月，總會覓得大道西130號4樓擴充為會員子弟義校[36]，學校設備完善，管教嚴密，可收容工人子弟200餘人。

◎（十七）港九中華熟藥商會（1952）

鑒於熟藥商號遍佈香港各地達數千間，因沒有商會組織，故缺乏團結互助之力量。1951年11月22日，由江濟時、江輝、甘森泰、譚述渠、伍卓琪、梁星池、彭聯焯、陳嶽東等聯名，為改良行業發展及加強團結，於是召開發起人座談會，公推江濟時為臨時主席，以當日出席同業為當然籌備委員，通過籌組商會，即時公開介紹熱心同業共33人為委員，組織籌備委員會，公推譚述渠、江輝、甘森泰為召集人，他們草擬籌備細則及會章，即席由出席之代表每人借出20元為籌備經費。

1951年12月3日，商會召開起草小組會議，草擬章程，呈報警務處，召開第一次籌備會議。12月6日，商會召開第二次籌備會議，通過章程草案，選出譚述渠、伍卓琪、江輝、梁大彬、潘仲瑜、

35 〈挽救中醫藥危機〉，見《華僑日報》，1957年9月23日。

36 〈會員子弟義校新址開幕〉，見《華僑日報》，1957年5月28日。

職業社團
註冊截止

一九四八年職業社團註冊條例，自本年度四月一日公佈，六月一日實行，法則規定凡屬有關勞資性質之工會、商會、或工商會，（硬性規定要分別組織），應即遵照限期向註冊官呈請註冊，計由施迄今已屆六個月滿期。玆悉：昨（卅）日止，合計呈報註冊之工會一百六十餘，商會約五十餘個，核准者四十三個，在審查中尚未核准者約一百七十個之多。

職業社團註冊問題報道（《工商日報》，1948 年 10 月 1 日）

蘇兆清、朱東林、甘森泰、林金湯、江濟時、陳嶽東等 33 人為籌備委員，互選譚述渠、伍卓琪、江輝為正、副主任委員，落實以港九中華熟藥商會為名稱，聘用蔡以克為書記，商借會址，幸得和昌盛答允借用高陞街 19 號二樓為會址。12 月 10 日，正、副主任委員偕同朱東林財務、蔡以克書記會見勞工顧問碧架，並向勞工處申請註冊。12 月 12 日，召開常務會議，推定譚述渠、伍卓琪、江輝、梁大彬、朱東林、甘森泰、林金湯七人，為立案負責人。12 月 20 日，第二次常務會議，辦理簽署立案手續。12 月 24 日，向勞工處、警務處及政治部等呈報申請立案。1952 年 4 月 4 日，奉香港政府「職業社團[37]」核准註冊，發給 299 號執照，商會租賃皇后大道中 361 號二樓為會所，5 月 15 日展開徵求工作，會員推選潘仲瑜、林金湯為徵求會員小組主任，至六月底截止，計入會者共有 236 名。7 月 15 日，商會召開會員大會選舉第一屆理事，譚述渠、潘仲瑜、盧振聲等 29 人為理事。1952 年 8 月 15 日，港九中華熟藥商會正式成立，會員宣誓就職。

37 〈職業社團註冊截止〉，見《香港工商日報》，1948 年 10 月 1 日。

街坊醫衞展覽會 參觀者五萬餘人

（特訊）過去兩日內，參觀假九龍[illegible]中學舉行之第二屆街坊醫務衞生教育展覽會，約有五萬六千人。該展覽會係由港九廿八個街坊衞生教育組合主辦者。

前（星期一）日下午，約有一萬人參觀，昨日，參觀者約有四萬六千人。

據港民政務司署一位與展覽會主辦人協力工作之聯絡官指出：前往參觀者大部份爲家庭主婦及孩童。該聯絡官指出：「展覽會之主要目的，爲推進衞生教育，及對於公衆衞生問題之認識」。

彼又稱：「由於該展覽主題關於家庭衞生，而孩童對於有關健康及衞生之事物皆接受認識，故主辦者對於能吸引此階層之人前往參觀，甚爲滿意，因爲已達到該展覽會之原旨」。

展覽會仍繼續開放至八月四日（星期日）爲止。（宇）

至於接受在會場所設備之X光機檢驗肺部健康者，第一天有二百九十人，第二天四百四十人。接受預防霍亂注射者，第一天五十人，第二天九十五人。接受施種牛痘者，第一天十四人，第二天七十八人。接受預防白喉注射者，第一天三人，第二天五人。

昨（卅一）日策證前往參觀展覽者，有青山學校、八達學院、漢中學校等員生。此外，會方連日已收到各界團體學校來函，定期前往參觀，并經分別函覆表示歡迎。

生藥展覽

據港九生藥涼茶商聯會理事長李培，李銘生，鍾紹南等稱：關於該會此次參加港九街坊聯合舉辦之第二屆醫務衞生展覽會，設有生草藥二百餘種，分別以標本，彩色掛圖，標本草展出，并概分爲「瘡癆」「跌打風濕」「咳嗽」「清熱利濕」四類將其中藥味藥物之效能及功用，擇要的介紹出來，俾使各界人士參觀之後獲得一個概要之認識。查各種生草藥及嶺南地區山野田間之間盛產之植物民間積習相沿遇有疾病輒即就地取材，認藥採擷，或以之煎爲湯液，或煎成藥貼，對症施用，每奏奇效，經過長久時間之實驗，百粵人士對於其功用之優良，均有深刻之信賴。現時港九兩地二百餘家涼茶商號所售之涼茶，竹蔗水，蔗汁，火麻仁汁，葛菜湯，龜苓膏等等，都是用嶺南草藥配製而成。其治病效能，大致分爲清腸解燥，葛菜湯可去骨火，龜苓膏可清濕毒，每日飲者，約有數萬之衆，大衆稱便，誠爲市民防病保健之日常飲品。又爲許多跌打中醫師，亦有採用此類草藥以配製跌打風濕之膏丹丸散。又爲有用以配製蛇傷藥料，亦有用以敷貼熱毒瘡癧，與及對於治療咳嗽，瘡傷，風痰，痢疫，皮膚風疹[illegible]，血壓，黃疸病[illegible]，其用途之廣，不勝枚舉。近年專門雜誌亦有發表曾經研究試用之效驗方劑多條，公開介紹。

生藥涼茶商聯總會，在兩屆街坊醫務衞生展覽會均參加，將各種常用民間藥物展出，其目的欲使坊衆對生草藥物有其切的認識；另一方面希望藉此機會能引起醫藥各界人士之興趣，共同研究與整理之，使其能夠對於社會大衆之醫藥衞生方面，均有更進一步之貢獻。

針灸展覽

香港中國針灸學會所主理之針灸展覽室是屆展出頗吸引觀衆之興趣。該展覽室分用實物與圖片展出針灸歷史文獻，并陳列有仿宋複製三百多個經穴銅人，及選列小兒驚風婦女血崩，腸嘔肚痛及中風等症用針灸急救的常識。古時所用之九針（儀器）今時所常用的各種針灸用具，及風行於外國的耳針療法。

中醫中藥

由港九中華醫師公會及港九中華熱藥商會所主持之中醫中藥室，共分三個系統展出，計有婦科、兒科、跌打等，每室選出常見疾病給大家去認識，和怎樣去作適當護理與預防。有中國古代著名藥方介紹，並將方內組合的藥物陳列另有其味常用藥物百餘味，分十八類展出，每味藥物均有註明藥名、産地、性味、功能、國際學名。中國醫學歷史文獻，中國醫藥流傳海外的影響一部份，並有英、法、德、美、日、韓、越南、意、荷蘭等國對有關中醫藥之外文譯本。至於跌打方面，則由實物圖片介紹有關傷科歷史文獻，傷科急救常識，骨折，脫臼扭判等症，及護理傷科常用藥物及用具等展出。

‥街坊醫衞展覽會報道（《華僑日報》，1963年8月1日）

港九五個中醫藥團體
就生草藥治骨科問題
反駁兩西醫團體意見
指爲具有偏見及攻擊中醫藥之嫌

【本報訊】本港五家代表性的中醫藥團體，昨發表聯合聲明，指出香港英國醫學會與中華醫學會本年五月發表的「生草藥醫治骨科與脫血有一定的危險」，是一種偏見及有攻擊中醫藥之嫌。

該等中醫藥界團體爲中華熟藥商會、中國醫藥學會、九龍中醫師公會、港九中醫師公會、香港中醫師公會。他們發表聯合聲明指出：本年五月間報載：香港英國醫學會與中華醫學會共同發表一文稱：「骨科與脫血，若用生草藥治療有一定的危險，因爲一般生草藥既未經煉製或消毒，而局部敷用，小則致肢體殘廢，大則有性命危險……熟藥也危險性較輕，然亦非無壞處，間或皮膚敏感而發爛，則須長期治療……西醫以石膏及不銹鋼等助……此固非柳枝及松皮之所及……」。聯合聲明對西醫學會以上的指責表示，指其不但有攻擊中醫藥之嫌，且有誤解中醫藥之偏見。

該中醫藥界聯合聲明稱：就今日醫學本身，對人類健康保障而言，中國醫學固不能盡如人意，即西方醫學亦距離人類理想尚遠，蓋今日西醫籍中，仍有某些疾病不知病源，有些疾病雖知病源，而尚無治法，更有某些疾病，對病源治法均付缺如。似此豈非距離人類理想遥甚耶？至於今日香港之病者，中醫未能治愈轉由西醫治愈者，固屬有也，但西醫不能治愈之病轉由中醫治愈者，當亦不少。此類醫案，不但雙方皆有紀錄可查，且亦爲全港市民大都知悉之事實。據此又可知中西醫術皆互有短長，倘抹煞其長，祇攻其短，實爲執偏概全自取箇人損失之機也。

聯合聲明又指出實例駁斥西醫學會稱：正統中醫治療骨折與脫臼，依傳統經驗治法，除用手術整理折骨或脫臼使復原位後，爲求病者早日痊愈，對未皮破肉裂者，以酒煮藥物外敷，已皮破裂肉者，不但禁用酒類外敷，即刺激性藥物亦禁止使用，但仍須求清潔，此爲有籍可查稽考之治法，則消毒之法，中國早有之矣。至謂西法以石膏與不銹鋼爲助……此非柳枝及松皮之所及。考柳枝質脆，松皮堅脆，皆不可爲夾以正骨，故正統中醫治療骨折，正夾副夾皆以堅韌之竹木爲之，正夾元明時以杉皮製成，後以杉皮無清熱作用，故用黃柏皮爲之，蓋黃柏有清熱防止紅腫之效（防止或消退發炎之意），不銹鋼有無此種功效，則非吾人所知矣。副夾則以竹去內留青所製成，正夾副夾之製法案法皆有一定之法度，間因所傷部位不同，亦有用鋼鋼或桑皮爲夾者，此爲有醫籍可查稽考之治法，今該兩學會，竟謂以柳枝松皮爲夾，此又爲誤解中醫藥者也。至於該兩學會所謂「熟藥之危險性較輕，然亦非無壞處，間或皮膚敏感而發爛」之論斷，斯者不但因噎廢食，且有危言聳聽之嫌。蓋中西藥物，均間或有敏感之不良反應，若竟以「間或」之敏感不良反應，遂立論斷定全部熟藥或西藥爲有危險，指爲不可使用，此種論斷寧非因噎廢食，而有危言聳聽之嫌耶？基於上述之事實理由，吾人爰聯合發表意見如上，俾正社會視聽。

‥生草藥治骨科問題報道（《香港工商日報》，1968 年 8 月 12 日）

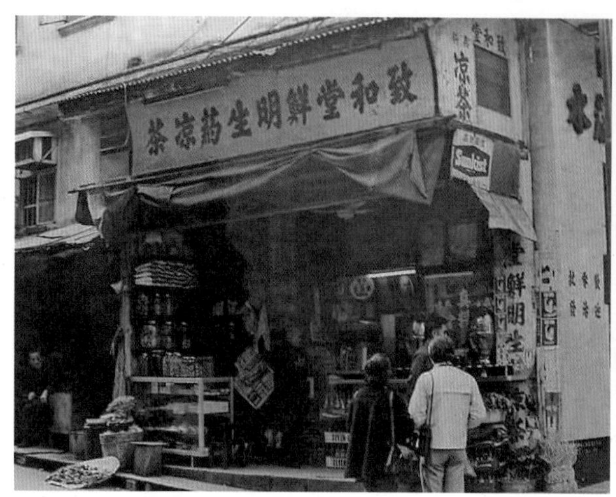

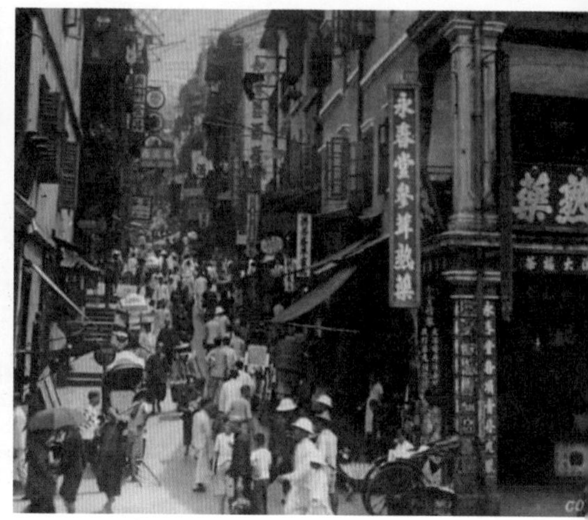

‥昔日藥材舖有分生藥店和熟藥店

後來，商會會務與日俱進，可惜財政未到收支平衡，對會務進展不無影響，只有加強團結，在同仁努力下出錢出力，各項會務才能順利推行，包括免費代辦申請營業牌照、聘請法律顧問為會員解決法律問題、籌備設立從業技術員研究所等。1953年起，參加港九八大團體夏季贈醫施藥[38]。1962年開始，參加街坊醫務衛生教育展覽會。[39]

1968年8月12日，港、九五個中醫團體就生草藥治骨科問題，反駁兩位西醫團體意見，指出他們對中醫中藥頗有偏見及攻擊之嫌[40]。

◎（十八）港九中華熟藥職工總會（1954）

1954年7月1日，港九中華熱藥總工會成立，熟藥是中國人治病的主要藥物，關乎大眾健康，人口上升對藥物的需求相對增加，熟藥店較為普遍。港九中華熟藥職工總會以改進國藥與炮製的責任，謀

38〈八大團體贈醫成績〉，見《華僑日報》，1954年3月17日。

39 1863年7月30日到8月4日，港九廿八個街坊衛生教育組主辦第二屆街坊醫務衛生教育展覽會，展覽在九龍香江中學舉行，見〈街坊醫衛展覽會〉，見《華僑日報》，1963年8月1日。

40〈生草藥治骨科問題〉，見《香港工商日報》，1968年8月12日。

求行業工人的福利為目標。經過了十三個月的籌備工作，申請入會者達 400 餘人，會務得以逐漸擴展。

1955 年，工會為謀取工友福利、安定生活，於是聯合藥廠商討，令失業工友能夠在藥廠住宿及工作，暫時維維持生活。1956 年，總會擴充會所，應會員家屬要求設立會員家屬福利組，設立識字班，使會員子弟得到基本求學之機會。

◎（十九）中國進出口商品交易會（1957）

1957 年 4 月 25 日，中國進出口商品交易會成立，簡稱「廣交會」。每年春、秋兩季在廣州舉辦。改革開放前，廣交會是中國對外貿易的唯一窗口。第一屆廣交會，香港 23 家藥材商行以「個體」獲得邀請函特許參加。第二屆才開始轉以香港南北藥材行以義堂商會會員身份參加，由德信行[41]帶領以藥材商身份參加。當時交易會沒有藥材類別，以茶葉土產進出口，所有貨物印有「中土出」（中國土產出

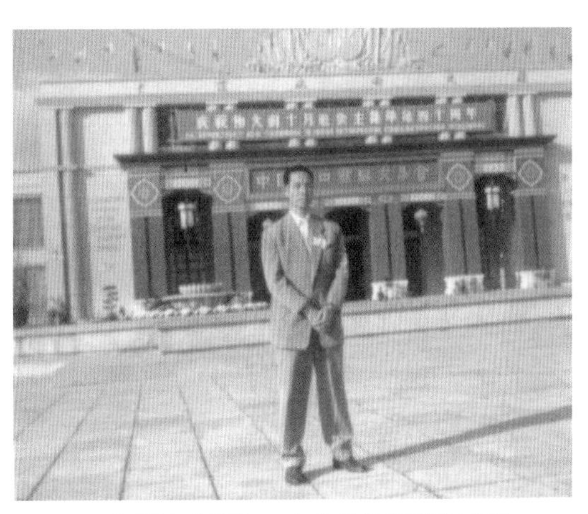

‥1957 年廣交會開幕，南北行公所派員出席。

41 1950 年代開始，香港南北藥材行以義堂商會與內地外貿公司德信行建立密切的業務關係。中華人民共和國成立後，德信行成為香港中醫藥總代理。當年凡經銷中國藥材、成藥或藥酒之行號均必為以義堂會員。

口）圓形標誌，當時貨物不是標示「進口藥材」，而是「進口土產」。義堂商會會員要加入廣交會也十分困難，需要經過審核出席資格，邀請函一需到德信行[42]領取。以義堂在不同階段曾增加出席廣交會名額，例如印尼排華時期為其中一例，有多家商行（藥材）遷到香港，那時增加了多個交易會出席名額。

◎（二十）裕華國貨（1959）

1959年，裕華國貨公司於成立，為客家僑資開辦，當時公司位於德輔道中一個約3,000呎的地舖，主要做本港居民的生意。所謂國貨，主要售賣土產、藥材、少量中成藥及民生用品。1999年，裕華覺得中成藥及藥材為「最有把握、最有生命力」的業務，並參考華潤堂及東方紅的營運模式，於旺角開設首間成藥及藥材專門店。

創立近逾一個甲子的裕華國貨可說是本港的一個老字號，從其「一不發展中醫，二不推自家品牌」的做法，一直沒有駐診醫師，因為考慮到中醫乃專才，有名氣的醫師可自行「掛牌」，故沒有必要駐診，加上駐診牽涉很多法律問題需要考慮，故沒有駐診醫師之設。

藥品是裕華業務的一條重要支柱，自開業以來就存在藥品部，藥材大致上可分作兩種：

第一種是補品類的藥材，此類藥材從內地不同地區進口；

第二種是醫治類的藥材，此類藥材大多從本港入貨。

採購藥材後，裕華以自設加工場處理，例如洗、切、蒸及烘等工

42 1960-1970年代，香港是世界貿易重要的轉口港，但中藥材進口的業務，卻因國營政策，被有新中國背景的德信行所壟斷。

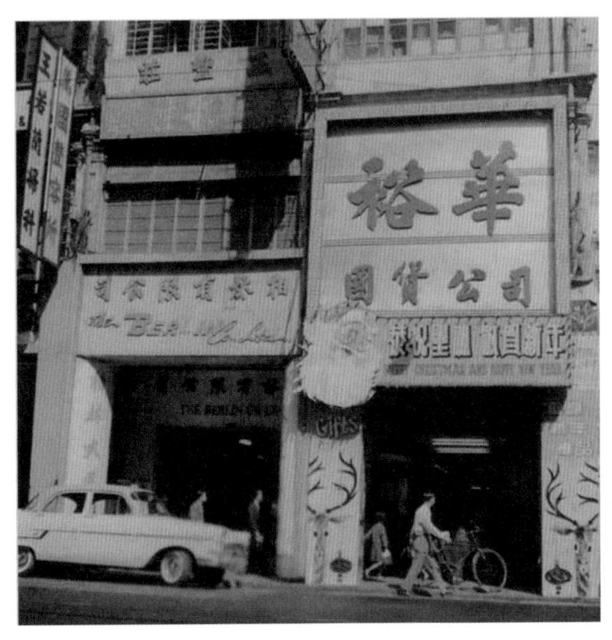

‧‧裕華國貨

序均由自家處理，就等如自行做一次品質檢定。

裕華一直以中成藥品種最多及最齊全馳名，本地以至中外客人，均有「買藥要去裕華」的口碑，這也是不推出自家品牌的好處，因為這樣才能集中力量網羅各地各式各樣的品牌，讓顧客悉隨尊便。假如推出自家品牌，倒會產生牴觸，即公司內部貨品跟貨品之間競爭銷售額。所謂最多及最齊全，在最高峰時期，裕華曾代理超過三千種中成藥。根據多年銷售經驗的經理表示，日本人是公司的主要客源，他們大量購買片仔癀、補肝藥及牛黃清心丸等，然而幾乎所有口服液都不暢銷，後來因為中成藥註冊條例出現[43]，為中成藥設下關卡，裕華代理的中成藥品牌，才減少至一千多個。

43 編按：中醫藥管理委員會於 2003 年開始接受中成藥註冊申請，按照《中醫藥條例》（法例第 549 章）（下稱《條例》）規定符合定義的中成藥，必須向中醫藥管理委員會轄下中藥組申請註冊，提交有關的文件、資料、樣品及物料。在《條例》第 119 條生效後，所有中成藥必須經中藥組註冊方可進口，在本港製造和銷售。

◎（二十一）香港中華製藥總商會（1962）

1962 年，香港中華製藥總商會成立，宗旨為了促進及維護會員商號之福利、鑒別藥材真偽、杜絕假冒成藥及爭取其他合法權益，另促進及鼓勵會員商號間之團結合作以及保障會員商號之商標及聲譽。此外，商會也會支持或反對一切有關本會商號權益之法例或其他措施，對於會員之間問題，可用商會名義代表向政府或其他機構諮詢及請願。

1963 年夏，製藥同業均負有發揚中國醫藥，保障人群健康之使命，他們欲求業務進展，會員一致認為商會必需購置會所，這樣可一勞永逸，最終幸賴熱心友好贊助，同仁悉力捐助，集得之經費才使商會會所的裝修設備略具規模。

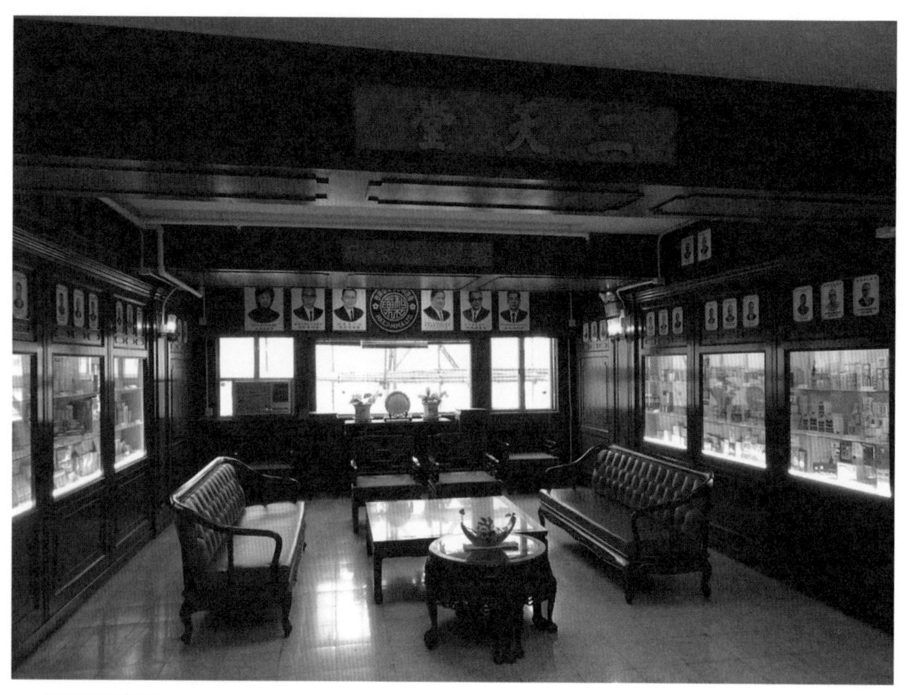

‥二天堂藥店

香港中華製藥總商會創辦記

崔雲巖撰并書

我某藥同業負有發揚中國醫藥保障人羣健康之使命欲求
業務進展出品精良集思廣益咸獲福利自當設立會所加强
團結乃能適應時宜一九六三年夏同業相與座談一致認爲
有組織本會之必要遂於秋間推定籌備委員負責辦理至一
九六四年春正式成立基於本固枝榮一勞永逸之義確定業
權何如購置會所穩定經費何如購置會產幸賴友好熱心贊
助同人悉力捐輸鉅資由是得集茲者會所既成經費有着裝
修設備畧具規模棟宇一新別饒氣象雖則幾費經營維時未
及兩載此皆羣策羣力同心同德有以致之也欣忭之餘爰記
梗概垂諸久遠焉
公曆一九六四年歲次甲辰十二月穀旦

創辦人

二天堂有限公司中法藥房港廠中機藥廠天壽堂藥行天喜堂藥行天
桂勝布廠天福堂永安康藥廠尹民製藥廠永福興白桂油藥廠安福樂
咳水藥廠安生堂科學溫灸藥廠回春閣藥廠何濟公藥廠何家園藥廠
位元堂藥廠京都念慈菴總廠有限公司兩儀軒藥廠李衆勝保濟丸藥
行保滋堂潘務菴藥廠香港北平太乙堂藥廠科化製藥廠陳李濟藥廠
陳鄧祖德堂唐拾義藥廠黃貞菴藥廠黃耀南藥廠萬昌堂製藥廠集蘭
堂潘景岐藥廠朝參製藥廠瑞昌藥廠敬修堂錢澍田丸散舖雷達藥廠
普濟濠濛精藥行廣中和藥廠潘高壽藥廠養吾堂藥廠橘花仙館藥廠
變和堂藥廠寶昌隆藥廠寶蘆牌馬百良藥廠靈芝十靈丹藥廠同立

‥香港中華製藥總商會創辦記

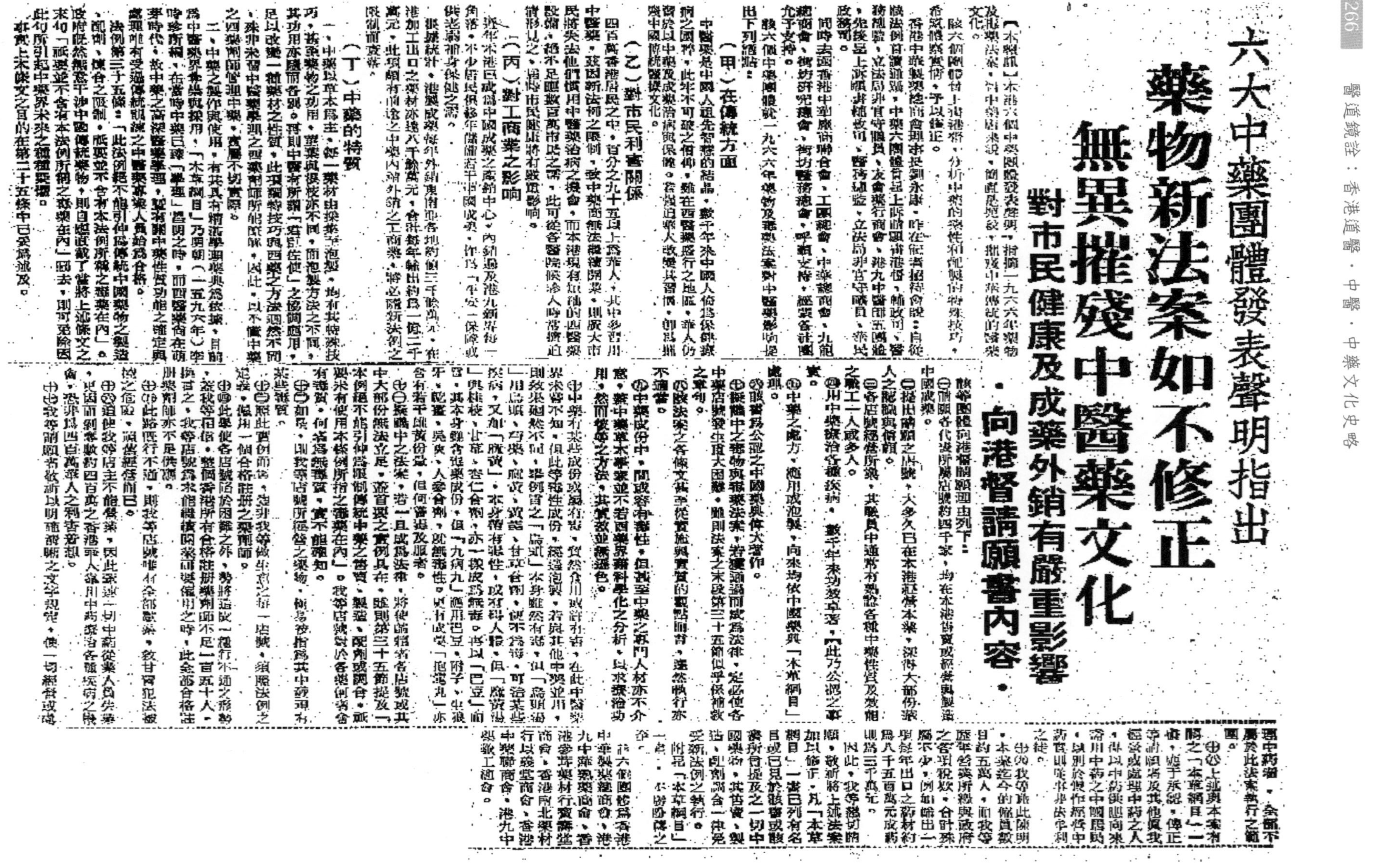

六大中藥團體發表聲明指出
藥物新法案如不修正 無異摧殘中醫藥文化
對市民健康及成藥外銷有嚴重影響
・向港督請願書內容・

【本報訊】本港六個中藥團體發表聲明，指摘一九六六年藥物及毒藥法案，對中藥的影響來說，簡直是毀滅，摧殘中藥傳統的醫藥文化。

該六個團體甘上述法案，分析中藥的藥性和傳統的特殊技巧，希望當局體察實情，予以修正。

香港中華製藥總商會理事長劉永康，昨在記者招待會說：自從該法例首讀通過，中藥六團體曾呈上請願書港督、輔政司、醫務總監，立法局非官守議員，及會藥行商會，港九中醫師五團體，先後呈上請願書輔政司、醫務總監、立法局非官守議員，請其改善。

同時去函香港中華廠商聯合會、工團總會、中華總商會、九龍總商會、街坊研究總會、街坊醫務總會，呼籲支持，經獲各社團允予支持。

該六個中藥團體就一九六六年藥物及毒藥法案對中醫藥影響提出下列幾點：

（甲）在傳統方面

中醫藥是中國人祖先智慧的結晶，數千年來中國人倚為保健療病之國粹，此非不可破之信仰，雖在西醫藥盛行之地區，華人仍習於以中藥及成藥治病與保健。倘強迫華人改變其習慣，即為摧殘中國傳統醫藥文化。

（乙）對市民利害關係

四百萬香港居民之中，百分之九十五以上為華人，其中多習用中醫藥，茲因新法例之限制，致中藥商無法繼續開業，則廣大市民將失去他們慣用中醫藥治病之機會，而本港現有知識的西醫藥設備，絕不足應數百萬市民之需，此可從各醫院候診人時常擁擠情形見之，屆時市民健康將有嚴重影響。

（丙）對工商業之影響

近年來港已成為中國成藥之商銷中心，內銷遍及港九新界每一角落，不少市民恆以備作儲備若干中國成藥，作為「平安」保障或供老弱補身保健之需。

根據統計，港製成藥每年外銷東南亞各地約值三千餘萬元，在港加工出口之藥材亦達八千餘萬元，合計每年輸出約為一億一千萬元，此項頗有前途之中藥內銷外銷之工商業，將必隨新法例之限制而衰落。

（丁）中藥的特質

一、中藥以草本為主，每一藥材由採集至泡製，均有其特殊技巧，甚至藥物之功用，藥葉與根枝亦不同，而泡製方法之不同，其功用亦隨而各異。再則中醫有所謂「君臣佐使」之協調應用，足以改變一種藥材之性質，此項獨特技巧與西藥之方法迥然不同，殊非未習中醫藥學識之西藥劑師所能瞭解，因此，以不懂中藥之西藥劑師管理中藥，實屬不切實際。

二、中藥之製作與使用，有其具有精深學理藥典為依據，目前為中醫藥界普遍採用，「本草綱目」乃明朝（一五九六年）李時珍所編，在當時中藥已達「[illegible]運」昌明之時，而西醫藥尚在萌芽時代，故中藥之高深醫藥學理，[illegible]將謂中藥性質功能之確定與處理，唯有受過傳統訓練之中醫藥專業人員始為合格。

法例第三十五條：「此法例絕不能引伸為傳統中國藥物之製造、配製、供合之限制，祇要並不含有本法例所轄之毒藥在內」。政府既然無意干涉中國傳統藥物，則自應直截了當將上述條文之末句「祇要並不含有本法例所轄之毒藥在內」刪去，則可免除因此句所引起中藥界未來之種種疑慮。

事實上，未條文之目的在第三十五條中已[illegible]及。

該等團體向港督請願理由列下：

（一）請願各代表所屬店號約四千家，均在本港經營或經營與製造中國成藥。

（二）提出請願之店號，大多久已在本港經營本業，深得大部份港人之認識與信賴。

（三）各店號經營所業，其職員中通常有熟諳各種中藥性質及效能之職工一人或多人。

（四）用中藥醫治各種疾病，數千年來功效卓著，「此乃公認之事實。

（五）中藥之配方，適用或泡製，向來均依中國藥典「本草綱目」處理。

（六）該書為公認之中國藥典偉大著作。

（七）擬議中之藥物與毒藥法案，若獲通過而成為法律，定必使各中藥店號發生重大困難，雖則法案之末段第三十五節似乎保補救之章句。

（八）該法案之各條文與其從實施與實質的觀點而言，[illegible]然執行亦不適當。

（九）中藥成份中，間或容有毒性，但甚至中藥之專門人材亦不介意，蓋中藥草本專家並不若西藥界藉科學化之分析，以求探檢功用，然而彼等之方法，其實效並無遜色。

（十）中藥有某些成份或屬有毒，實然合用或治有害，在此中醫界素所皆知，但此等毒性成份，經過泡製，若與其他中藥並用，則效果迥然不同，舉例言之「烏頭」本身雖然有毒，但「烏頭湯」用烏頭、乾薑、麻黃、黃芪、甘草合劑，便不為毒，可治某些疾病，又如「麻黃」本身雖有毒性，成對科人體，但「麻黃湯」與桂枝、甘草、杏仁合劑，亦一躍成為無毒。再以「巴豆」而言，其本身雖含毒藥成份，但「九痛九」適用巴豆、附子、生狼牙、乾薑、吳萸、人參合劑，就無毒性。另有成藥「抱龍丸」亦含有若干雄黃份量，但何嘗過及服者。

（十一）擬議中之法案，若一旦成為法律，將使請願者各店號或其中大部份無法立足，蓋首要之實例具在，雖則第三十五節提及「祇本例絕不能引伸為限制傳統中藥之售賣、製造、配劑或調合，祇要未有使用本條例所指之毒藥在內」。我等店號對於各條例將含有毒質，何者為無毒質，實不能確知。

（十二）如是，則我等店號所經營之藥物，倘易被指為其中藥理有某些毒質。

（十三）照此實例而言，恐非我等做出之每一店號，須照法例之定義，僱用一個合格註冊之藥劑師。

（十四）此舉使各店號陷於困難之外，勢將造成一種行不通之形勢，蓋我等估值，整個香港所有合格註冊藥劑師不足一百五十人，換言之，我等店號為求能繼續開業僱用之時，此全部合格註冊藥劑師亦不足供應。

（十五）此路既行不通，則我等店號惟有全部歇業，致甘冒犯法被控之危險，兩者[illegible]已。

（十六）迫使我等店主不能營業，因此深遠一切中藥從業人員失業，此因而剝奪數約四百萬之香港華人慣用中藥醫治各種疾病之機會，恐非為四百萬華人之利害着想。

（十七）我等請願者敬祈以明確而斷之文字規定，使一切經營或理中藥，全部不屬於此法案執行之範圍。

（十八）上述與本案有關之「本草綱目」一書，應予承認，俾正等請願者及其他與我經營或處理中藥之人，得以中藥供應向來需用中藥之中國居民，以別於假作經營中藥但實則非法牟利之徒。

（十九）我等謹此陳明，本業迄今的僱員數目約五萬人，而我等歷年給與政府之各項稅款，合計殊屬不少，例如輸出一項，每年出口之藥材約為八千五百萬元，成藥則約為三千萬元。

因此，我等懇切的籲，敬祈將上述法案加以修正，凡「本草綱目」一書已列有名目或已見於該書或書所曾提及之一切中國藥物，其售賣、製造、配劑調合一律免受新法例之執行。附呈「本草綱目」一書，不勝感禱之至。

該六個團體為香港中華製藥總商會、香港九中華藥[illegible]商會、港參茸藥材行商會、香港南北藥材行以義堂商會、香港中藥聯商會、港九中藥職工總會。

藥物新法案報道（《香港工商日報》，1966年7月16日）

1966 年 7 月 16 日，六大中藥團體發表聲明指出[44]，藥物新法案如不修正，無異摧殘中醫藥文化，對市民健康及成藥外銷有嚴重影響。

昔日會員商號多為遠近馳名的百年老店，生產品牌人皆知曉。踏入廿一世紀，新一代製藥精英湧現，中成藥及保健品多如天際繁星，目不暇給，老中青共冶一爐，百花齊放。會員人數不斷壯大，近百家商號均在本港設廠，生產中成藥及保健產品者，粗略估計全年生產總達數十億港元。產品除本銷外，還外銷內地、東南亞及歐美等地。

2003 年，特區政府本着保障公眾健康，確保消費者權益及維持中成藥的質量，落實中成藥過渡性註冊[45]安排。會員商號多年來投入大量人力、物力、財力資源，申辦產品註冊。經過多年努力，大部分產品已完成註冊，為市民藥物安全提供了更進一步的保障。

回顧昔日人手製藥，發展至今已是機械自動化。另一方面，現時已有會員商號持有香港及澳洲 GMP 認證。商會為提高本港生產的中成藥品質，以及令中成藥的製造及品質控制能夠合乎規定，商會成立 GMP 關注小組，積極與衞生署協調，作為業界與政府溝通的橋樑，加強會員於獲得 GMP 認證方面的資訊。

商會亦與海關通力合作，進行打假活動，參與「打假交流會」，為打擊各行業冒牌貨而提出意見。海關也每隔數月，邀請商會會員及商號參與打假活動，減低因假貨湧現而令業界蒙受損失。

44 〈六大中藥團體發表聲明〉，《香港工商日報》，1966 年 7 月 16 日。

45 2003 年 4 月及 12 月，香港中醫藥管理委員會（管委會）分別開始接受「中藥商領牌」和「中成藥註冊」申請，以規管中藥的銷售和製造。在有關制度實施後，中成藥必須經安全、功效和品質審核，方可獲得註冊，而中藥材的配發、貯存和標示亦會受到規管。參見「香港中醫藥發展概覽」，https://www.cmchk.org.hk/chi/main_deve.htm

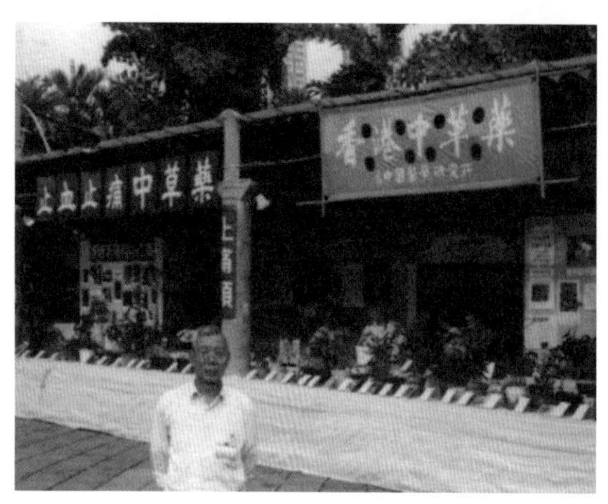

‥31997 年香港花卉展覽，展出止血止痛中草藥。

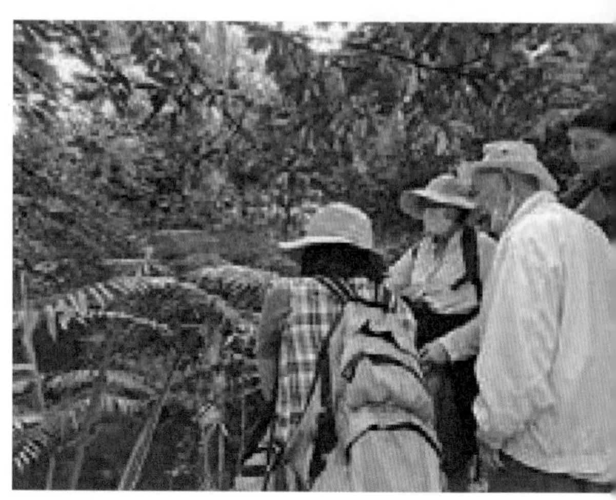
‥李甯漢教授帶領學生上山觀草藥採標本

◎（二十二）香港中國醫學研究所（1969）

1969 年，香港中國醫學研究所成立。1976 年，舉辦香港草藥展覽[46]，研究所曾參加 15 次香港花卉展覽，向市民介紹草藥知識。此外，研究所又參與《中國本草圖錄》[47] 編輯工作，圖錄獲獎得到專業認同。研究所更主編《香港中草藥》1 至 8 輯，最後完成巨著《香港中草藥大全》一套兩冊。

香港中國醫學研究所曾參加中醫藥界赴穗代表團 [48]，成功爭取《基本法》中重新加入「促進中西醫藥發展」[49] 字句，亦建議特區成立《香港中醫藥發展委員會》等，可謂貢獻良多。

46 〈香港草藥展開幕〉，《大公報》，1976 年 7 月 16 日。

47 〈中國本草圖錄出版〉，《大公報》，1990 年 11 月 24 日。

48 中醫中藥代表團赴穗，爭取基本法列明中醫藥地位。見〈爭取基本法列明中醫藥地位〉，《華僑日報》，1989 年 1 月 14 日。

49 基本法草議期間，有關醫療服務第六章第 145 條「促進中西醫藥發展」的字眼被刪除，後在中醫藥界人士力爭下，此項以法律形式承認香港中醫藥合法性條文獲得保留。參見〈反對刪除促進中西醫藥發展字句，《大公報》，1989 年 1 月 1 日。

據八年來普查結果產生

《中國本草圖錄》出版

商務學辦中草藥展覽

十二間研究所近百位專家合作

【本報訊】由全中國最受推崇的十二所國家級研究機構，近百位從事醫學、中草藥學、植物學、化學、攝影的專家學者歷時二載，傾力編纂的《中國本草圖錄》大型彩色圖冊，全套十卷已於本月七日由商務印書館（香港）有限公司與北京人民衛生出版社合作出版。

該書是在匯集了八二至九〇年的全國第三次中藥資源普查成果的基礎上產生的，並對建國四十年來中國中草藥資源的新發現和傳統中草藥知識作了全面整理，可以說是劃時代的中草藥學百科工具書。書中收錄了經過實地考察、及科學研究和分析的五千餘種中藥，其中植物、動物和礦物藥物俱全。除傳統漢藥外，還有蒙、藏、傣、維吾爾等少數民族的藥物。這套大型的工具圖冊，以精美的印刷榮獲「一九八九年萊比錫國際書籍設計優異獎」，並獲「一九八九年香港印刷大獎——書面設計優異獎」。

《中國本草圖錄》編輯顧問、香港中國醫學研究所所長李甯漢在昨日舉行的記者會上說，中醫中藥有數千年歷史，與中華民族一起成長，歷代本草書籍不下數百種。到了八十年代，需要一本反映當代中草藥研究成果的書籍，用科學的植物分類學知識。現代化的攝影和印刷技術來表現中草藥成果，是時代的需要，亦是歷史的任務。

李甯漢認為，沒有中國大陸十幾所研究機構的科技和人才作為強大後盾，這樣一套十卷的大型工具書，根本無法在短短的兩年間編纂出版。他覺得編輯過程最艱難的地方是藥物普查和攝影工作。因為草藥開花結果，有其自然規律，攝影人員常常需要耐心等候。尤其是有些珍貴的野生草藥生長在高山深谷、人跡罕至之處，給

難。而為了該書的撰寫和攝影，作者們的足跡遍及全國二十多個省市和自治區。

商務印書館（香港）有限公司董事總經理兼總編輯陳萬雄表示，該書除香港版外，已成功出版了台灣版，日文版在印製中，英文版亦將於近期付印，德文、法文版正在洽談之中。

為了配合《中國本草圖錄》的發行，

月」的活動，包括本月二十三至下月九日舉行的「全國中草藥展覽」，十二月一日下午舉行的「專家漫談中草藥講座」，地點均在商務印書館圖書中心四樓。十二月二日還有「中港專家交流游，西貢遠足覓本草」活動，《中國本草圖錄》出版酒會亦將於十二月七日舉行。

《中國本草圖錄》全套十卷，定價港

‥《中國本草圖錄》出版報道（《大公報》，1990 年 11 月 24 日）

◎（二十三）港九中華藥業商會（1972）

1951 年，港九中華熟藥商會成立，後因社會需要，於 1972 年，改名為港九中華藥業商會，並註冊為有限公司。商會以維護同業合法權益，加強聯繫其他中醫藥業團體，共謀中醫藥業務之發展為宗旨。

如今，港九中華藥業商會已發展成一個擁有多家大型製藥公司、著名藥行及多位著名中醫師的香港綜合性商會。商會開辦藥業職工訓練和中醫師進修培訓，能夠發揚國藥功能，以求促進會務之發展。

1987 年 9 月，中醫中藥十大團體聯席會議贊成直選[50]，1988 年應有四分一直選議席。

50 〈中醫藥贊成八八直選〉，《華僑日報》，1987 年 9 月 14 日。

中醫中藥十大團體
聯席會議贊成直選
八八年應有四分一直選議席

（特訊）香港十大中醫中藥團體（中國醫藥學會、中國醫藥文化協會、港九中醫師公會、香港中醫師公會、九龍中醫師公會、僑港中醫師公會、國際中醫中藥聯合總會、香港國醫藥研究會、港九中華藥業總商會及中華中醫公師會，（昨日下午七時假九龍瓊華酒樓舉行首長聯席會議。

出席者有各會首腦伍卓琪、譚寶鈞、陳建邦、蘇健康、曾洪華、吳英鑑、吳奕本、梁森炎、盧健榮、何樹坤、劉漢江、許仁生等多人。大會由召集人伍卓琪主持。

伍氏在致詞中指出：「我們十個中醫中藥團體的從業員達數萬人，對香港有極大影响力。由其對各界市民的健康。最近市民所討論的熱門話題，是八八年的直選，贊成或反對，香港政府發表的「一九八七年代議政制檢討綠皮書」，希望社會各界人士表達意見。伍氏强調稱：我們十個中醫藥團體經過多次的特別會議，一致贊成八八年直選，立法局議員應有四分之一由直接選舉產生。」

繼由港九中華藥業總商會理事長劉漢江提議，支持九龍總商會於八八年進入立法局爲商業功能團體組。劉氏指出：九龍總商會在香港已有四十多年歷史，會員人數逾萬，更有數十個各行各業團體會員，對香港的前景與社會經濟發展息息相關，協助政府，促進香港繁榮安定有極大的影响力。結果由香港中醫師公會理事長吳英鑑和議，全體首長一致通過，熱烈支持劉氏的提議。

最後港九中醫師公會永遠會長陳建邦呼籲全體會員積極發動其親友辦理選民登記，屆時選出賢能爲社會，市民服務。並請各會員從速將直選表態送交民意匯集處。（奕）

· · 中醫藥團體贊成直選報道（《華僑日報》，1987 年 9 月 14 日）

◎（二十四）香港中文大學中藥研究中心（1974）

1974 年，香港中文大學成立中藥研究中心及中醫研究小組，進行中藥研究，是香港第一所致力中藥研究的高等學府。1979 年，中藥研究中心派出多名代表出席首屆傳統亞洲醫學國際會議（International Congress on Traditional Asian Medicine，ICTAM）。[51]

---

51 亞洲傳統醫學研究國際學會（International Association for the Study of Traditional Asian Medicine，簡稱 IASTAM）是一個促進亞洲傳統醫學研究與實務的國際學術組織，自 1979 年在澳大利亞坎培拉舉辦第一屆會議以來，每隔三至四年在世界不同地方舉辦會議。參見〈首屆傳統亞洲醫學會議〉，《華僑日報》，1979 年 9 月 15 日。

首屆傳統亞洲醫學會議

中醫中藥遠傳海外

江潤祥教授任國際傳統亞洲醫學會副席

（港訊）第一屆傳統亞洲醫學會議於九月三日至七日，在澳洲坎培拉國立大學召開，由該大學東方文化研究所主持，與會者超過三百位來自世界各地的學者、醫務人員及科學家。

主要討論三類亞洲傳統醫學主流，即中國、印度及回教之傳統醫學。有關中醫中藥之主持人為澳洲國立大學中國文學教授柳存仁博士。

莊兆祥、章子剛

香港中文大學中藥研究中心派出多名代表出席會議。該校江潤祥教授除在會中擔任傳統中醫研討會主席外，並應邀宣讀兩篇論文。本港中醫中藥學者莊兆祥教授及章子剛博士等亦分別發表論文。

中日韓三主流

大會在九月四日一致通過成立「國際傳統亞洲醫學會」，隨即選出是次會議之發起人巴森教授（PROFESSOR A.L. BASHAM）為主席，另外又選出三位副主席，分別主理中國、印度和回教三個亞洲傳統醫學主流。中文大學生化學系及中藥研究中心江潤祥教授獲選為副主席，主理中國傳統醫學。嗣由各正副主席聯合委任十六名委員，其中包括中、日、韓的學者，分別代表各種傳統醫學體系。

造福全民健康

此第一屆傳統亞洲醫學會議，除南美洲外，世界各地均有代表各種醫學體系的學人出席，宣讀論文百多篇，內容遍及傳統醫學的文化歷史，社會學，人類學，自然科學及臨床醫學。與會代表，一致認為傳統醫學對亞洲各地人民的衛生保健有偉大的貢獻，應予發揚光大，為亞洲甚至全人類的健康謀福利。

國際傳統亞洲醫學會宣告成立，即與聯合國國際衛生組織及教育，科學文化組織取得聯絡，現正密切籌備該學會的各項學術活動。

‥江潤祥教授為亞洲醫學會副主席報道（《華僑日報》，1979 年 9 月 15 日）

2000 年，中文大學為再進一步全面加強中醫藥研究的發展，將中藥研究中心擴展為中醫中藥研究所，下設六個小組，透過科學化的研究，促進中醫藥的現代化、規範化、產業化及國際化，以協助中醫藥進入世界醫藥殿堂，使更多病人受惠。

◎（二十五）花旗參進口商會（1992）

由於寶壽堂洋參組部分會員與洋參來貨行有商業利益關係，未能確保洋參開盤中標商號的出倉期及銀期。1992 年 2 月 20 日，來貨行自做組一家為名為花旗參進口商會（香港）有限公司，目的是向

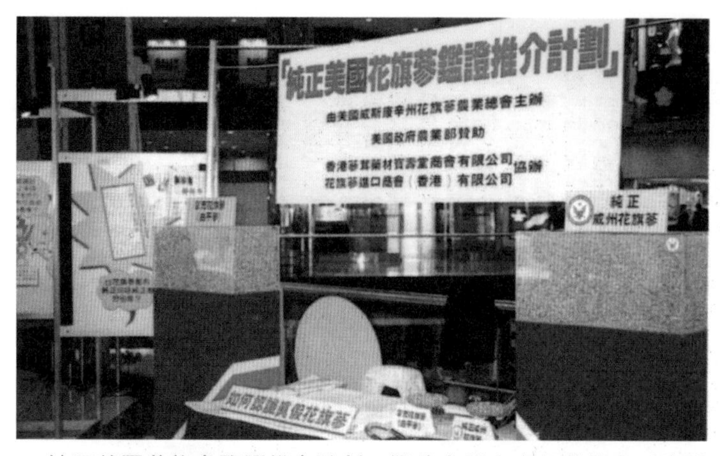
「純正美國花旗參鑑證推介計劃」
由美國威斯康辛州花旗參農業總會主辦
美國政府農業部贊助
純正
威州花旗參

‥純正美國花旗參鑒證推介計劃，攤位上展出真假花旗參以資識別，由美國威斯康辛州洋參農業總會主辦，寶壽堂商會及花旗參進口商會協辦。

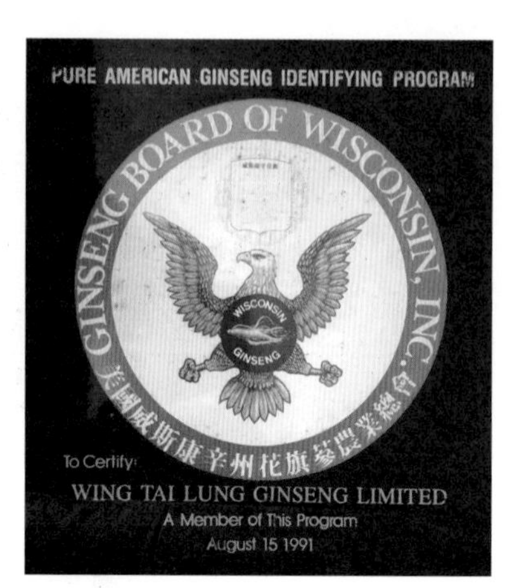
PURE AMERICAN GINSENG IDENTIFYING PROGRAM
GINSENG BOARD OF WISCONSIN, INC.
WISCONSIN GINSENG
美國威斯康辛州花旗參農業總會
To Certify:
WING TAI LUNG GINSENG LIMITED
A Member of This Program
August 15 1991

‥花旗參商標

寶壽堂洋參組會員爭取合理貨期和銀期權益，創會會員有十多家入口商。

1990 年代，美國威斯康辛州洋參農業總會來香港開設辦事處，推廣純正美國洋參認證推介計劃，招攬香港及亞太區洋參作業商號為成員，寶壽堂商會大多數會員參與計劃成員，並頒受認可證明。

◎（二十六）香港中藥從業員協會（1994）

1994 年 11 月，香港中藥從業員協會成立，會員主要是從事中藥有關行業的從業員，協會宗旨是爭取和維護勞工權益，推動和發展中醫藥事業，團結同業、提高中藥從業員的專業水平和地位。

協會成立初期，曾委派代表約見衛生福利科官員，就政府即將對中藥業界進行規管的方案提供了很多意見，後來，香港中醫藥發展籌備委員會組成，由當時協會副主席何發怡先生出任委員會委員及中藥組成員，就促進中藥業的發展、規管、培訓等事項，提供了極具參考價值的意見。

香港中醫藥管理委員會成立後，協會主席何發怡，副主席趙贊安、張向基，理事及會員林家榮、朱世清、王玲等先後出任組別委員，反映業界意見及爭取權益努力。

協會致力提升中藥從業員的執業水平，特別是前線工作，從業員需要接受正規化中藥訓練，提高專業水平，為市民提供更好服務。主席何發怡先生近年專注有關中藥的教育及培訓工作，培育業界人才。1999 年，由高永文醫生協助，得到黃天賜[52] 先生資助，協會與香港大學專業進修學院合辦中藥配劑主管進修證書課程，為中藥從業員提供良好進修機會。協會副主席趙贊安先生，曾任醫療護理業技能提升計劃[53] 及僱員再培訓局行業諮詢網絡[54] 中醫保健業委員，參與設計一些適合業內進修的課程。

◎（二十七）現代化中醫藥國際協會（MCMIA）（2000）

2000 年，現代化中醫藥國際協會成立，以推動中醫藥的現代化和國際化。MCMIA 與香港貿易發展局每年合辦「國際現代化中醫藥及健康產品展覽會暨會議 International Conference and Exhibition of the Modernization of Chinese Medicine and

52 黃天賜，香港註冊中醫師，出身醫藥世家，自幼體弱多病，因而從小跟隨父母黃道益、羅金梅習醫習武。數十年來以病人為本，以《黃帝內經》為基礎探討「都市病」根源。

53 〈新增醫療護理業技能提升課程現已接受報名〉，《新聞公報》，2005 年 11 月 23 日。

54 僱員再培訓局行業諮詢網絡：https://www.erb.org/erb/stakeholders/industry_consultative_network/zh/

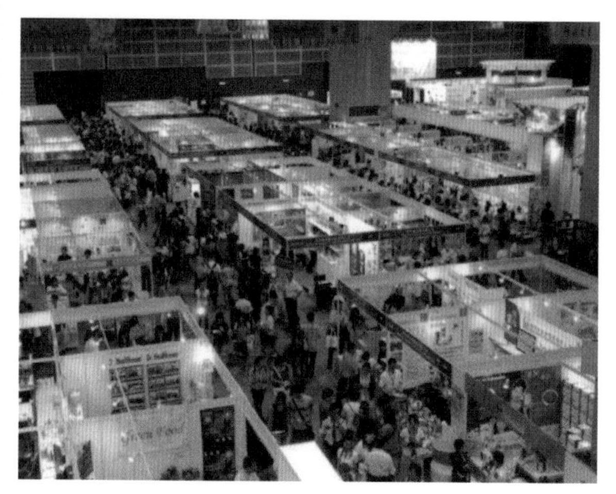

‥ICMCM 展覽館，中醫藥面面觀展位。

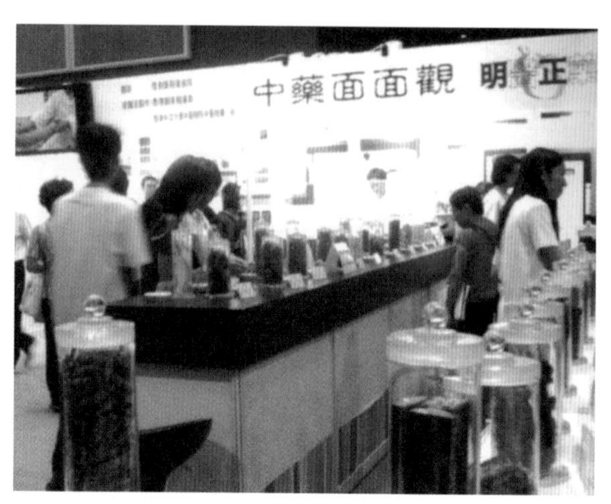

‥ICMCM 展覽館，中藥面面觀。

Health Products（ICMCM）」，在香港及海內外「官醫藥學研」各界的鼎力支持下，已成為全球中醫藥界每年的盛事。在《中醫藥十二五規劃》[55] 號召下，MCMIA 將進一步向市民推介養生治未病的意識和概念。今後亦會加強舉辦研討會、聯誼會、外地考察，以及對市民宣傳中醫藥裨益等活動，提升業界的專業知識和市民對中醫藥的認知。MCMIA 期望與各中醫藥團體加強溝通，通力合作，共同勉力為香港中醫藥的穩步發展盡一分力。

55 2011 年，十二五規劃綱要港澳部分規劃綱要港澳部分（原文）第二節：「支持港澳培育新興產業，支持港澳增強產業創新能力，加快培育新的經濟增長點，推動經濟社會協調發展。支援香港環保、醫療服務、教育服務、檢測和認證、創新科技、文化創意等優勢產業發展，拓展合作領域和服務範圍。支持澳門推動經濟適度多元化，加快發展休閒旅遊、會展商務、中醫藥、文化創意等產業。」

◎（二十八）國際藥膳食療學會（2002）

2002 年，國際藥膳食療學會成立，是「世界中醫藥學會聯合會藥膳食療研究專業委員會」[56] 香港的聯合機構。學會宗旨為繼承和發揚傳統醫藥食療學，促進及加強國際間的合作交流，提倡及推動藥膳食療學之普及，並積極參與公眾醫療服務，保障市民健康。

學會理念是「互相尊重，專業進步！藥膳與臨床相結合！治未病。」核心會員為來自香港三所大學中醫學院和業界的註冊中醫師；普通會員為「表列中醫師」、中醫中藥從業員、食療養生師及學員、營業師。

◎（二十九）香港中藥學會（2002）

2002 年 9 月，香港中藥學會成立，由一群修讀中藥的專業人士匯聚而成的非牟利組織，宗旨在推動、提高及研究中藥在香港之普及和發展，透過學會組織凝聚力量，鼓勵會員研究中藥，公開相關研究結果，提升香港中藥業的專業水平。

學會出版與中醫藥相關的學術研究刊物，推廣和普及中醫藥的保健知識。學會又組織及舉辦中醫藥學術活動，提高業界中藥的學術水平，促進香港與內地、台灣、世界各地的中醫藥界交流，另組織會員

56　世界中醫藥學會聯合會藥膳食療研究專業委員會於 2009 年成立，同時舉辦中國北京首屆世界藥膳養生學術研討會。科學的發展，社會的進步，導致人類生活條件、生存環境的眾多改變，更注重於人們自身生活的調理，這剛巧是中醫藥膳食療學術思想的優勢所在，委員會所強調的自然生態藥物與食物結合，用於健康的重建、恢復和保養。

前往參與各地的中藥學術及科研活動，推廣中醫藥文化。

學會因應政府對中醫藥的規範化管理，提供管道和豐富的資訊網絡，作為業界、學界及市民的溝通橋樑，以及中藥資訊的中心，為協助從業員作好準備。學會也透過各種活動，盡量普及中藥知識，糾正市民對中藥的誤解。學會致力推廣中藥與現代醫學的互相配合，推動中藥現代化，使中醫藥成為有力而令人信服的醫療選擇。

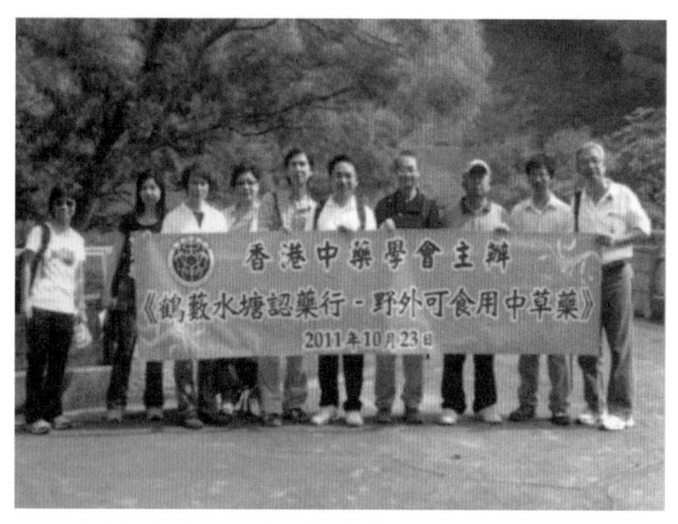
香港中藥學會主辦
《鶴藪水塘認藥行－野外可食用中草藥》
2011年10月23日
‥2011 年 10 月 23 日水塘認藥行作戶外考察

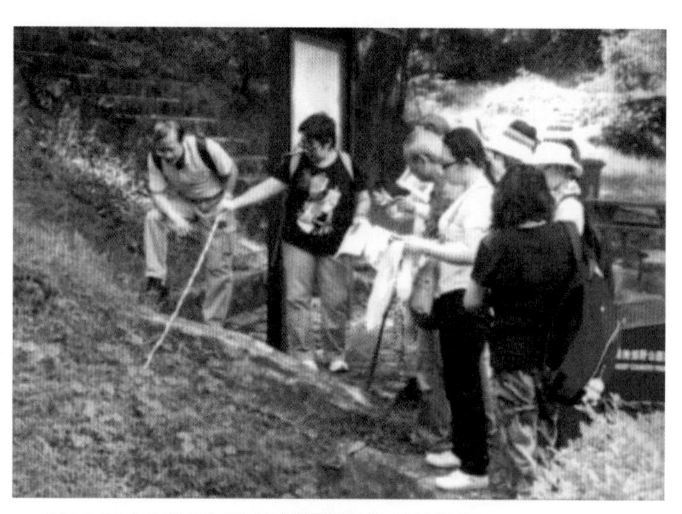
‥2011 年 10 月 23 日水塘認藥行作戶外考察

◎（三十）香港中成藥商會（2002）

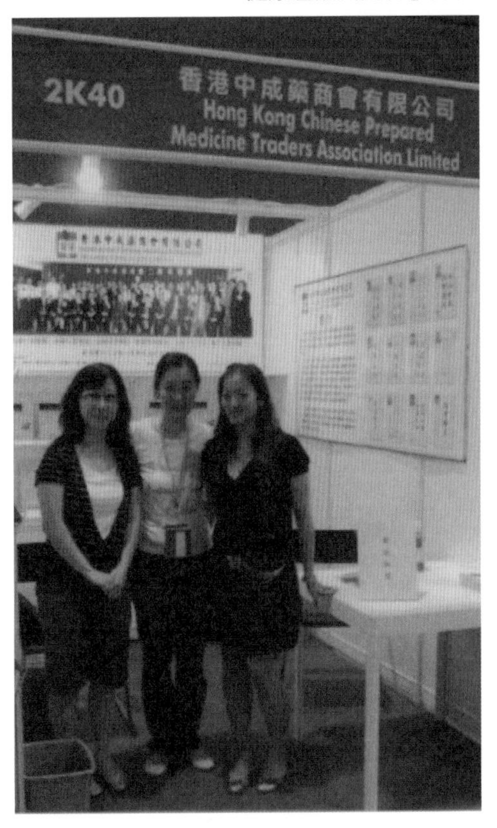

‥「國際現代化中醫藥及健康產品展覽會」攤位

2002年6月28日，香港中成藥商會成立，成員包括中成藥代理批發商、進出口商、製造商及大型零售連鎖集團，現有商號會員一百餘家，經營產品數千種，在行內具有廣泛的代表性。商會宗旨為弘揚中華醫藥，提倡中藥現代化、推動香港中成藥業發展與加強同業團結。商會又積極爭取、維護業界合理的權益，傳達政府的中醫藥政策，協助會員了解、執行各項法規、制定行業指引、提高商號的營商操守，杜絕偽劣產品流通。此外，商會又代表業界與政府溝通，就共同關注的問題反映意見。

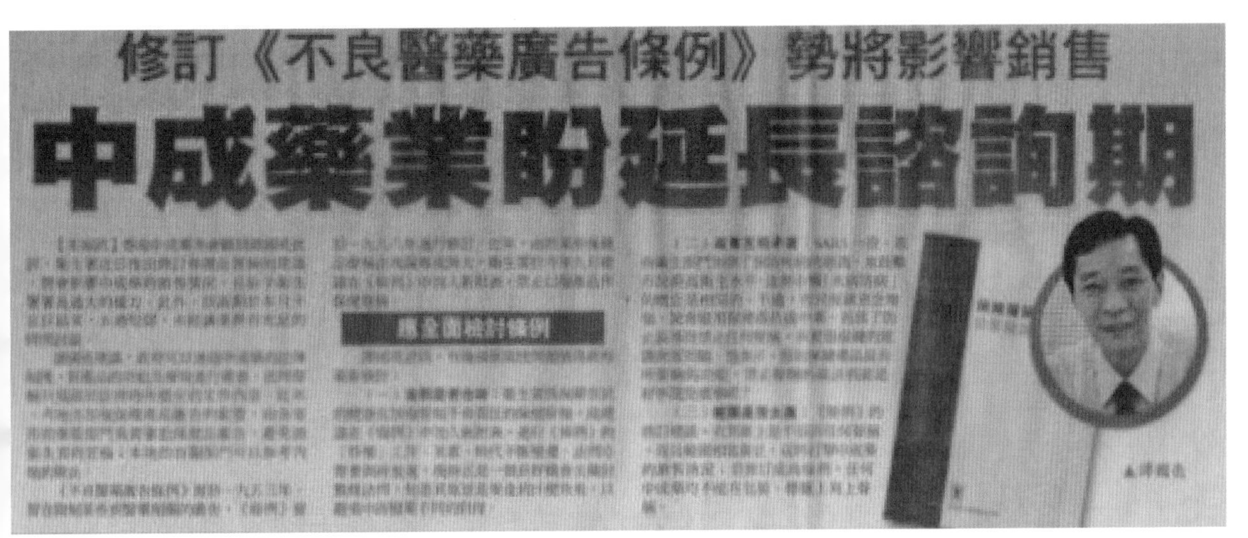

修訂《不良醫藥廣告條例》勢將影響銷售

中成藥業盼延長諮詢期

‥延長《不良醫藥廣告條例》諮詢期報道（《大公報》，2003年11月6日）

另一方面，商會為業界提供免費資料查詢、資訊交流、業務轉介等多項服務，會員可以享受由認可檢定機構提供之產品檢測優惠。商會又與相關機構舉辦交流活動，互通資訊、共創商機。作為非牟利的專業團體，商會對各類有助社會安定，有利經濟民生之活動均積極參與支持。

◎（三十一）香港中藥材標準辦事處（2002）

2002 年，香港中藥材標準（港標）計劃推行，分階段為常用中藥材制訂標準，以確保中藥材的安全及品質。

另一方面，政府致力推廣中醫藥，措施包括在衞生署下設立香港中藥材標準辦事處[57]，為香港常用中藥材制定標準，此外，辦事處又設立國際科研機構網絡，以進行研究和發展工作。

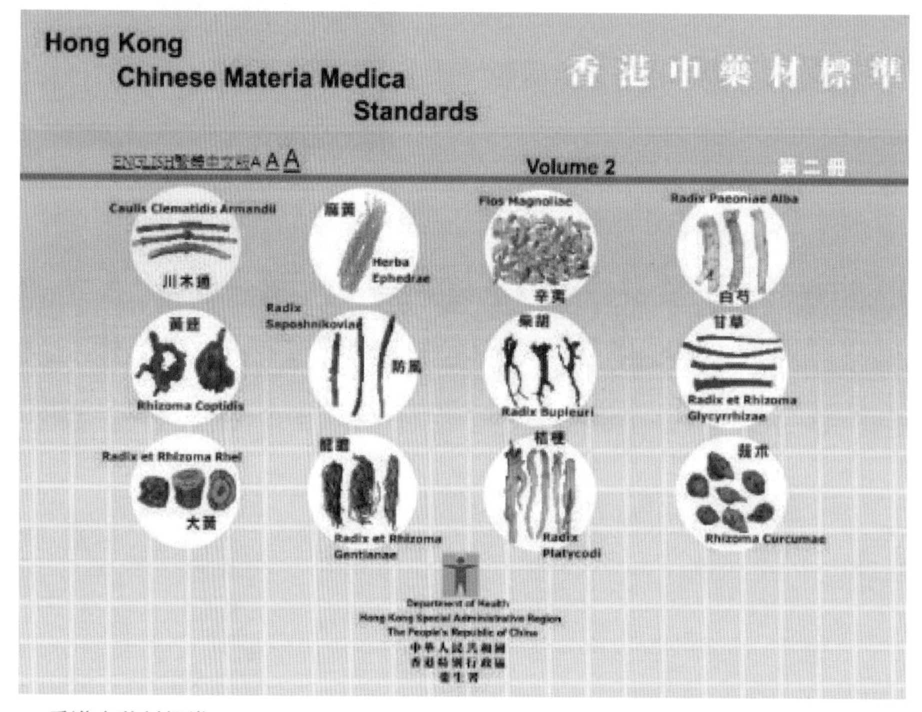

‥香港中藥材標準

57 香港中藥材標準辦事處 http://www.cmd.gov.hk/html/b5/hkcmms/index.html

◎（三十二）中藥全球化聯盟（2003）

2003 年，美國耶魯大學醫學院藥理學系鄭永齊講座教授與十六所大學院系合力成立了中藥全球化聯盟（Consortium for the Globalization of Chinese Medicine，CGCM），他親自擔任主席一職，旨在推動中醫藥在治療上的國際認受性，以及促進中醫藥全球化的步伐。

聯盟在全球現有一百二十六名學院會員（Institute Members）和十名企業會員（Industrial Affiliate Members）。其創辦成員包括中央研究院、中國醫學科學院中國協和醫科大學、中國中醫科學院、香港中文大學、香港浸會大學、香港科技大學、國家衞生研究院、北京大學、PhytoCeutica 公司、上海中藥創新研究中心、中國科學院上海生命科學研究院、上海中藥標準化研究院、上海中醫藥大學、清華大學、香港大學及耶魯大學等。

◎（三十三）專業燕窩商（2003）

香港是全球燕窩批發的總集散地，上環燕窩批發行歷史悠久，而香港燕窩零售數字及金額亦冠絕全球，故業界多年來一直希望成立一個具代表性及公信力的組織。2003 年，專業燕窩商成立，它是香港中藥聯商會轄下的組織之一。香港經歷沙士及經濟放緩，一眾德高望重的「老行尊」有鑒於市場上出售的燕窩質素參差不齊，為了團結行家力量和提升燕窩商的專業形象，在他們的號召下，成立專業燕窩商。

專業燕窩商以標榜專業及優質為宗旨，所有會員均經過嚴格評審，證實其店舖出售的燕窩皆屬貨真價實，商譽可靠才准予加入。目前商會由最初成立的 20 多家商號會員，發展至今已有接近 50 家商號。創立以來，專業燕窩商致力為業界提供商業資訊交流的機會，促進國際間的溝通和推廣貿易，通過網絡平台鞏固行業之間的聯繫，商會亦積極參與社會事務，與政府、警方、地區人士、學界及中藥業界保持聯絡、維護公共利益。

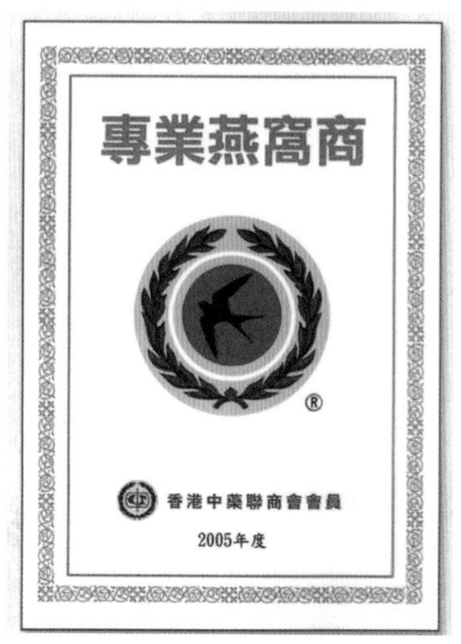

‥專業燕窩商

◎（三十四）香港中藥業協會（2009）

2009 年，香港中藥業協會成立，宗旨乃團結業界，齊心協力推廣中醫藥發展。協會堅守正藥正貨誠信，以維護香港優質中藥的美譽。2011 年，特區政府核准協會為立法會選舉功能團體機構。

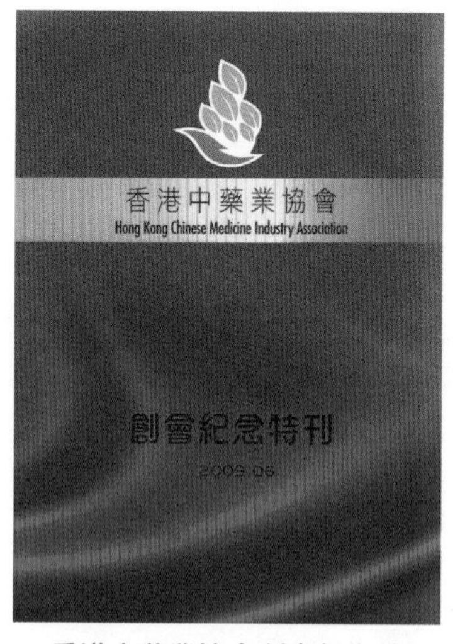

‥香港中藥業協會創會紀念特刊

自成立以來，協會一直致力透過舉辦不同類型活動，增加同業互動，促進兩岸三地的中藥貿易往來，並關注香港社會公益事務，其中包括與 TVB 週刊合辦「至愛優質中藥品牌」選舉，又協辦博愛醫院「中醫中藥保健安康香港行」，另與香港浸會大學合辦「中藥專題展覽人參多面睇」，與新城知訊台協辦「家庭健康博覽」、合辦「慶祝回歸 15 周年粵港千人中醫藥活動周」等，關注及支持社會事務。

◎（三十五）世聯中醫藥現代化協會（2009）

2009 年 12 月 8 日，世聯中醫藥現代化協會成立，社團成立的宗旨有五：

- 研究及發展中醫中藥現代化信息；
- 凝聚亞太地區學者與專家的平台；
- 結合內地與香港有關中藥的管理及標準；
- 提供市場動態與消費者的資訊；
- 進行贈醫賜藥活動。

此外，在成立任務方面，第四條「本社團世聯中醫藥現代化協會成立任務」包括積極主動向政府、中醫藥管理委員會或有關機構提出建議，為發展香港中醫藥事業，協助政府幫助中醫提高專業水平，作出貢獻。此外，協會維護中醫專業榮譽，維護中醫專業自主。協會又繼承和發揚傳統的中醫學，堅持學術民主，百家爭鳴，促進國際間中醫藥現代化和學術交流；協會希望提高會員的專業學術、自律精神和良好的專業操守，藉此推廣及增加大眾對中醫藥的專業認識與應用。

◎（三十六）中藥材專業諮詢委員會（2012）

2012 年 8 月，中藥材專業諮詢委員會成立，它是香港中藥聯商會轄下的一個「南北中藥材專業功能組別」，集合有專業知識及資深的中藥材業界人士，並邀得社會賢達和多所知名大學的相關學者、博士、中醫教授和中醫藥專才作為本委員會的高級顧問。

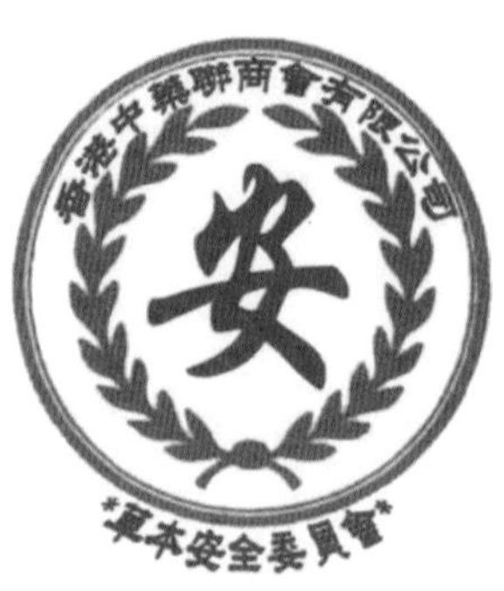

‥中藥材專業諮詢委員會

中藥材專業諮詢委員會會員，與各界積極參加衞生署舉辦的各種中藥材研討會，不斷提高業界的專業知識，委員會以積極的態度與衞生署加強合作，加強和業界、中醫藥學術界的聯繫，建立中藥材發展新思維資訊系統，與海內外先進同業互通資訊、開拓市場、拓闊商機，盡力傳承中藥材優質專業文化，為市民提供更優質的服務與保障。

◎（三十七）香港中醫藥業聯合會（2013）

2013 年 9 月 11 日，香港中醫藥業聯合會成立，它是香港首個聯合中醫及中藥業界的團體，旨在加強香港中醫藥業界之融合，攜手並進，傳承發展中醫中藥國粹，共同為香港市民服務。

◎（三十八）香港中成藥製造商聯合協會（2013）

2013 年 6 月 24 日，香港中成藥製造商協會正式成立，當時由「GMP 關注小組」改組而成，會員均為香港中成藥製造商，成立目的為會員爭取維持中成藥製造「雙軌制」制度。

2003 年，香港中醫藥管理委員會轄下中藥組制定《香港中成藥生產質量管理規範指引》，簡稱「中成藥 GMP[58] 指引」。根據《中醫藥條例》（香港法例第 549 章）第 133 條，領有中成藥製造商牌照的製造商，可向香港中醫藥管理委員會轄下中藥組申請「製造商證明書」（中成藥生產質量管理規範 GMP 證書），證明其在製造中成藥方面，並在品質控制方面，依循優良的規範。

目前香港是採用雙軌制，即領有中成藥製造商牌照的製造商可以決定是否申請製造商證明書，具財力的大型製造商會以 GMP 規格製造中成藥，而大部分中小型製造商，則按政府的一般製造業要求生產。惟在 2010 年，政府以安全為由，計劃為全面實施 GMP 規格製造中成藥制定時間表。

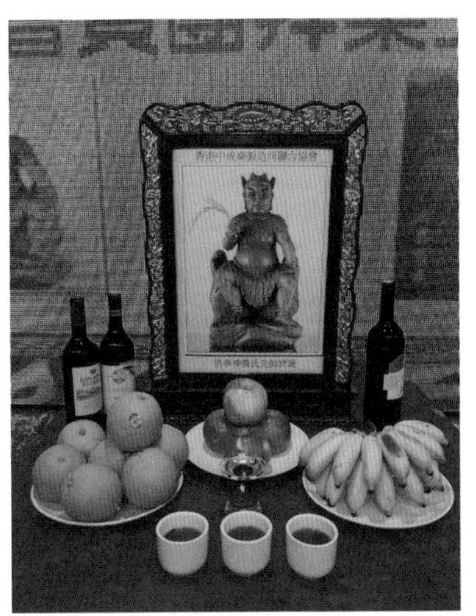

‥神農先師寶誕

58 GMP（Good Manufacturing Practice），世界衛生組織於 1975 年 11 月正式公佈 GMP 標準，是指食物、藥品、醫療產品生產和質量管理的法規。GMP 在香港被譯為「生產質量管理規範標準」，香港所有西藥製造廠必須擁有 GMP 認證，而中成藥製造則處於過渡期。根據香港中醫藥委員會，截至 2020 年 9 月，中成藥製造商數目為 287 間，其中 21 間已獲中藥組發出製造商證明書。

大搜查：衞署強推GMP 玩殘中成藥廠

全港現時有二百八十多個中成藥製造商，衞生署最近大力「推銷」中成藥藥品生產質量管理規範（GMP），雖然署方表明仍未正式訂定實施時間表及具體方案，但已引起業界恐慌。業內人士指中小企資金有限，無法支持將廠房及人力資源提升至GMP級別，一旦落實推行GMP，將有逾九成中成藥製造商面臨倒閉，保守估計有一萬三千人會加入失業大軍。

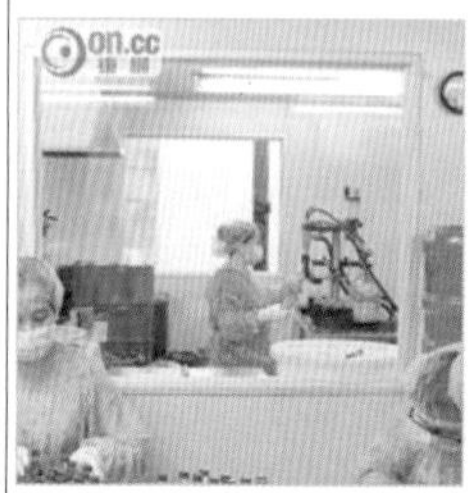

現已領有牌照的中成藥製造商均須符合在處所、衞生、設備、監管人員知識等各方面要求。

「我哋好贊成中成藥要有規管、要有進步，但如果政府要硬推GMP，成個業界一定玩完，只會剩番幾間大嘅藥廠！」香港中成藥製造商聯合協會理事長江志雄指出，香港現存的中成藥製造商約有二百八十多間，當中有九成以上為中小企，每間僱用員工亦只有數十人，直言要將中成藥製造規格提升至GMP標準確實無能為力。

廠房規格要求高

江志雄又稱，現時中成藥的製造一直採用「雙軌制」，具財力的大型製造商會以GMP規格製造中成藥，而其餘絕大部分的中小型製造商則按政府的製造要求作業。但在二〇一〇年，政府以安全為由，計劃為全面實施GMP而制訂時間表。踏入二〇一四年，衞生署即不斷舉行座談會，又印刷有關小冊子，營造勢在必行的氣氛，令整個業界惶恐不安。

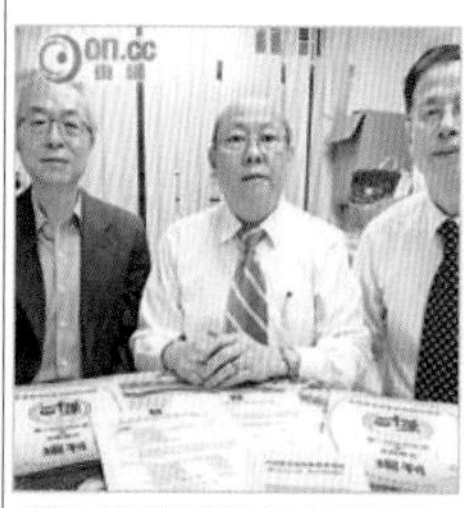

香港中成藥製造商聯合協會理事長江志雄（中）、副理事長姚介榮（左）及顧問律師任沛均擔心GMP如強行實施，會令業界崩潰。

該會副理事長姚介榮補充，GMP標準涉及的範疇非常廣闊，以最簡單的例子說明，在硬件配套的標準上，廠房每層高度最少十五呎，以便安裝空氣潔淨系統及鋪設管道，「喺香港搵到咁大嘅現成廠房好困難，就算有都好貴，中小企點會買得起！」製造中成藥的廠房倘要符合衞生署的標準，亦需投入數百萬元裝修廠房，故廠房不能以租代買。

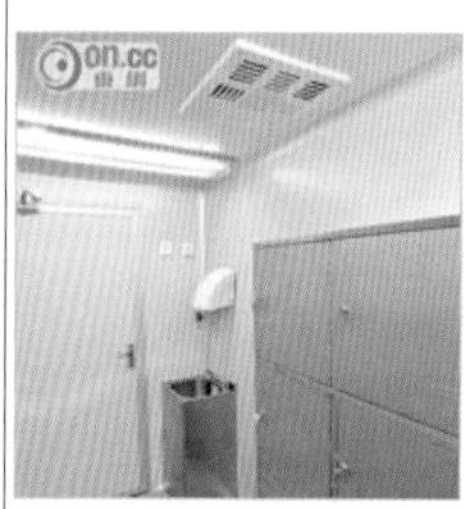

GMP標準對廠房高度亦有規定，以安裝空氣潔淨系統及鋪設管道。

當局稱非強制推行

衞生署發言人稱，GMP為全球各地廣為採用的藥品製造業品質保證系統，透過原材料、廠房、設備、衞生、人員培訓和品質管理等硬件及軟件準則，確保藥品製造企業能持續穩定地製造有質量的藥品，製造商會獲發製造商證明書，證明製造商在製造中成藥及品質控制有優良規範。

發言人又說，為確保中成藥的品質及安全，中成藥的製造必須依循GMP並訂定時間表，以適應國際藥品GMP的發展趨勢。但發言人更強調，現階段仍未正式訂定實施時間表及具體方案，並重申現時中成藥的GMP制度並非強制推行，現時已有十一間中成藥製造商獲發製造商證明書，佔總數百分之四。

‥中成藥品質保證系統對藥廠影響的報道

查：衛生署中成藥品質保證系統　或掀倒閉潮

ıtes

最近大力「推銷」中成藥藥品生產質量管理規範（GMP），雖然署方表明仍未正式施時間表及具體方案，但已引起業界恐慌。業內人士指中小企資金有限，無法支持將人力資源提昇至GMP級別，一旦落實推行GMP，將有逾9成中成藥製造商面臨倒守估計有1萬3千人會加入失業大軍。

好贊成中成藥要有規管、要有進步，但如果政府要硬推GMP，成個業界一定玩完，番幾間大嘅藥廠！」香港中成藥製造商聯合協會理事長江志雄指出，香港現存的中成商約有280多間，當中有9成以上為中小企，每間僱用員工亦只有數十人，直言要將製造規格提昇至GMP標準確實無能為力。

又稱，現時中成藥的製造一直採用「雙軌制」，具財力的大型製造商會以GMP規格成藥，而其餘絕大部份的中小型製造商則按政府的製造要求作業。但在2010年，政全為由，計劃為全面實施GMP而制定時間表。踏入2014年，衛生署即不斷舉行座談印刷有關小冊子，營造勢在必行的氣氛，令整個業界惶恐不安。

理事長姚介榮補充，GMP標準涉及的範疇非常廣闊，以最簡單的例子說明，在硬件標準上，廠房每層高度最少15呎，以便安裝空氣潔淨系統及鋪設管道，「喺香港搵嘅現成廠房好困難，就算有都好貴，中小企點會買得起！」而製造中成藥的廠房倘要生署的標準，亦需投入數百萬元廠房裝修，因此廠房不能以租代買。

發言人稱，GMP為全球各地廣為採用的藥品製造業品質保證系統，透過原材料、廠備、衛生、人員培訓和品質管理等硬件及軟件等準則，確保藥品製造企業能持續穩定有質量的藥品，有關製造商即會獲發製造商證明書，以證明製造商在製造中成藥及品有優良規範。

又說，為確保中成藥的品質及安全，中成藥的製造必須依循GMP並訂定時間表，以際藥品GMP的發展趨勢。但發言人更強調，現階段仍未正式訂定實施時間表及具體並重申現時中成藥的GMP制度並非強制推行，現時已有11間中成藥製造商獲發製造書，佔總數4%。

‥衛生署設立中成藥品質保證系統報道

立法會CB(2)2104/16-17(08)號文件

香港中成藥製造商聯合協會
Hong Kong Chinese Medicine Manufacturers United Association
香港九龍彌敦道525號寶寧大廈A座404室
Rm 404, Block A, Bell House, 525 Nathan Road, Kowloon, H.K.
Tel.: (852) 2384 9675　Fax: (852) 2384 6742
E-mail: hkc.medicine@yahoo.com.hk

就《2017年中醫藥(修訂)條例草案》意見
香港中成藥製造商聯合協會(19.09.2017)

這次條例草案旨在修訂《中醫藥條例》(第549章)及其附屬法例，以賦權某些公職人員在指明的情況下，禁止銷售中藥及其他在中成藥的製造過程中產生的物質或合成物，亦賦權該等公職人員在指明的情況下，收回已銷售的該等中藥、物質或合成物；並就相關事宜訂定條文。

本協會就上述修例目的及內容呈交意見如下：

(1)法例未能打擊那些〝空殼公司〞：
例如：一些只有商業登記，公司地址掛在會計公司內的空殼公司，當一旦事發，公司馬上破產，其時當然找不到負責人去處理回收產品等事情，請問署方會如何處理？

(2)中藥定義仍未清晰，會衍生很多爭執：
就現在修例內容，因沒有明文界定〝新的中藥定義及新的中成藥定義〞，彷彿只要是公職人員認為產品是中藥、中藥材或中成藥，未經法例批准便可引《中藥安全令》着其禁售及收回。如此這般，現行一些容許售賣的〝清熱產品〞、〝藥食同源〞的保健食品，便有可能納入管制，這會嚴重打擊保健食品業發展。

(3)本會建議：
根據這次條例的目的，可見《中醫藥條例》經過十多二十年的實踐，應該是進行全面檢討的時候了！特別是何謂中藥？中成藥的定義？保健食品立法？HKP及HKC雙軌並存以解決中成藥註冊問題等，以上種種是應當重新檢視。小修小補未必能解決現在的困局的。
本會希望署方保留及盡量放寬處理HKP，以避免部份業界因產品被取消無以為繼，而被迫以添加維他命、西草藥等形式轉移生產、銷售健康食品，還望署方能多作考量。
呈《2017年中醫藥《修訂》條例草案委員會》

香港中成藥製造商聯合協會
2017年9月19日

‥香港中成藥製造商聯合協會對2017年中醫藥修訂條例草案例的意見

◎（三十九）香港本草醫藥學會（2017）

2017年4月12日，香港本草醫藥學會成立。2018年11月，學會獲漁護署委託協助勘查香港地質公園內的中草藥資源。

時事考題：地質公園蘊藏中草藥

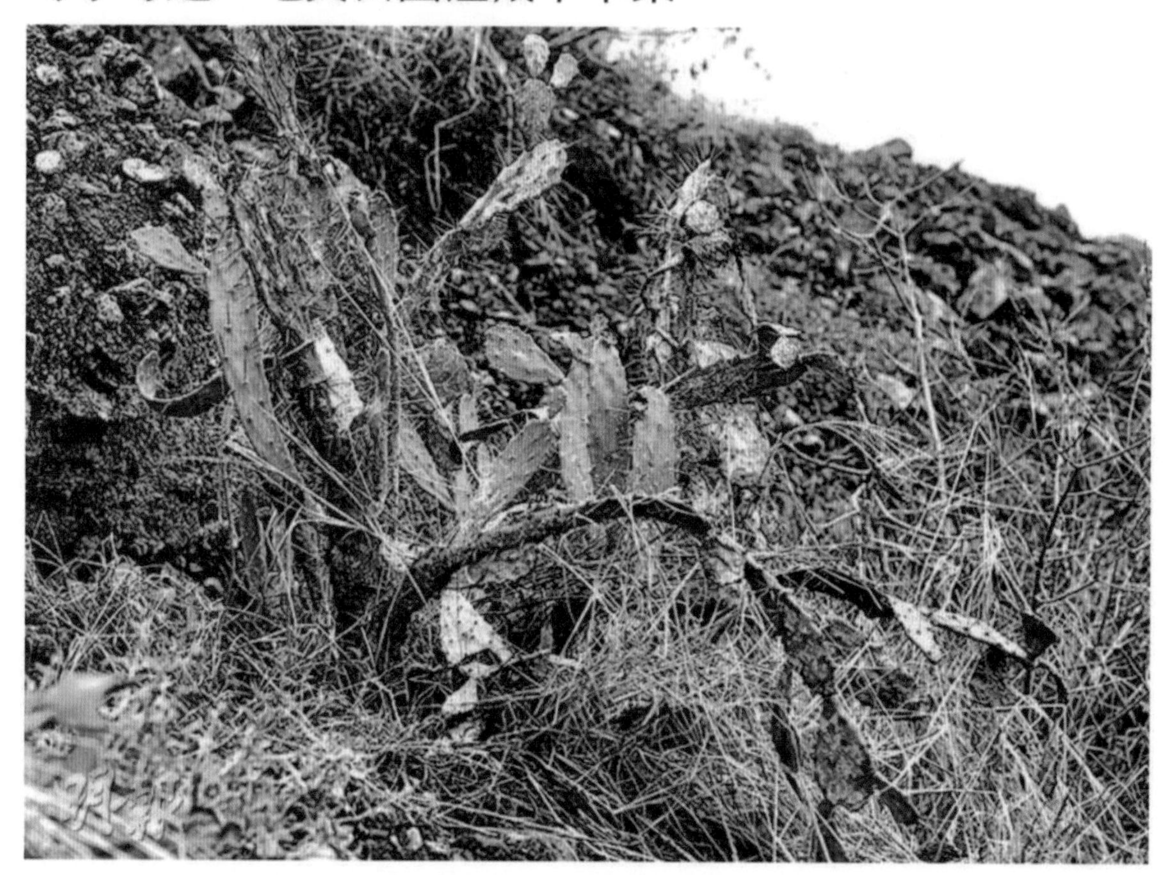

圖1之1 - 鴨洲有37種中草藥，當中包括可治炎症的野生仙人掌（圖）。

【明報專訊】漁護署委託香港本草醫藥學會勘查香港的地質公園，發現位於新界東北地質公園景區的鴨洲及吉澳，不但擁有獨特的沉積岩地貌，而且蘊藏豐富中草藥資源。香港本草醫藥學會導師伍國富指出，鴨洲面積只有4公頃，平均每1000平方米就有一種中草藥，密度甚高，雖然該島沿岸幾乎寸草不生，但是仍擁有豐富的中草藥資源，甚為難得。他補充，在郊外行山，沿途有不少中草藥，其貌不揚，背後卻有不少有趣故事，若匆匆走過就會「走寶」。漁護署高級地質公園主任楊家明表示，部分中草藥沿地質公園的自然步道可以見到，所以計劃於兩小島各規劃一條約半公里長的中草藥徑，最快2019年3、4月完成。

《明報》，2018年11月9日

‥地質公園蘊藏中草藥報道

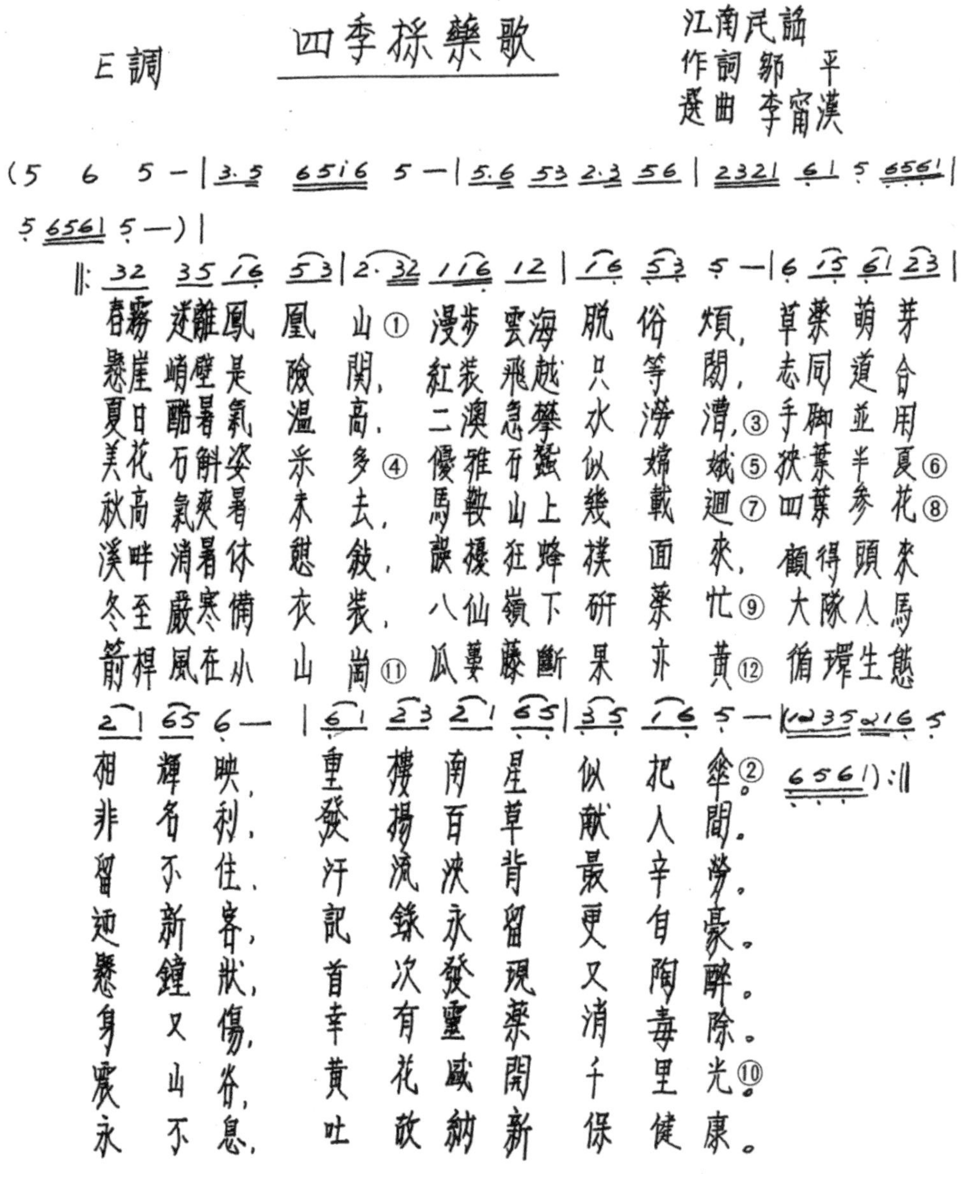

四季採藥歌

E調

江南民謠
作詞 鄧平
選曲 李甯漢

(5 6 5 — | 3.5 6516 5 — | 5.6 53 2.3 56 | 2321 61 5 6561 |
5 6561 5 —) |

|: 32 35 16 53 | 2. 32 116 12 | 16 53 5 — | 6 15 61 23 |

春霧迷離鳳凰山① 漫步雲海脫俗煩，草藥萌芽
懸崖峭壁是險關，紅裝飛越只等閒，志同道合
夏日酷暑氣溫高，二澳急攀水澇漕，③手腳並用
美花石斛姿采多④ 優雅石蠶似嫦娥⑤狹葉半夏⑥
秋高氣爽暑未去，馬鞍山上幾載迴⑦四葉參花⑧
溪畔消暑休憩報，誤擾狂蜂撲面來，顧得頭來
冬至嚴寒備衣裝，八仙嶺下研藥忙⑨ 大隊人馬
箭桿風在小山崗⑪ 瓜蔞藤斷果亦黃⑫ 循環生態

21 65 6 — | 61 23 21 65 | 35 16 5 — | 1235 216 5 6561) :||

相輝映，重樓南星似把傘②。
非名利，發揚百草獻人間。
留不住，汗流浹背最辛勞。
迎新客，記錄永留更自豪。
懸鐘狀，首次發現又陶醉。
身又傷，幸有靈藥消毒除。
震山谷，黃花盛開千里光⑩。
永不息，吐故納新保健康。

註：①鳳凰山是香港第二高山，在大嶼山。
②重樓即七葉一枝花，天南星為藥名。
③二澳屬大嶼山地方名，水澇漕是山澗名。
④美花石斛是蘭科草藥。
⑤石蠶是蘭科草藥。
⑥狹葉半夏是作者在二澳發現的香港新品種。
⑦馬鞍山是山名，在九龍。
⑧四葉參是作者在馬鞍山發現的香港新品種。
⑨八仙嶺是山名，在九龍。
⑩千里光是菊科草藥，開黃花。
⑪箭桿風是薑科草藥。
⑫瓜蔞是葫蘆科草藥。

‧‧四季採藥歌

結論：

香港道醫、中醫、中藥傳統與風俗

早在公元前四千年前開始，香港一帶已有人類活動，過着原始的漁農生活。先民善用本地資源，通過生活累積療治經驗。雖然不是嚴格醫學，卻是一種生活經驗的累積，可視為現代中醫藥基礎。每當遇有瘟疫，前代居民束手無策時，亦會尋求神明協助，漸由巫術中衍生較有系統的道醫技術，當中既有宗教與精神方面的修持，亦注重自然氣候與人體生理的互動關係，顯然是中醫藥的源頭所在。經過數千年發展，漢地醫藥學問漸漸從道學中分析出來作為獨立門類，尤其近百年來受科學技術及學術教育系統的影響，大眾才淡忘道醫與中醫藥之間的緊密關係。中醫藥已自成一系，人們遇到疾病首先到醫館求醫，道醫技術只於宮觀廟宇裏施展，慢慢局限於節俗形式。

‥華南醫療背景與醫藥信仰關係表

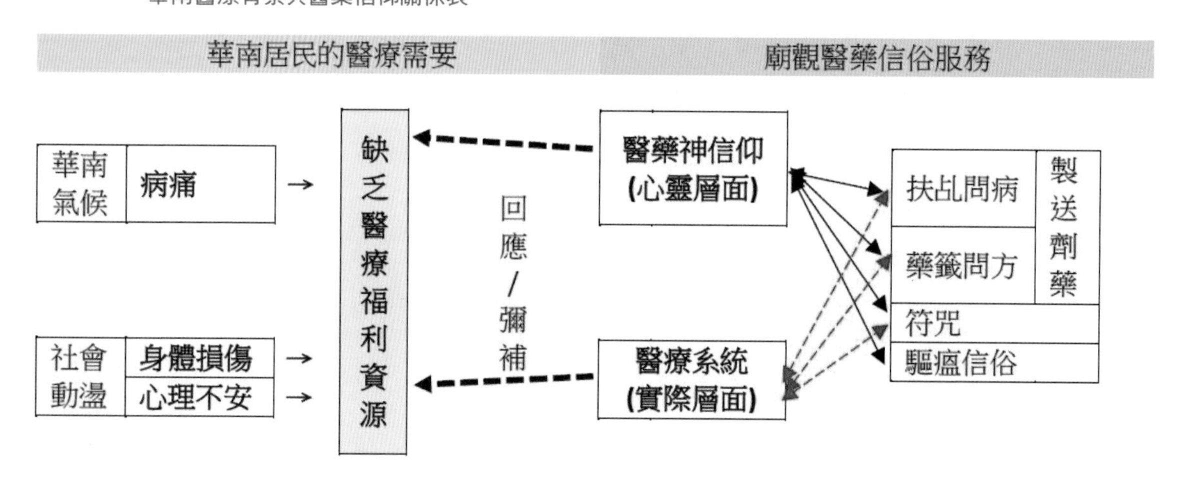

香港開埠以後，因地理與經濟特殊，本地中醫藥發展起了變化。就在開埠六十年間，堪稱為本地中醫藥發展的初期階段。由於香港人口不斷增長，社會匯聚不同階層的華人，包括來自五湖四海的中醫師。他們以個體形式執業，除醫治病人外，也會自行研製祖傳秘方的丹丸供應病人。香港政府對中醫藥為傳統風俗一向採取放任態度，只要不涉及嚴重公眾衞生問題時，都不會干涉華人醫療事務。另一方面，中藥既是大自然物種，透過人類的應用發展成商品。中醫師及藥商正是從長久的經驗中累積，將藥材加以炮製變成具有價值的醫療產品，解救眾生的病痛。開埠後的香港成為世界貿易平台，來自全國各地的藥材固然能運到香港，同時全球各地的地道藥材物種也同樣運往香港轉口或銷售。根據出入口數據顯示，編者可以肯定的說香港是全中國範圍內匯聚大江南北及世界藥材最豐富和完整的地方，這種情況在世界也極為罕見。於是，香港在數十年間就匯集了各地的中醫師及世界各地的優良藥品，奠定了本地中醫中藥的發展基礎。

1910 年代至 2000 年代，是本地道醫、中醫、中藥全面發展的階段。隨着宮觀廟宇陸續從廣東遷到香港，道侶以道醫技術救濟貧苦大眾，由修真教化、開乩指引、到贈醫施藥，照顧到廣大市民身、心、靈的需要，惠及萬民。香港保持及延續了千百年的道醫學傳統技術，蘊含深厚的宗教與醫療文化，相當珍貴。尤其在 1970 年代社會福利普及以前，本地道教宮觀提供的醫藥服務，大大彌補本地醫療服務的不足，成為本地民間醫療系統的核心。以華人佔絕大多數的本地居民，均以傳統中醫藥（或經驗偏方）作為最主要的治療方法。昔日本地西醫診費高昂，普羅大眾難以負擔，基於現實考慮，自然以傳統中醫藥作為治療的唯一方法。因此可以定論，在政府包攬住民醫療福利以前，中醫中藥才是整個香港醫療體系的主流，這是無可置疑的。

只是本地中醫以個體戶形式經營，整個行業欠缺統一和完整記錄，因而缺乏檔案文獻和統計數據，故在討論香港醫療發展時往往以官方檔案作唯一資料，造成西醫為醫療核心的錯覺，這也是本地中醫中藥的歷史角色和地位一直被忽視的原因。不過，從人口比例及診療收費作類比，單靠西醫醫院和診所的應診數據，顯然與本地密集的人口不成比例。長期以來，本地華人運用民間智慧及中醫傳統技術先作自我醫療，非到必要（如緊急意外）或瀕臨病危，一般不會主動去西醫院就診（甚至有部分寧願選擇死亡都不願看西醫）。直到二十世紀七十年代，香港政府提供了醫療福利津貼，市民能以相對低廉的診金到公立醫院就診或留醫，情況才明顯改變。

雖然華人普遍選擇中醫診治，但就當時的社會環境和政策限制，中醫業亦面對挑戰和機遇，形成香港中醫藥業在全球華人社會的獨特模式。二十世紀上半葉，中國戰亂頻仍，各地中醫師往南避戰，促使香港匯聚全國不同學派的中醫師，他們既是中國政府的國醫，也是香港政府視野下的中醫。因為特殊的政治環境，英治時期容許中醫在較寬鬆環境下運作和發展，故能保持較傳統的醫事技術，也出現「醫藥合流」的情況。自古以來，中醫中藥雖是唇齒相依的關係，卻是兩個不同的行業，各有分工，中醫藉着對醫理的認識作辨症論治（知識與技術）工作，至於藥材的來源、培育、採集及炮製（物種）等則屬另一專業項目，屬藥材商的工作範圍。自古以來，為免醫家受賣藥利潤而影響處方應用，大多以醫藥分流方式運作，或充其量由藥店聘請醫師掛診，醫師收取定額診金，藥店則賣藥取利。直到現代，國民政府亦明令實施「醫藥分流」政策，醫藥兩者不得同時兼營。新中國成立後，中醫藥事務更由國家政策統一管理，自無醫藥利益衝擊。但是香港卻獨特地將醫與藥合成「一條龍」服務，中醫師自設藥行兼售藥材的情況比比皆是，十分普遍。此外，新舊文化不斷碰撞，西醫與中醫持續的衝突與調和，香港政府長期以西醫視野看待中醫藥行業，多次介入限制欲取締中醫發展，只是基於現實考量，港府一旦取消中醫便需要負擔全港華人的醫療開支，這是不可想像的沉重負擔，因而任由業界在民間自由發展，這些舉措明顯反映政府對中醫中藥行業未有充分認知；而且，自民國以來，內地一直討論摒棄傳統國醫問題，當時全國中醫藥業界處於最複雜、混亂和探索的階段。香港中醫身處在這個風潮下，卻開始由民間個體戶組成業界群體，開始注重並爭取自身權益，可說是現代香港中醫藥的重要轉捩點。另一方面，這百多年來，從中國各地來香港的中醫專家，在港府的政策下得以在自由空間下工作，更利用本地豐富的藥材資源為原料，自行製作中成藥產品，部分更成立藥廠作大規模生產，不只供應本地，更長期傾銷亞洲的知名產品。這都是香港中醫藥業發展的獨特點。

2000 年代至今，是本地道醫、中醫業、中藥業的蛻變時期。1998 年，立法會通過《中醫藥條例》後，意味行業由自理模式改為全面由官方政策規管，這對本地業界來說是前所未有的大衝擊。首先，大部分宮觀廟宇為避免違法（或無法負擔高昂的藥物檢測費和製藥設備），帶有宗教技術的醫療方法及製藥，都陸續萎縮或消失，以致現有的道醫技術，主要以純宗教儀式或非物質文化遺產的形式延續。

中醫業方面，新法例下所有中醫及相關醫事均由政府監督操作，凡從事中醫者必須通過政府考核及註冊方可執業，許多資深中醫師因未能通過學院式考試而降格為過渡性質的「有限制註冊中醫」、「表列中醫」，部分甚至放棄行醫；而醫師培訓則劃一由認可大學課程培訓，意味傳統「師父帶徒弟」的學徒制全面淘汰，許多師徒相傳的醫學經驗和藥物處理技術等亦無可避免會失傳。

中藥業方面，政府採用與西藥製造相同的標準，對一向以傳統製藥技術運作的中成藥商而言是嚴苛的要求，也大幅提升了經營成本，這一項政策也忽略「藥食同源」等中醫藥理的獨特性（尤其自然性或抽象性的製藥原理）和現實環境。於是，大量經營數十年的中藥廠（或品牌）受《條例》影響而出現骨排式的倒閉潮，連帶與製藥相關的運作鏈及商業活動也隨之消失，這是相當可惜的，即使保留下來的中藥廠亦面對舉步維艱的經營環境（《條例》生效二十多年，至今仍有高達八成的中成藥未獲正式註冊，連申訴專員公署亦發表報告點名批評），直接影響了產品外銷的競爭力，這無疑將香港製造的中成藥品局限於本地銷售而無法輸往國內及海外市場。因此，中醫業及中藥業界經過批評《條例》着重管理而忽視了業界獨特性及現實運作，打擊生存空間。

從另一方面看，《條例》既是監管中醫藥的規則，但同時是中醫中藥走向科學化、現代化、管理化發展的契機。以歷史經驗分析，任何涉及由舊到新的交替時期，業界必然要面對艱苦的調整和適應問題。凡是能夠跳出舊有框架接受新事物的都能繼續前進發展，例如本地亦有科研機構以科學鑑證方法為中成藥進行專利註冊，建立與時並進的中醫藥體系，並以現代及科學方式大力發揮中醫藥的影響力，繼而推廣至世界。當然，更多情況是難以適應，只有堅持以傳統方式運作，盡力維持，這亦無可避免趨向萎縮。《中醫藥條例》出現後的二十年間，政府亦非原地踏步，也嘗試調整政策促進中醫藥業的發展，例如成立中醫醫院及中醫藥發展基金。當然，與內地的省級中醫院比較，規模及提供的專科服務，仍然有很大的距離。

政府自推動《中醫藥條例》後，揭開了香港中醫藥現代化的重大變革工程。過去二十年，包括政府的監管政策、中醫的訓練與操作、中藥的製造、銷售與應用等各方面，都進入了新舊交替下的模糊摸索狀態，然而這亦是歷史發展的必然性。編者以歷史經驗推論，未來二十年將會是香港中醫藥業發展轉向的最關鍵時期，這有賴相關官員和業界人士加倍努力，帶領行業通往光明的康莊大道。

後記

起初，本地中藥界有感二十年來業界萎縮情況嚴重，隨着多間老字號的消失，香港傳統中醫藥技術及相關文化已出現斷層，部分業界前輩認為在此衝擊下有責任整編一部香港中醫藥歷史，好讓海內外業界新進及廣大市民認識行業的獨特性及與日常民生的重要關係。由是籌組成立編輯委員會，延攬業界及學者幫忙，惜人事紛擾，屢歷阻礙，經始數年艱辛，幸蒙中醫藥業界、宗教界、學術界及各界先進鼎力扶持，終於編成《醫道鏡詮：香港道醫、中醫、中藥文化史略》，一則圓滿為香港傳統中醫藥發展作詳實歷史紀錄的初心，二則可作為對業界歷年給予金錢、時間、精神各方面的幫助的最好禮物和交代。

編輯期間，編委會成員需要經常拜訪業界前輩及精英，了解業界發展情況。時值本地疫情肆虐，無形間成了一道橋樑，透過尋常訪問傳遞中醫界、中藥界及道教慈善活動的最新資訊。因緣際會，先後促成了民間藏本《醫宗秘鑒》全套的重刊，免費印贈大學圖書館供研究之用；2020 年，疫情初起之時，黃大仙元清閣依典籍查得道醫香囊配方，即發起中藥界籌備原料，得到道教界和市民捐助經費，大量製造《漢方驅瘟香囊》，兩年來持續免費派發予市民，累計超過數十萬包。經報章報道後，再得中醫名家李甯漢教授支持擬出防疫膏方，另外配製《如茱萸寶防疫黃金膏》四萬餘盒贈送廣大市民。最感到意外的是，本已式微多年的道醫技術和事業，在這段時間以非物質文化遺產方式復興，並實際參與社會慈善活動，分頭製作防疫包及藥膏，並施展傳統道醫藥技術。如此種種，實實在在地展示了道醫、中醫、中藥業界精誠協作的力量和成果。今後在彼此尊重、互惠團結下必能創造無限可能。因此，這種意義尤其深遠重大。

現在，本書成功出版，作為香港首本完整及具學術價值的傳統醫藥歷史專書，業已取得階段成果。未來我們希望舉辦專題展覽，展示本地搜得的中醫藥文獻文物，還要推動將本地傳統中醫藥史料編入《香港志·醫療卷》等等，至於其他細碎項目，亦難以一一盡數。總其言，我們仍需繼續關注、推動和研究，尤望業界同心努力，各方惠予支持，貫徹始終。

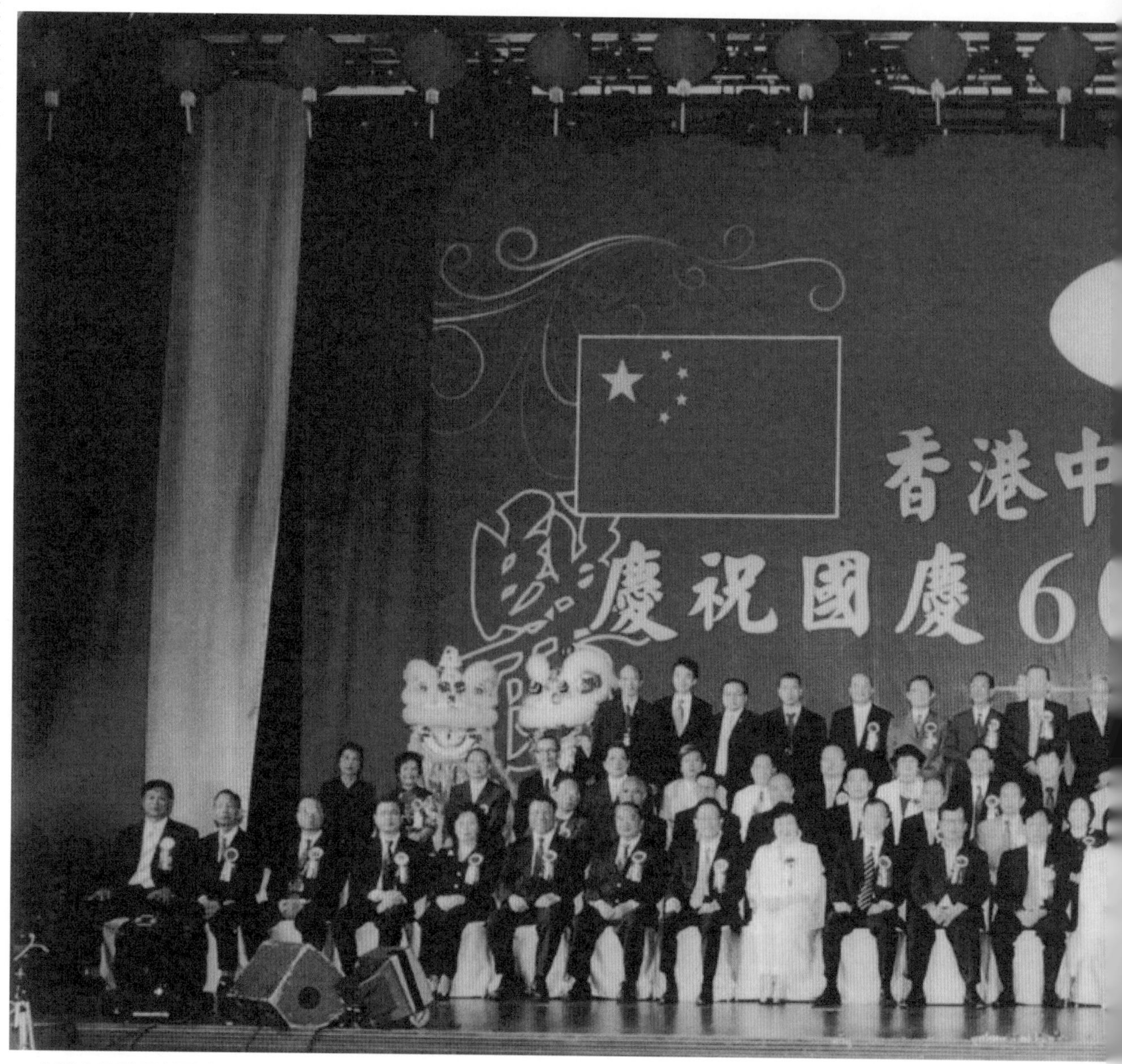

‥中醫中藥界祝賀國慶

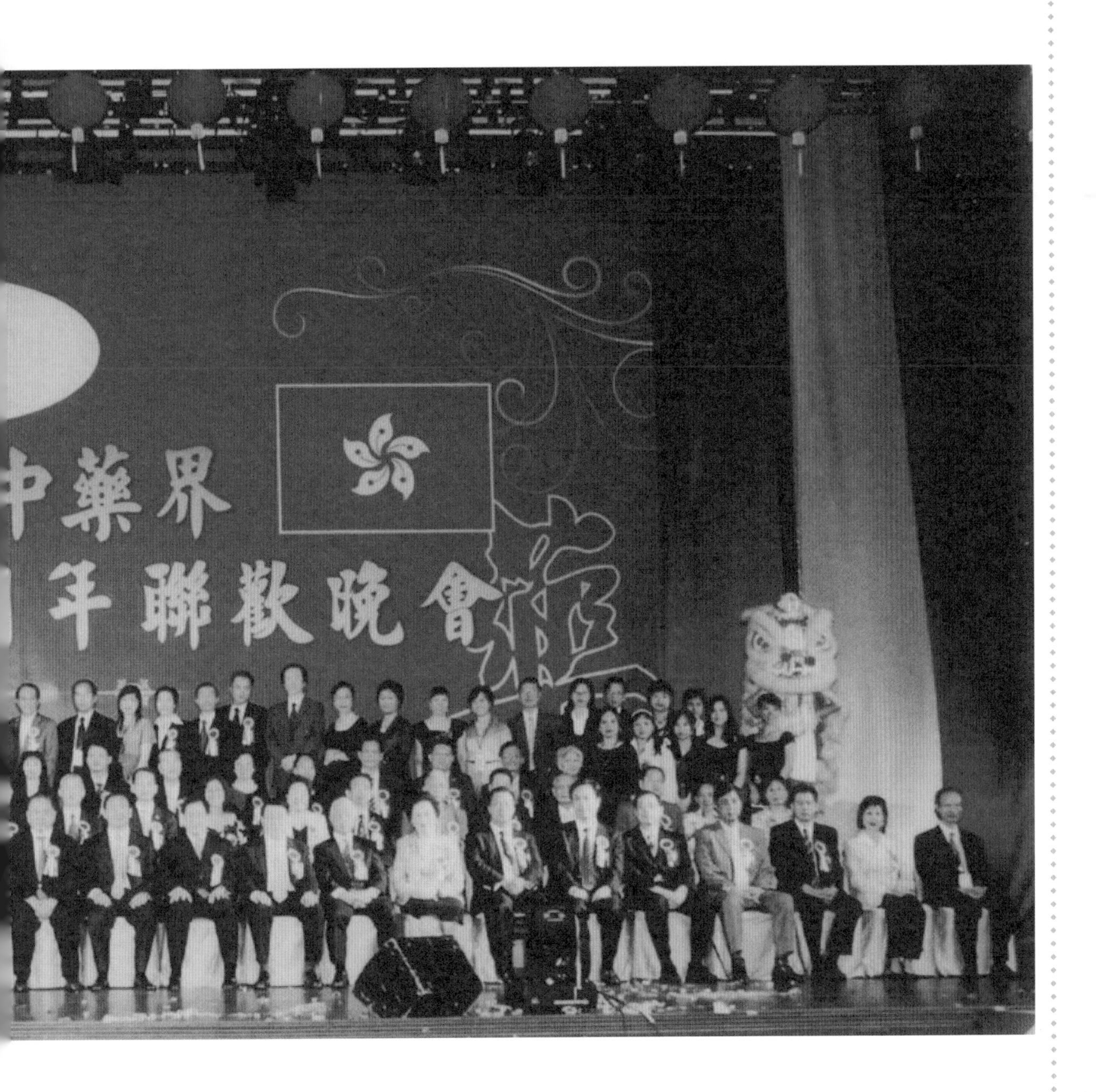
中藥界
年聯歡晚會

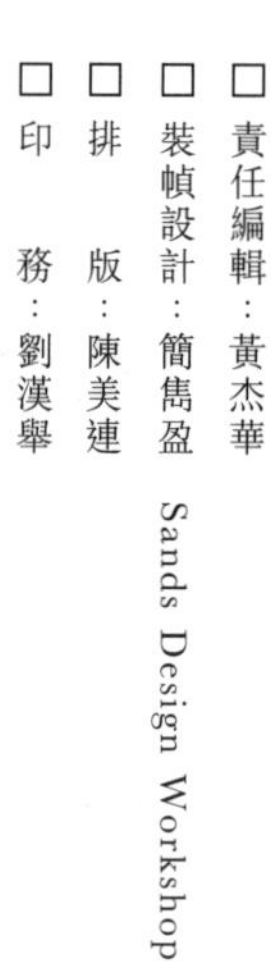

□ 責任編輯：黃杰華
□ 裝幀設計：簡雋盈 Sands Design Workshop
□ 排　版：陳美連
□ 印　務：劉漢舉

醫道鏡詮：香港中藥文化史略

□
項目執行人
林久鈺　羅偉強

□
出版
中華書局（香港）有限公司
香港北角英皇道 499 號北角工業大廈一樓 B
電話：(852) 2137 2338　傳真：(852) 2713 8202
電子郵件：info@chunghwabook.com.hk
網址：http://www.chunghwabook.com.hk

□
發行
香港聯合書刊物流有限公司
香港新界荃灣德士古道 220-248 號
荃灣工業中心 16 樓
電話：(852) 2150 2100　傳真：(852) 2407 3062
電子郵件：info@suplogistics.com.hk

□
印刷
美雅印刷製本有限公司
香港觀塘榮業街 6 號 海濱工業大廈 4 樓 A 室

□
版次
2022 年 7 月第 1 版第 1 次印刷

□
規格
特 16 開（260 mm × 190mm）

□
ISBN：978-988-8808-05-2

醫道鏡詮

香港道醫・中醫・中藥文化史略

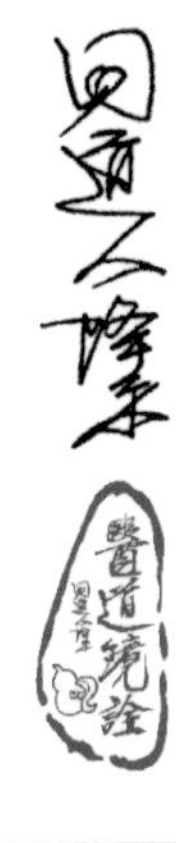

中華書局

鳴謝冊

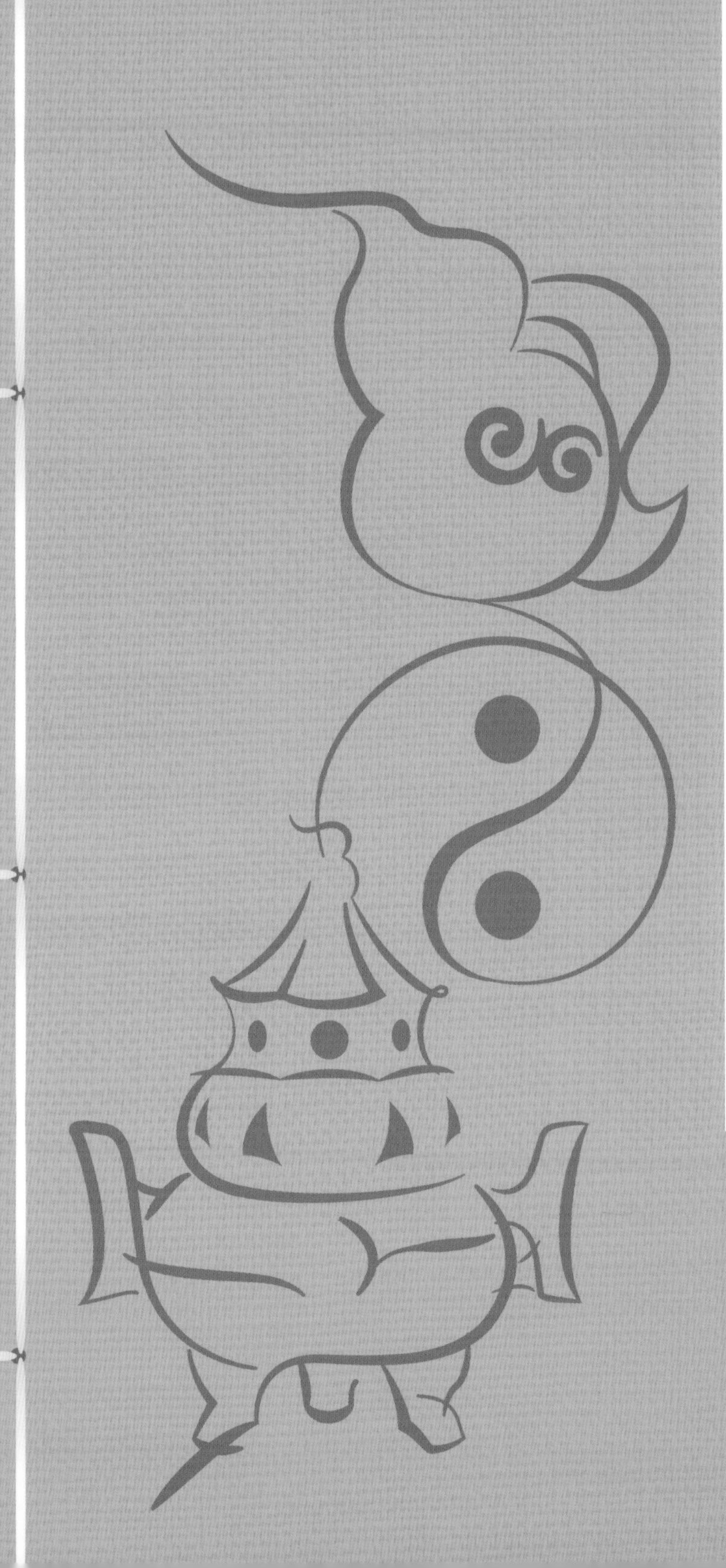

醫道鏡詮

香港道醫·中醫·中藥文化史略

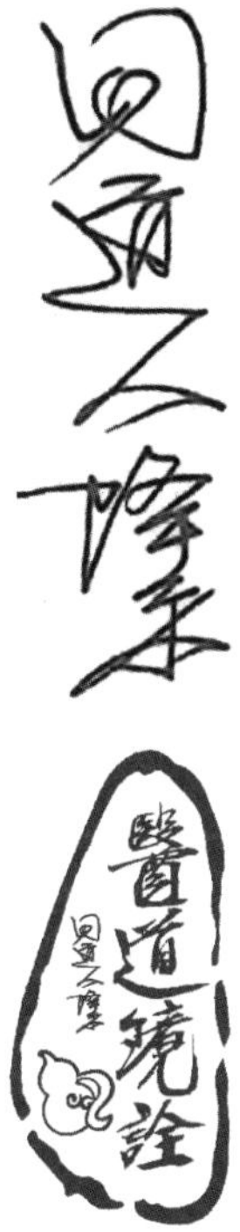

回道人修來

醫道鏡詮
回道人修來

中華書局

《醫道鏡詮　香港道醫・中醫・中藥文化史略》書成誌慶

中醫中藥救人無數

中國衛生部國際交流中心理事會

名譽理事　雲大棉

雲大棉

《醫道鏡詮　香港道醫・中醫・中藥文化史略》書成誌慶

發掘祖國醫學寶庫
促進人民身體健康

國家中醫藥管理局
國際合作高級顧問

范佐浩　致賀

《醫道鏡詮　香港道醫・中醫・中藥文化史略》書成誌慶

傳揚國粹
弘道濟世

香港道教聯合會會長
湯偉奇
湯偉奇
敬賀

《醫道鏡詮　香港道醫．中醫．中藥文化史略》書成誌慶

醫道同源
普濟勸善

嗇色園監院李耀輝敬賀

《醫道鏡詮 香港道醫・中醫・中藥文化史略》書成誌慶

弘道醫之精深

揚國藥之廣大

香港道德會 會長

何騰

蘇傑開 敬賀

《醫道鏡詮　香港道醫．中醫．中藥文化史略》書成誌慶

名山事業
大塊文章

蓬瀛仙館理事長林赤有太平紳士BBS MH敬賀

《醫道鏡詮 香港道醫・中醫・中藥文化史略》書成誌慶

道識弘揚
法通天地

省躬草堂

敬賀

《醫道鏡詮 香港道醫・中醫・中藥文化史略》書成誌慶

文化傳承
宏揚醫學

通善壇第四十屆理事會
會長 鍾孟齊 鍾孟齊 敬題

《醫道鏡詮 香港道醫・中醫・中藥文化史略》書成誌慶

道本五行治根療源合

醫調陰陽診斷除民苦

黃大仙元清閣 道醫堂題

《醫道鏡詮 香港道醫・中醫・中藥文化史略》書成誌慶

道善道大道無極

醫病醫人醫社稷

雲泉仙館正司理 王廣漢

《醫道鏡詮　香港道醫・中醫・中藥文化史略》書成誌慶

道法自然善若水
醫貫古今德載物

香港省善真堂理事會主席黃任賢敬賀

《醫道鏡詮　香港道醫・中醫・中藥文化史略》書成誌慶

醫中有道
醫道還元

金蘭觀值事會主席　馮曉韶　敬賀

《醫道鏡詮 香港道醫・中醫・中藥文化史略》書成誌慶

道源千古傳
醫德流萬世

飛雁洞佛道社 監院
莫彩珍 敬賀

《醫道鏡詮　香港道醫・中醫・中藥文化史略》書成誌慶

東方日出道溫暖
井泉活水醫百病

東井圓佛會創辦人會長
林　東　會長　暨董事局同人

《醫道鏡詮　香港道醫・中醫・中藥文化史略》書成誌慶

好醫好藥在香港

華山法壇　創壇壇主

鍾官秀

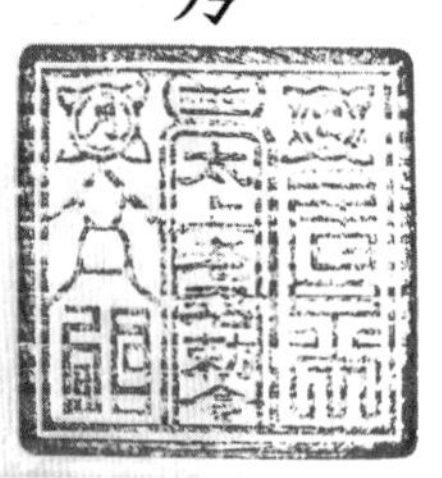

《醫道鏡詮 香港道醫・中醫・中藥文化史略》書成誌慶

道古祝由方至今
醫今中西合成就

中國管理科學研究院
研究員 黃維溢

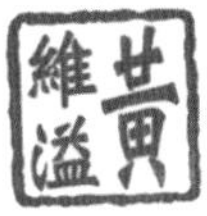

黃維溢

《醫道鏡詮　香港道醫・中醫・中藥文化史略》書成誌慶

醫藥鉅史

人類至寶

香港昊天茅山法旺堂　會長

張子樂　譚錦華　敬賀

《醫道鏡詮　香港道醫・中醫・中藥文化史略》書成誌慶

德醫靈藥
弘揚中華

中華中醫師公會理事長
羅道邦　敬賀

《醫道鏡詮 香港道醫・中醫・中藥文化史略》書成誌慶

廣弘南北藥材
濟世利惠香江

世聯中醫藥現代協會會長
麥惠禎 敬賀

《醫道鏡詮　香港道醫・中醫・中藥文化史略》書成誌慶

道醫藥是國粹

醫藥是利民

贈

香港中成藥製造商聯合協會理事長

江志雄 敬賀

《醫道鏡詮　香港道醫・中醫・中藥文化史略》書成誌慶

繼承中華道醫藥

弘揚傳統文化盛

香港中醫師權益總工會理事長

徐錦祺　敬賀

《醫道鏡詮 香港道醫・中醫・中藥文化史略》書成誌慶

南北西土東運轉

藥膳八珍國醫專

香港中醫藥膳專業學會理事長

彭祥喜 敬賀

《醫道鏡詮　香港道醫・中醫・中藥文化史略》書成誌慶

大醫懸壺香江先五勝
精誠濟世中華別陰陽

香港中藥學會會長
楊飛義　敬賀

《醫道鏡詮　香港道醫．中醫．中藥文化史略》書成誌慶

凝聚業界精英
弘揚神農文化

香港中藥聯商會
理事長陳賢豪

陳賢豪

《醫道鏡詮　香港道醫・中醫・中華文化史略》書成誌慶

學海無涯淨念發願菩提心
懸壺濟世只要眾生離痛苦

香港針灸醫師學會理事長
王瑞　敬賀

《醫道鏡詮　香港道醫．中醫．中藥文化史略》書成誌慶

勤醫慎藥

國際藥膳食療學會會長

侯平　敬賀

《醫道鏡詮　香港道醫・中醫・中藥文化史略》書成誌慶

一紙風行
福澤蒼生

香港大學、香港經濟及商業策略研究所管理委員會
主席　**胡國亨**

鳴謝機構

（按筆畫排序恕略稱謂）

九龍中醫師公會

中國醫藥學會

中華中醫師公會

中華國際傳統醫藥學會

中醫學術促進會

世界中醫藥學會

世聯中醫藥現代協會

北角寶泉庵

名醫名方研究會

昊天茅山法旺堂

東井圓佛會

金蘭觀

青松觀

信善紫闕玄觀

南方醫科大學香港校友會

南北行公所

省躬草堂

省善真堂

飛雁洞沸道社

香港大學中醫校友會

香港表列中醫協會

香港南北藥材行以義堂商會

香港科技大學生命科學部及中藥研發中心

香港浸會大學中醫藥學院

香港針灸學會

香港針灸醫師學會

香港參茸藥材寶壽堂商會

香港專業註冊中醫協會

香港華夏醫藥學會

香港註冊中醫學會

香港註冊中醫學會慈善基金

香港新中醫學院

香港經絡醫學會

香港道教聯合會

香港道德會

香港廣東汕尾市同鄉總會中醫協會

香港德教紫靖閣

香港頭針醫學會

香港藥行商會

國際中醫中藥總會

香港大學中醫藥學院

國際中醫風濕與骨病研究學會

香港大學香港經濟及商業策略研究所管理委員會

國際中醫暨綜合自然療法學會

香港中文大學中醫學院

國際中醫藥膳自療學會

香港中成藥商會

國際自然療能研究學會

香港中成藥製造商聯合協會

國際藥膳食療學會

香港中國醫藥研究學院

現代中醫進修學院

香港中華中醫學會

現代化中醫藥國際協會

香港中華經筋醫學研究會

通善壇

香港中華製藥總商會

港九中華藥業商會

香港中醫師公會

港九中醫研究院

香港中醫師權益總工會

港九中醫師公會

香港中醫骨傷學會

紫枏觀

香港中醫學會

華山法壇

香港中醫整脊學會

雲泉仙館

香港中醫臨床醫學會

黃大仙祠元清閣

香港中醫藥生物科技聯會

嗇色園

香港中醫藥業聯合會

新華中醫中藥促進會

香港中醫藥膳專業學會

新華中醫中藥促進會會立新華中醫學院

香港中藥從業員協會

僑港中醫師公會

香港中藥業協會

福建中醫藥大學香港校友會

香港中藥學會

廣州中醫藥大學香港校友會

香港中藥聯商會

蓬瀛仙館

香港本草醫藥學會

儒釋道同修會

鳴謝各界人士

（按筆畫排序恕略稱謂）

丁志輝　王　瑞　王正亮　王宇明　王柏源　王偉成
王國祥　王善勇　王廣漢　王賢信　古艷玲　伍寶珠
朱少榮　江俊鴻　何　騰　何三蝦　何大偉　何子棠
何厚培　何炳堃　何炳鑑　何若良　何國偉　何國標
何惠明　何燕芳　何鑑玄　余君慶　余秋良　余國偉
吳子部　吳玉蘭　吳家權　吳煜煜　李　明　李　萁
李平珍　李安瀾　李志偉　李志誠　李明志　李明英
李松殿　李偉敏　李甯漢　李震熊　李耀輝　周修忠
周慶生　林　東　林志秀　林赤有　林家榮　林真強
林健衛　林華胡　林瑞儀　邵本亮　姚慶才　施祖榮
段　然　胡佑妮　胡國亨　胡詠欣　胡慶紅　范淑娟
唐信友　唐斯善　夏德健　家　瑛　徐玉蓮　馬威宗
馬澤辜　區游燕翔　張　純　張子樂　張紅栓　張煒生
張慧婷　張震洋　梁玉書　梁志德　梁炳富　梁炳權
梁堅忍　梁淑怡　梁耀文　莊振年　莫芷荊　莫彩珍
莫錫松　許小鳳　許少珍　連喜慶　郭少蓮　郭啟興
郭澤豪　郭錦天　陳仿陽　陳守吉　陳老二　陳伯維
陳孝彰　陳宏星　陳志明　陳志偉　陳秉謙　陳勇生

陳建萍	陳炳煜	陳祖銘	陳紹輝	陳楊雄	陳楚娟
陳萬庭	陳誠毅	陳達和	陳鉅興	陳圖達	陳碧玲
陳劍明	陳德泰	陳慧琼	陳曉明	陳熾謙	陳蘭英
陸文連	麥天利	單天勝	彭祥喜	彭鳳蓮	彭廣照
曾佳成	曾富城	曾超慶	游子安	湯偉奇	童　瑤
馮聘周	馮曉韶	黃天賜	黃永賢	黃甘培	黃任賢
黃家升	黃家安	黃國昌	黃詠儀	黃鴻英	黃譚智媛
楊卓明	楊飛義	楊智竑	楊紫君	葉滿堂	葉慕茵
葉錦萍	雷粵秦	廖雪梅	暨美燕	翟美玲	蒙海生
劉之方	劉之恒	劉倩文	劉楚武	劉榮基	劉慧華
增守潤	潘小屏	潘文正	潘寶森	蔡　石	蔡尚斌
蔡嘉平	蔡觀順	蔣超偉	鄧少冰	鄧婉雲	鄧淑賢
鄭海燕	鄭啟源	鄭寶花	黎婉嫻	黎藉楊	盧鼎儒
蕉　兒	謝堯中	謝暖新	鍾孟齊	鍾官秀	鍾新想
韓小玲	韓小鳳	鄺紹其	顏培增	顏景雲	魏幗英
羅　毅	羅仁槐	羅美珍	羅美華	羅崇楷	羅清平
羅紹永	羅舜海	羅道邦	羅銘恒	羅德富	譚國亮
譚錦華	關裕輝	蘇文璐	蘇傑開	蘇楊青	蘇權新

編委會

我國道醫和中醫藥文化，博大精深，源遠流長，充稱瑰寶。考華夏道、醫、藥本質同氣連根、唇齒相依。香港得天獨厚，百餘年來、傳承了中華道、醫、藥文化精髓，藉業界先輩艱辛奮鬥，開創輝煌事業，記錄香港之道醫精神及中醫、中藥優秀文化故事，毋負前輩先賢之心血，為香港傳統文化留下光輝足印。

醫道鏡詮

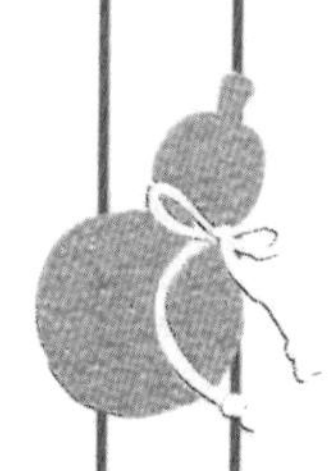

此書經年籌備，幸得本港各界認同與支持，充實文化史略書中內容。現已委託中華書局承印，文化史略全書約八佰頁彩色印刷，編輯委員會並預留五佰冊送贈香港、國內及海外道、醫、藥界同業及相關文化機構（圖書館、大學、商會、團體等），裨將香港之道、醫、藥文化與影響力，輻射至海內外同業分享。

編輯委員會　書